社区护士工作指导手册

SHEQU HUSHI GONGZUO ZHIDAO SHOUCE

主　编　王丽芹　张　燕　孟晓云　孟　萌
副主编　李　丽　刘　丽　成玉靖　王佳曼
编　者　（以姓氏笔画为序）
　　　　王　蒙　王　霞　王丽芹　王佳曼
　　　　王晨琳　成玉靖　成红梅　伍雪莲
　　　　刘　丽　孙　帅　李　丽　李文杰
　　　　杨　莉　杨晓红　吴佳妮　宋若楠
　　　　张　威　张　靖　张　燕　张南南
　　　　陈　瑜　易　薇　孟　萌　孟晓云
　　　　赵　莉　赵恬静　赵晓露　侯亚新
　　　　程艳爽　魏艳荣

U0320664

河南科学技术出版社
·郑州·

内容提要

　　本书是为社区护士编写的一部实用专著，内容涵盖社区护理概论、社区护理管理、社区康复管理等内容。为达到社区护士专科操作规范化和标准化，针对社区护士应掌握的基础理论、专业知识和专科操作，如急救、特殊人群保健与护理、常见慢性病护理、社区临终护理、社区传染病防治等内容进行了系统介绍，重点讲解了临床实践技术操作、急救技能、社区传染病防治、社区康复护理等。本书适合社区护士培训及相关人员参考使用。

图书在版编目（CIP）数据

社区护士工作指导手册/王丽芹等主编. —郑州：河南科学技术出版社，2023.11
ISBN 978-7-5725-1320-6

Ⅰ.①社⋯　Ⅱ.①王⋯　Ⅲ.①社区-护理学-手册　Ⅳ.①R473.2-62

中国国家版本馆 CIP 数据核字（2023）第 205461 号

出版发行：	河南科学技术出版社
	北京名医世纪文化传媒有限公司
	地址：北京市丰台区万丰路 316 号万开基地 B 座 115 室　　邮编：100161
	电话：010-63863186　010-63863168
策划编辑：	张利峰
责任编辑：	张利峰　刘新瑞
责任审读：	周晓洲
责任校对：	龚利霞
封面设计：	龙　岩
版式设计：	崔刚工作室
责任印制：	程晋荣
印　　刷：	河南省环发印务有限公司
经　　销：	全国新华书店、医学书店、网店
开　　本：	787 mm×1092 mm　1/16　　**印张：** 16.25　　**字数：** 276 千字
版　　次：	2023 年 11 月第 1 版　　2023 年 11 月第 1 次印刷
定　　价：	75.00 元

前　言

随着社会老龄化的出现,社区护理的需求呈不断上升趋势,培养高素质的社区护士迫在眉睫。《中共中央、国务院关于卫生改革与发展的决定》提出,要改革城市卫生服务体系,积极发展社区卫生服务,逐步形成功能合理、方便群众的卫生服务网络。基层卫生机构要以社区、家庭为服务对象,开展疾病预防、常见病与多发病的诊治、医疗与伤残康复、健康教育、计划生育技术服务,以及妇女、儿童、老年人和残疾人保健等工作。

社区护理是将公共卫生学与护理学理论相结合,用以维护和促进社区人群健康的一门综合学科。它是社区卫生服务的重要组成部分,在基层卫生服务中发挥着不可或缺的作用。社区护士是社区护理的执行者,应具备基础、专科理论知识和实际操作技能。国家卫健委对社区护理服务的发展及能力要求也有更规范、更高的要求,这对社区护理的发展提供了良好的机遇,也是对社区护理的严峻挑战。提高社区护理服务发展需求是社区护士护理的重要工作目标。

本书共15章,包括社区概论、社区护理概论、社区卫生服务、社区护理中流行病学调查方法及其统计指标、人民健康与社区环境卫生、社区健康教育与健康促进、以家庭为单位的健康服务、常见急症的社区急救、社区重点人群保健与护理、常见慢性病的社区护理与管理、传染病的社区护理与管理、社区康复护理、社区居民健康档案管理、社区临终护理、实训操作等。本书更加注重社区护士的理论知识、临床实践技术操作、急救和社区儿童疫苗接种、社区妇女保健、社区老年人慢性病的护理、社区传染病的防治、社区康复护理等,用通俗易懂的语言介绍相关知识,能使社区护士对社区急危重症病人,第一时间做出正确判断和急救,提高居民对社区护士护理的满意度,提高居民自我保健、自我预防的思想意识。

由于编者知识水平有限,不足之处,还望广大社区工作者提出宝贵意见,以便我们在以后的更新版本中予以改正。

编　者
2023 年 3 月

目 录

第 1 章

社区概论

随着中国社会经济的不断发展和人民生活水平的提高,人们对生命质量和医疗保健等健康需求已不再满足于患病治病的医疗模式,而是需要更高质量、更全面的医疗卫生保健服务。社区护理在促进全民健康和推动健康中国建设中的作用越来越凸显,社会对社区护理服务的需求不断增加,社区护理是社区卫生服务的重要组成部分,其服务内容包含老年护理、慢性病护理、康复促进、临终关怀等,从治疗患者恢复健康,扩大到预防保健和提高居民的生活与生命质量等服务。

一、社区的概念

"社区"源于拉丁语 gemeinschaft,原意是团体、共同的意思。在不同领域有不同的定义。19 世纪 80 年代,德国社会学家斐迪南·滕尼斯(Ferdinand·Tönnies)最早将"社区"的概念引入到社会学领域,并将其定义为"由同质人口组成的,价值观念一致、关系密切、出入相友、守望相助的富有人情味的社会群体"。20 世纪 30 年代我国社会学家费孝通先生将"社区"引入中国,并根据我国社会的特点将其定义为:"社区是若干社会群体(家庭、氏族)或社会组织(机关、团体)聚集在某一地域里所形成的一个生活上相互关联的大集体"。结构上,社区是社会的缩影,是与人们的生活和健康息息相关的场所,也是社区护士进行社区护理服务的主要工作场所,而家庭是社区的基本单位。

我国社区一般分为城市社区、农村社区。城市社区一般是按街道办事处和居委会为基本单位,农村社区一般按乡镇或行政村为基本单位划分。

二、社区构成要素

地域要素、人口要素、互动要素和认同要素是社区的主要构成要素。

1. 地域要素 一定范围的地域和生活空间是社区存在与发展的前提,是构成社区的重要环境条件,地域性特点决定着社区的性质和未来发展。

2. 人口要素 包括社区人口的数量、素质、构成、密度和分布等,反映整个社区内部的人口关系和社区整体面貌。人是社区生活的主体,是构成社区的必要前提。

3. 互动要素 是促进社区中人与人之间、人与环境之间进行互动,保障社区运转的基本条件。包括社区生活服务设施、生活制度及管理机构等。生活服务设施是社区成员生产与生活所必需的物质条件,也是联系社区人群的纽带,如医院、银行、药店、超市等。生活制度和管理机构是社区正常运行的保证。生活制度如生活垃圾管理制度,管理机构如物业、居委会等。

4. 认同要素　是社区得以生存和发展的内在要素。包括认同意识、价值观念、文化背景、生活方式等,涉及人们社会生活的很多方面。在同一个社区生活的人往往会有一些共同的认识、价值观念等,让社区中的人团结互动起来,居民产生明确"归属感"及"社区情愫",共同促进整个社区的发展。

三、社区的功能

社区具有满足居民需要和管理的功能。社区功能的充分发挥有助于开展社区卫生服务和挖掘社区资源。其功能可概括为以下 7 个方面。

1. 管理功能　社区的管理机构通过行为规范、规章制度来管理生活在这个社区的人群的社会生活事务,规范社区居民的行为。

2. 教育功能　社区通过组织一些活动来对居民进行教育,从而提高社区成员的文化修养和文明素质。

3. 服务功能　为社区居民和单位提供社会化服务,通过社区的服务功能让人们能够生活得更好。

4. 保障功能　当社区居民处于疾病或困难时,社区给予帮助和支援。社区可根据本社区居民的需要与当地民政部门或相关医疗机构联系,以提供相应保障,满足其需要。

5. 社会化功能　个体在社区生长发育到社会化,相互影响,形成本社区的风土人情价值,而这些特有的文化又影响社区的居民。社区居民在共同生活中学习和掌握社会知识、技能与规范,形成社区所特有的风俗习惯、文化特征、价值观念及意识形态等社会特征。

6. 社会参与功能　社区设立各种组织、团体,举办各种活动,促进居民间互动,参与社会活动和彼此交流,提升居民共同参与的积极性,以此来凝聚社区力量,产生归属感或认同感。

7. 安全稳定功能　社区会通过居委会、物业、邻里、派出所等来化解社会矛盾,保证居民的生命财产安全。

第 2 章

社区护理概论

随着老龄化社会及城镇化步伐的快速发展,人们对社区卫生服务的要求越来越高。社区是人类工作、学习和生活的基本环境,是构成社会的基本单位。社区卫生服务也是促进和维护健康的基本保障,社区卫生服务工作中社区护理发挥着重要作用。社区护士只有在明确社区护理工作特点的基础上,才能做好社区护理服务工作。

第一节　社区护理

一、社区护理的概念

社区护理(community health nursing)是面对社区内个人、家庭和群体的健康服务工作。美国护士协会(American Nurses Association,ANA)认为"社区护理学是将护理学理论与公共卫生学理论相结合,以促进和维护社区人群健康的一门综合学科"。根据现阶段我国社区卫生服务发展的特点,将社区护理定义为"综合应用护理学和公共卫生学的理论与技术,以社区为基础、以人群为对象、以服务为中心,将医疗、预防、保健、康复、健康教育等融于护理学中,并以促进和维护人群健康为最终目的,提供连续性的、动态性的和综合性的护理服务"。

社区护理强调以健康为中心,不仅关注个人健康,而且也重视社区整体人群健康,注重提供广泛持续的护理活动,进而维持和促进社区健康、预防疾病、减少残障,实现提高社区人群生活质量的最终目标。

二、社区护理的特点与功能作用

(一)社区护理的特点

社区护理是公共卫生体系的重要组成部分,具有护理学、公共卫生学的相关知识和技能,其特点包括以下内容。

1. 以健康促进与疾病预防为主要目标　促进个体、家庭、群体和社区达到健康的最佳水平。社区护理服务宗旨是提高社区居民的健康水平,以健康为中心开展工作。相对医院护理工作而言,社区护理工作更加注重积极主动的预防,运用公共卫生及护理的专业知识、理论、技术和方法,其服务宗旨以预防保健为主、医疗为辅,为社区所有居民提供健康服务。

2. 服务对象范围广　涉及个人、家庭、群体及不同健康状况、不同年龄阶段、不同社会阶层的人群,同时也包括人群所处的社区环境,注重以人群为单位进行健康管理,强调以社区人群为服务对象。

3. 社区护士具有较高的独立性与自主性　面对由若干社会群体和社会组织组成的这一大集体,居民健康又受到环境、制度、经济、文化教育、生活方式和卫生服务等因素的影响,很多问题的发现和解决需要依靠护士的素质与能力。要塑造健康社区,顺利开展社区护理服务,社区护理人员除了须与医疗保健人员密切合作外,还要与机构的人员合作。并且须充分调动各种社会组织和广大居民的积极性,让全社区广泛参与到维护和促进健康的行动中来。依据评估结果,确定健康问题优先顺序、制订健康计划,与临床护理相比须具备较强的独立工作能力和高度的自主性。

4. 服务内容具有综合性　涉及健康人群保健、高危人群疾病预防、病人群体健康管理等多个方面。社区护士需要从整体性和系统性的观点出发,为社区群体、家人或个体提供健康护理、预防保健、疾病治疗、康复护理、健康管理和社会支持等方面的综合性服务。

5. 服务时间具有长期性　须与服务对象建立长期的服务关系,跨越整个生命周期。

6. 须多学科密切合作　不仅要与卫生保健人员合作,还要与社区管理者、社区居民等相关人员合作。

(二)社区护理的功能作用

1. 促进社区、家庭和人群健康　社区护理以促进社区、家庭和居民健康为主要目标,在促进社区、家庭和人群健康的过程中发挥重要作用。评估家庭存在的各种健康问题,并给予个性化护理、指导、帮助及支持等。通过社区评估发现社区存在的健康问题,协助相关部门做好社区健康促进工作,消除威胁社区和居民健康的影响因素,如传染病疫源、水源污染、意外事件、空气污染及生活垃圾的处理等,确保社区环境安全。根据社区居民不同的年龄、性别、健康状况、疾病类型等,为各类人群提供所需的护理服务、转诊及社会资源利用的指导,为促进社区居民健康提供最大帮助。

2. 为社区居民提供综合性护理服务　社区护理是将医疗、预防、保健、康复、健康指导等融为一体,向社区居民提供综合护理服务,区别于临床护理。社区护士帮助社区居民提早发现健康问题和影响健康的相关因素,并加以预防和干预。社区护士也可将现有的资源进行整合,向社区居民提供健康指导,增强社区居民的健康意识,促进社区居民的健康发展。

三、社区护理的工作模式与工作范围

(一)工作模式

1. 以基本公共卫生服务为主的护理方式　社区护士通过社区诊断,确认社区内的个人、家庭,以及群体需要改变的健康状况和需要开展的健康维护与健康促进。社区护士为社区居民提供综合性护理方式,如疾病预防及管理、健康促进等服务。应用护理程序评估社区潜在的、现存的健康问题,并在此基础上进行诊断、计划、实施及评价。利用该方式可全面掌握该社区健康需求,避免服务的重复提供,节省时间。

2. 以基本医疗为主的护理方式　主要提供围绕个人及整个家庭生命周期的"疾病护理",实施社区急、慢性健康问题的管理和以家庭为中心的疾病照护。社区护士须承担各种不同专科护理服务工作,如长期卧床病人的各项护理与功能锻炼、糖尿病病人的家庭护理、结核病防治、乙肝防治、居家病人的临终关怀等。在实际护理服务中两者不能截然分开,只是服务的侧重点有所区别。

(二)工作范围

1. **社区预防性卫生服务** 针对疾病防治、环境卫生、学校卫生、职业卫生、饮食卫生等方面提供相应的预防性服务,如居民环境的保护及改善水源、饮食业的卫生管理,最终达到以健康为中心、社区为范围、人群为对象的综合性健康促进与疾病预防服务。

2. **社区保健服务** 社区保健服务是为社区重点人群提供有针对性的保健指导服务,如定期体检、家庭访视。其重点人群是老年人、妇女、儿童。

3. **社区健康教育** 是指向社区居民提供有计划、有组织、有评价的健康教育活动,以促进和维护居民健康为目标,提高居民的健康意识,逐步养成健康的行为和生活方式,最终提高整体健康水平。

4. **社区慢性病病人的管理** 社区慢性病病人的管理是指向社区所有的慢性疾病(如高血压、糖尿病等)、精神疾病与传染病等病人提供相应的护理及管理服务,减少疾病复发,改善健康状况,提高生活质量。

5. **社区康复服务** 向社区内因急慢性疾病、残疾所致的身心功能障碍者提供康复护理服务,帮助他们恢复功能、改善健康状况。

6. **院前急救护理** 病人的生命安危与院前及现场的有效急救护理密切相关。利用专业的急救知识和技能提高社区现场的救治成功率。社区护士通过开展健康教育,普及急救知识,提高社区居民自救互救的能力和水平。

7. **社区急、重症病人的转诊服务** 由于社区卫生服务机构工作人员技术条件及医疗器械设备的限制,急、重症病人应立即转入上级医疗机构,进行全面、及时、有效的诊治,待病情好转后再转回社区卫生服务机构,进行下一步治疗及康复护理。

8. **社区临终服务** 向社区的临终病人及家属提供他们所需要的服务,如生理、心理及社会各方面的身心服务,以帮助病人提高生存质量,走完人生中最后一步,同时尽量减少对家庭其他成员的影响。

四、社区护理的发展历史

社区护理起源于西方国家,追溯其发展过程,可划分为 4 个主要阶段,即家庭护理阶段、地段护理阶段、公共卫生护理阶段和社区卫生护理阶段。

1. **家庭护理阶段** 社区护理起源于英国,早期社区护理的发展与宗教、慈善事业密切相关。公共卫生史上第一位访视护士圣菲比(St. Phoebe)在公元 1 世纪开始到贫困病人家庭探视,给予帮助。早在 19 世纪中期以前,由于贫困和卫生资源匮乏,医疗水平所限以及护理专业的空白,多数病人只能在家中疗养,主要由家庭主妇用民间留传经验为病人进行生活和康复照顾。她们绝大多数没有受过任何看护培训,只能给予一些最基本的生活照顾。这为早期护理和社区护理的诞生奠定了基础。

2. **地段护理阶段** 1859 年,英国企业家威廉·若斯蓬(William Rothbone)先生在英国利物浦成立了护理学校训练保健护士(health nurse),现代护理创始人南丁格尔帮助威廉在利物浦皇家医院创办护士学校,并于 1862 年开始培养从事公共卫生护理的护士,开创地段护理教育。学生毕业后成为保健护士,从事各地段居家病人的照顾工作。地段护理侧重于对居家贫困病人的护理及对病人家属的指导。

3. **公共卫生护理阶段** 美国护士丽连·沃德(Lillian Wald)将公共卫生的概念引入到护

理领域,并于 1893 年在纽约的亨利街成立服务中心,提供当地居民所需的多种护理服务项目,是第一个使用公共卫生护理名称之人。服务中心具备自身独特的职能,在不依附医生的情况下更好地发挥护理功能,其工作内容和服务对象都有了明显的扩展,由疾病照顾扩展到疾病预防、妇幼保健、学校卫生、健康教育和环境监测,由个体服务扩展到群体服务。1912 年,美国成立公共卫生护理学会,规定公共卫生护理教育的课程标准,并制定了相应的原则,从业人员大多数都是经过系统培训的公共卫生护士。20 世纪开始,地段护理的服务不再局限于贫困病人,还提供给其他有需求的社区居民,其服务对象从病人扩展到了整个家庭,服务内容由单纯的医疗护理扩展至预防保健服务,称为公共卫生护理。从此,公共卫生护理事业有了较大的发展,逐步从家庭走向社区。目前,公共卫生护理仍然是社区护理的重要内容。

4. 社区卫生护理阶段　社区护理由公共卫生护理发展而来,1970 年,美国护士露丝·依思曼首先提出社区护理的概念。将公共卫生护士与社区护士进行了区别。社区护士的角色不仅是护理服务提供者,还应扩大至健康教育者、咨询者、策划者及病人的代言人。20 世纪 70年代以后,世界各国的护士开始以社区为范围,以健康促进、疾病防治为目标,提供医疗护理和公共卫生护理服务,称为社区护理。1978 年,WHO 要求社区护理成为社区居民"可接近的、可接受的、可负担得起的"卫生服务。从此社区护理以不同的方式在世界各国迅速和广泛地发展起来,已经形成了较为完善的组织管理体系,成为卫生保健的重要组成部分和相对独立的社区护理服务体系。

五、社区护理的发展意义和发展趋势

(一)发展社区护理的意义

1. 适应社会人口结构的变化　现阶段,我国人口发展趋势已经由人口均衡化发展转化为人口老龄化趋势非均衡式发展,老年人口在社会中所占比例越来越高。预计到 2026 年我国老龄人口将达到 3 亿,2037 年超过 4 亿。老年人因生理、心理、社会、文化、卫生等方面的特点,更需要得到经济、方便、及时、高质量的护理服务以满足其健康需求。由于人口结构的变化带来的家庭结构变化,使家庭养老功能弱化,家庭负担加重,给社会发展带来沉重的负担。因此发展社区护理事业不仅可以减轻家庭与社会的经济负担和照顾压力,还可以建立健全社会保障和养老保障体系,促进社会的稳定健康发展。

2. 适应慢性病护理需求的增加　随着居民生活水平的提高,心脑血管疾病、糖尿病、肿瘤等慢性病的发病率不断上升。慢性病的治疗和康复是一个漫长的过程,因慢性病带来的大量健康需求仅靠医院临床护理是难以完成的,大部分慢性病病人需要在社区与家庭进行维持治疗和护理。社区护理为慢性病病人及其家庭提供方便、快捷、连续、全面的护理服务,从而提高了家庭照顾能力和病人的自我管理能力,改善了慢性病病人的生活质量。

3. 促进卫生资源的合理利用　社区护理通过预防保健、健康教育等途径,帮助人们掌握健康相关知识,改善生活方式,增强健康意识,从而起到预防疾病、促进健康的作用,提高整个社会的健康水平。社区护理能够为出院病人提供延续性护理服务和居家健康指导,提高医院床位周转率,解决医疗资源紧缺、医疗费用支出过高等重大问题。社区护理运用其特有的功能,能够很好地满足社区居民的服务需求,促进卫生资源的合理利用,逐步改善医疗卫生资源紧缺的状况。

(二)我国社区护理发展趋势

1. 完善社区护理质量管理体制　将强化政府主导作用,构建社区卫生服务与社区护理法律体系,使社区护理相关政策、法规及管理标准逐步形成并完善,加强在岗社区护士规范化培训制度与人员准入制度建设,并逐步建立健全社区护理质量管理及绩效考评制度,确保社区护理服务的高效性、优质性、资源合理性,有效约束和激励社区护理服务的发展。

2. 丰富社区护理服务模式和内容　随着社区卫生服务功能的不断拓展及社会对社区卫生服务需求的持续增加,根据市场需求将开展各项研究并开发多元化社区护理服务模式和服务功能,如促进和规范"互联网＋护理服务"的发展,开发社区养老和居家养老服务、失能老年人照料、残疾康复保健、精神护理、临终关怀等特殊人群护理服务,并纳入社区卫生服务体系管理范围。

3. 发展社区护理学科,建设高素质社区护理队伍　相关院校将加强社区护理学教育和学科建设,在专业设置上将注重反映社会需求的不同层次社区护士的培养,加强社区护理方向的研究生教育;加强毕业后教育岗位培训与继续教育,不断提高在岗社区护士的职业认同感和社区护理服务工作积极性,满足社会对社区护理人力的需求。

第二节　社区健康护理管理程序

一、社区诊断

社区诊断是一个综合的、多视角的人群调查过程与调查系统。只有对社区人群进行准确诊断,才能够制订针对性的健康管理计划,实施社区健康管理。社区诊断是实现社区健康管理的基础与前提。

(一)社区诊断的概念

社区诊断(community diagnosis)指社区卫生工作者运用社会学、人类学和流行病学等研究方法,收集社区居民健康状况和健康需求、社区卫生状况、卫生资源及卫生服务提供与利用情况等各方面资料,发现并分析社区存在的健康问题及其影响因素,确定需优先解决的主要健康问题的过程。

(二)社区诊断的目的

1. 发现并确定社区主要健康需求、健康问题及其危险因素。

2. 评估社区卫生资源,重点是社区卫生服务机构资源的现状、供给与效率。

3. 了解发展社区卫生服务的政策、环境及其社区资源综合支持特征。

4. 了解社区居民卫生知识水平、卫生服务需求与利用及其社区卫生服务满意度。

5. 确定社区需要优先解决的卫生问题、干预的重点人群及影响因素。

6. 制订社区卫生服务工作规划,并为社区卫生服务的综合效果评估提供基线数据。

(三)社区诊断的分类

根据 PRECEDE-PROCEED 模式,社区诊断包括以下 5 类。

1. 社会诊断　主要是评估目标社区或人群的生活质量,并确定影响生活质量的主要健康问题;了解目标社区或人群的社会、经济、文化环境,与健康问题相关的政策,以及社区资源;动员社区及目标人群参与健康教育项目。评估的主要内容包括:社区特点、人口学特征、社会经济状况等。社会诊断是为了对目标社区的情况做到心中有数。同时，知道了社区的特点，就可以了解社区所需的服务内容，决定社区卫生服务机构今后的服务方式。

2. 行为与环境诊断　是指对导致疾病和健康问题发生与发展的危险行为及生活方式的诊断。环境既是影响健康的重要因素，也是影响人们行为与生活方式的重要因素。行为与环境诊断的目的是：区分引起疾病或健康问题的行为因素，确定影响健康状况的行为与环境因素，以及确定应该优先干预的危险行为、生活方式及环境因素。评估的主要内容包括：社区居民关于慢性病的知识、态度、行为现状，常见与慢性病有关的危险因素分布现况，如个人方面(吸烟、饮酒、超重、缺乏体育锻炼、不合理膳食结构、高血压、高血脂、生活与工作的紧张度、性格特征等)、自然环境和工作生活环境等方面。通过居民健康行为及环境的调查，可以为下一步社区中开展健康教育奠定基础，同时可以了解影响居民的危险因素，从而采取相应的干预措施。

3. 管理与政策诊断　管理与政策诊断的核心是评估开展社区教育的资源与环境，包括组织资源、外部力量及政策环境。评估的主要内容包括：现有的社会经济发展政策、社区卫生政策、政策的受益面及覆盖面、卫生资源可用性、社区卫生服务的组织与管理能力等。通过评估组织与管理能力，了解社区中其他可利用的资源，完善组织与政策，从而调动一切可以调动的力量，为社区居民提供更优质的服务。

4. 教育与组织诊断　教育与组织诊断的任务是分析影响健康相关行为和环境的因素，从而为制订教育干预策略提供依据。评估的主要内容包括：教育与文化环境、影响健康相关行为的主要因素、卫生人员的现状及慢性病防治工作中需要依靠的主要组织、机构等。健康教育诊断的核心是确定影响目标人群健康问题的主要相关行为，以及确定这些相关行为的发生、发展及主要倾向因素、促成因素和强化因素。

5. 流行病学诊断　是在社会诊断已经确定影响生活质量的主要健康问题之后，运用流行病学方法，进一步明确健康问题的严重性与危害，从而明确社区的主要健康问题、健康问题的主要危险因素，并最终确定应优先干预哪个健康问题的分析过程。评估的主要内容包括：居民疾病现患情况、死因构成和死因顺位、疾病负担状况、社区特殊健康问题、卫生服务需求与群众满意度等。

(四)社区诊断的意义

社区诊断是卫生行政管理部门及有关社会部门制定卫生政策的重要依据，是实施社区健康管理的基础。通过社区诊断，可以了解社区人群的健康问题及需求，针对性地开展社会防治和自我保健，不断提高社区卫生服务的质量和效率。了解社区卫生服务和社区环境现状，评价社区卫生服务工作的成效与主要问题；充分利用有限的卫生资源，选择适宜的社区卫生保健措施，制订有效的卫生服务计划，提高卫生资源的利用效率；社区诊断是宏观上政府决策、科学发展社区卫生服务的必要前提和重要依据，是评价社区卫生工作实施效果的主要手段之一，是微观上科学组织、提供优质高效社区卫生服务的必要条件和重要保证。

(五)社区诊断的内容

1. 社区健康状况(包括人口学资料)

(1)人口指标：人口数、人口密度、性别比、抚养比、职业构成等。

(2)生育指标：出生率、总和生育率、育龄妇女生育率等。

(3)发育营养状况指标：发病率、患病率、伤残率、因病伤缺勤率，以及精神病、结核病现患率及疾病顺位情况(前5位)等。

（4）死亡及寿命指标：死亡率、死因谱、婴儿死亡率、5岁以下儿童死亡率，以及主要死亡原因顺位（前10位）、平均期望寿命、健康期望寿命等。

（5）社区高危人群及危险因素：孕产妇、儿童、老年人、慢性病人群等高危人群；吸烟、酗酒、吸毒、不良生活方式、无预防接种或无定期健康检查等危险因素。

（6）社区居民对健康的认识、健康信念和求医行为等。

2．社区环境状况

（1）自然环境：环境污染（如大气污染、水污染、土壤污染等）、家庭居住环境及工作学习环境、安全用水用电的普及情况等。

（2）人文社会环境：如家庭结构和功能、社区人口的稳定度，社区经济水平、教育水平、休闲环境及社区内各项计划的执行情况等。

3．社区卫生资源及能力

（1）人力资源：包括各类医务人员，卫生相关人员，如行政人员、居民委员会成员、社会工作者、教师、宗教团体成员等。这些人力是社区医疗保健团队的有效资源。

（2）经济资源：指社区整体的经济状况、产业性质、公共设施、交通状况等，这些资源的丰富程度及分布状况直接影响卫生保健服务的供应和利用。

（3）社区动员潜力：包括居民的社区意识、社区权力结构及作用、社区组织的活动，社区民众对卫生事业的关心程度及社区人口素质与经济能力等。也有学者认为社区动员潜力指社区内可动员来为医疗卫生保健服务的人力、物力、财力、技术和信息等。

（4）机构性资源：包括医疗卫生保健机构如公/私立诊所、卫生院、医院、红十字站、疗养院等；社会福利机构如基金会、社区慈善机构、文化教育机构；社区团体如协会、工会、宗教团体等。对这些机构的功能及其对居民的可用性和可及性的掌握有助于卫生工作者提供连续性、协调性的卫生保健服务。

（六）社区诊断与临床诊断的区别

社区诊断主要是以社区群体为对象，分析社区的所有资源，找出影响社区人群健康的主要因素，然后通过组织措施加以改善或消除，使社区群体维持正常工作和生活。临床诊断的对象为个体，通过一系列的医学检查，明确疾病的所在，通过制订治疗方案使疾病减轻或治愈，个体康复，恢复正常生活。社区诊断与临床诊断在内容、对象、场所等方面存在的区别见表2-1。

表2-1　社区诊断与临床诊断的区别

	社区诊断	临床诊断
内容	针对健康	针对疾病
对象	社区人群和环境	个体病人
场所	社区	医院
时间	事前诊断	事后诊断
实施者	社区卫生服务工作者	临床医生
方法	与社区成员交流＋记录＋调查	病史＋体检＋实验室检查

二、社区护理评估

社区护理评估(community nursing assessment)是社区护理程序的第一步,通过客观的科学方法收集与社区健康状况相关的资料,并对资料进行整理和分析,确定社区的健康问题及健康需求,同时找出导致这些问题的相关因素,以及与这些问题有关的社区内的组织机构、政策、资源现状,为社区护理诊断/问题和计划提供参考。

(一)社区护理评估内容

1. 社区环境

(1)社区基本情况:评估社区所处地理位置、界线、面积、与整个大环境的关系等,明确是繁华城市还是偏远地区,有无对社区居民生活产生危害,以及社区与整个大环境的关系如何,是社区护士要了解一个社区时需掌握的最基本资料。

(2)自然环境:社区的自然环境可影响社区的健康。评估时需注意有无特殊的自然环境,如是否有河流、山川,是否会引起洪水、泥石流等,对健康或生命有无威胁;同时还应了解社区居民能否有效利用这些自然资源。了解社区动物、植物分布情况,有无有毒、有害的动植物,有无外来物种,宠物有无接种疫苗,社区绿化的情况等;社区居民对动植物存在的利与弊的理解,是否知晓相关危害的防范等。自然环境评估还需考虑社区常年天气、气候特征,特别注意温度、湿度的骤然变化,评估社区居民特别是重点人群的健康有无受到影响,有无应对气候骤变的能力。

(3)人为环境:评估社区及周边人为环境对社区自然环境的影响。如生活设施的分布及其便利情况;居民居住条件(如房子面积、朝向、是否通风,供水、取暖、照明设备是否齐全),周边绿化情况,工厂排放的废气、废水对空气和水资源的污染;加油站、化工厂存在的安全隐患等。

2. 社区人群

(1)人口构成:包括社区人口状况和人群健康水平。将人口以不同的标准划分而得到的一种结果,反映一定地区、一定时间点人口总体内部各种不同质的规定性的数量比例关系。构成这些标准的因素主要包括年龄、性别、民族、宗教、教育程度、职业、收入、家庭人口数等。

(2)人口数量、密度及人口动态变化:人口数量的增减影响对卫生保健资源的需求,人口就业与失业比例反映经济水平且影响对卫生服务资源的利用。人口数量的多少和密度的高低直接影响人群所需的卫生保健资源及其分配。人口密度过高会增加人群的压力及环境污染的可能性;人口密度过低则可能导致社区卫生保健资源无法有效匹配,造成供给不足。人口的动态变化资料包括人口在一定时间内增减状况及趋势、人口流动速度和状态、就业与失业比例等。

(3)重点人群分布:社区护士应根据重点人群的分布情况来决定工作的重点,保护不同人群的健康。社区关注的重点人群包括 0—6 岁儿童、孕产妇、老年人,慢性病病人、严重精神障碍病人及结核病人。儿童、孕产妇和老年人因处于特殊的生理阶段,其生理、心理、社会特点不同于一般人群,需要社区护士给予针对性的保健与护理。慢性病病人病情的发展与其行为及生活方式密切相关,应开展慢性病病人的自我管理,做好随访。严重精神障碍病人应进行全面评估,建立信息档案,分类干预并随访。结核病因其具有传染性需做好疫情管理,包括疫病出现前、后的预防与控制,如结核病可疑者的排查,管理结核病传染源、切断传播途径、保护易感人群等。

3. 社区健康状况

(1)疾病指标:主要包括疾病的发病率、患病率,社区疾病谱的变化及影响因素等。

(2)死亡指标:主要包括死亡率、年龄别死亡率、疾病别死亡率、死因构成比及死因顺位等。常用的有婴儿死亡率、孕产妇死亡率等。

(3)生物学特征与遗传因素评估:评估生物学特征与遗传因素对健康的影响,如性别特征、遗传性疾病等。

(4)行为与生活方式:主要包括吸烟、酗酒、不合理饮食习惯、缺乏体育锻炼、滥用药物、不良性行为、长期精神紧张等不良生活方式和习惯等。

(5)医疗卫生服务:包括有无医疗保障(如城镇职工基本医疗保险、城镇居民基本医疗保险或新型农村合作医疗、商业医疗保险等)、就医状况(如是否便捷、有无三级保健网等)、居民对医疗卫生服务的利用情况等。

4. 社会支持系统

(1)卫生保健系统:在社区系统中,对卫生保健系统的评估是最重要的。护士应该关注社区中的政策、人力和机构等系统,这些与健康有关的系统是开展社区护理的重要资源。

(2)经济系统评估:当地政府的经济状况、投入到社区卫生服务事业中的经费和资源数量;评估居民的经济状况,如职业、收入、社区中的贫困户分布等。

(3)交通与安全系统评估:居民生活中的交通便利情况,尤其是前往医疗保健机构的交通是否通畅、便捷。评估社区有无道路标志不清、交通混乱、人车混杂的情况,是否为残障者创建了无障碍通道等。评估社区的治安现状、居民的安全感、社区内的消防设备(如消防通道、灭火器)等,以及附近有无消防队、公安局等。

(4)通信系统评估:社区的通信功能是否完善直接影响到能否顺利向社区大部分居民提供健康相关知识。评估社区居民最易接受的获取信息的途径,如电视、网络、电话、报纸、杂志、公告栏、收音机等,为将来制订计划时选择合适的沟通途径提供依据。

(二)社区护理评估的方法

1. 实地考察 又称挡风玻璃式调查(windshield survey),也称周游社区调查法,是指护士通过自己的观察主动收集社区的资料,如人群的一般特性、住宅的一般形态及结构、社区居民聚集场所的情况、各种服务机构的种类及位置、垃圾的处理情况等。具体做法是在社区范围内步行或坐在车上(透过挡风玻璃),观察社区人群的生活形态、互动方式,了解不同地理、人文、社会、环境、经济发展等情况。

在进行挡风玻璃式调查之前要决定调查的范围,准备一份调查表和社区街道平面图协助评估与记录资料。挡风玻璃式调查需要调查员具有敏锐的观察力,并经过特别的训练。

2. 重点人物访谈(key informant interview) 社区中的重点人物指各阶层中对社区非常了解的人,可以是社区的居民、工作人员或在社区中非常具有影响力的人。通过对社区中重点人物进行访谈,了解社区发展的过程、社区的特性及社区的主要健康问题和需求等。

3. 参与式观察 社区护士以社区成员的角色直接参与社区活动,通过观察,了解居民目前的健康状况资料。

4. 社区讨论 由社区护士把社区居民召集起来共同讨论,给社区居民提供发表意见和建议的机会,了解居民对社区健康问题的看法和态度,共同商讨并确认社区最主要的健康需求,最终以投票方式达成共识。

5. 问卷调查 问卷的设计和质量是调查成功与有效的基础,问卷可以是开放式的,也可以是闭合式的。问卷一般采用自填的形式,包括信访法、网络自填法和现场自填法。信访法一般通过邮政系统邮寄问卷给被调查者,由其自行填写后寄回;网络自填法通过网络,由被调查者在手机或电脑端进行填写。这两种方法具有调查范围广泛、经济等优点,但是回收率低,并且要求被调查者有一定的文化水平,能自行完成问卷。现场自填法是指经过统一培训的调查员,对调查对象进行访谈以收集资料。优点是回收率高、灵活性强、可以了解比较复杂的问题,但耗时长、花费大,需要培训调查员,并且还可能存在调查员的偏倚。

6. **查阅文献** 可以通过全国性或地方性的调查、其他机构的卫生统计报告判断社区整体状况,还可通过了解社区组织机构种类、数量、居委会数量、负责人、社区人口特征、人员流动等情况资料,了解社区活动安排及居民的参与情况。

(三)社区健康资料整理与分析

1. **资料整理** 多按社区人群、社区地理环境、社会系统、社区健康状况和社区资源等分类。其他常用的分类方法还有:按生理、心理和社会等方面来分类;按马斯洛(Maslow)的基本需要层次论分类;按高登(Gordon)的功能性健康形态分类;还可以从现代医学普遍认为的影响人类健康的4大因素分类,包括人的生物遗传、环境、行为与生活方式及医疗卫生服务。资料整理常采用文字描述法、表格法、图形法等,以表格法最为常用。

2. **资料分析** 对已归纳和分类整理出来的资料与数据进行确认、解释、比较,分析社区存在的健康问题和影响因素,为确定社区护理诊断/问题形成基础的过程。

分析资料应遵循以下原则。

(1)原始数据资料要经过统计学处理,文字资料要进行含义的解释与分析;对于定性资料,按内容进行分类,按问题提出的频率确定问题的严重程度;对于定量资料,如发病和死亡等通常按年龄、性别、年代及其他有关死亡的变量分组后进行分析,计算标化率,以便与相类似社区、省市和全国资料进行比较。

(2)去粗取精,去伪存真:在收集的资料中可能存在影响资料的准确性和完整性的混杂因素,需要通过分析消除混杂因素,找出本质问题。

(3)注意进行不同区域间的横向比较:当疾病的分布有地域性时,需要对该地区居民所具有的特征或该地区的生物、化学、物理、社会环境进行进一步的分析和解释,并与其他地区进行横向比较。

(4)立足于社区护理:确定的问题和诊断应是社区整体的健康问题,以社区环境和群体健康问题为主,而不是仅仅局限于个人或家庭的健康问题。

(5)报告评估结果:将资料分析结果向社区评估小组、社区居民等报告,并寻求反馈。

三、社区护理诊断/问题

社区护理诊断(community nursing diagnosis)或社区护理问题(community nursing problem)是指对个人、家庭、群体或社区现存的或潜在的健康问题及与其相关原因的陈述。这些问题可通过护理干预措施帮助改变或给予支持,使其保持健康。社区护理诊断/问题的重点是某一个群体的健康问题和健康需求的诊断,而不仅是个人的诊断。因此,社区护理诊断/问题必须能反映这一群体目前的健康状况。

(一)确定问题

对社区中个人及家庭的护理诊断可参考 NANDA International 公布的护理诊断名称,根据具体情况提出有针对性的社区护理诊断。实践中,可从以下几方面考虑:公共设施,死亡率、发病率和传染病发生率,社区健康需求,身心健康危险问题,社区功能及环境危险等。

1. **问题的标准**　①此诊断/问题反映出社区目前的健康状况;②与社区健康需求有关的各种因素均应考虑在内;③每个诊断/问题合乎逻辑且确切;④诊断/问题必须以现在取得的各项资料为根据。

2. **问题的形成**

(1)得出结论:通过对资料的分析得出结论。

(2)核实:进一步对相关资料分析,核实上述结论的有关因素。通过对这些情况进行核实,上述结论可以确定。

3. **问题的陈述**　陈述社区护理诊断/问题时可采用 PES 或 PE 公式,即健康问题(problem,P)、原因(etiology,E)、症状和体征(signs & symptoms,S)。有些专家主张对原因用"有关"二字来形容,有些专家主张用"由于",两者无原则区别,均可使用。例如,调查发现某社区未开展妇女乳腺癌筛查相关的健康教育活动,也未开展妇女乳腺癌筛查的免费活动;妇女对乳腺癌筛查的重要性不了解,加之经济状况较差,即便知道筛查的重要性也舍不得花钱去体检。由此导致该社区妇女乳腺癌疾病及筛查知识缺乏,筛查率低。因此,其社区护理诊断可表示为:"社区应对无效(P):妇女乳腺癌筛查率低(S)与妇女乳房保健知识缺乏/经济状况较差有关(E)"。也可表示为:"社区应对无效(P):妇女乳腺癌筛查率低(S)由于妇女乳房保健知识缺乏/经济状况较差(E)"。

4. **注意事项**

(1)在陈述护理问题时要使用专业术语,使用服务对象、家庭、群体或社区等语,而不用"病人"或"患者"。

(2)社区护理问题不是把焦点局限在某个问题上,而是把社区作为整体系统来考虑健康水平。

(3)社区护理问题应以现在取得的各项资料为依据。

(二)问题排序

一个社区往往存在很多的健康问题或需求,可能形成多个社区护理诊断/问题。由于卫生服务资源有限,需要对这些健康问题或需求进行排序,确定解决的优先次序。优先项目应真实地反映社区存在的、居民关心的健康问题,以及重点人群存在的特殊健康问题。

1. **确定优先顺序的原则**

(1)可行性:指所需采取的措施已有可供利用的人力和物力资源。

(2)重要性:该项目能反映社区存在的最重要的健康问题,反映居民最关心的健康需求。

(3)可控性:即已有有效控制干预对象或危险因素的方法。

(4)有效性:指通过护理干预能改善健康状况或控制危险因素,如降低发病率、死亡率。此外,还包括社会效益,直接或间接地增加收益。

2. **确定优先顺序的方法**　当存在多个社区护理诊断/问题时,护士需要判断哪个问题最重要、最需要优先予以处理。遵循的原则通常采用默克尔(Muecke)及斯坦霍普与兰卡斯特(Stanhope & Lancaster)提出的优先顺序和量化准则:①社区对问题的了解;②社区对解决问题的动机;③问题的严重性;④可利用的资源;⑤预防的效果;⑥社区护士解决问题的能力;⑦健康政策与目标;⑧解决问题的迅速性与持续的效果等。每个社区护理诊断/问题按 Muecke 的 0~2 分的标准(0 表示不太重要,不需优先处理;1 表示有些重要,可以处理;2 表示非常重要,必须优先处理)或 Stanhope & Lancaster 的 1～10 分的标准,评定各自的比重。得分越高,表示越是急需解决的问题。

四、社区护理计划

社区护理计划(community nursing planning)是一种由多方合作、合理利用资源、体现优先顺序的行动方案,是社区护士帮助护理对象达到预定目标所采取的具体方法。社区护士经过合理评估、资料整理和分析、确立健康问题和健康需求以及解决问题的优先顺序后,需要制订社区护理计划。制订社区护理计划既要反映群体的健康问题和健康需求,又要利用可及的社区资源,还要鼓励社区居民积极参与,从而提供持续、高质量的护理服务。

(一)确定社区护理问题的优先顺序

根据社区健康问题的轻重缓急程度,将护理问题分为 3 类。

1. 需要紧急解决的问题,如意外伤害大出血。

2. 一般需要解决的问题,如慢性病服务对象的生活饮食指导,健康宣教。

3. 需要长期解决的问题,如肢体残障者的肢体康复。

(二)制定计划目标

1. **社区护理目标的类型**　社区护理目标是针对已确定的需优先解决的社区护理问题采用各种护理措施后希望达到的结果。护理目标可分为短期目标和长期目标,需要根据具体社区护理计划完成时间而确定短期、长期的时间。有时长期目标中期望的结果往往需要一系列短期目标才能更好地实现,一系列的短期目标不仅可以使社区护士分清各阶段的工作任务,也可以因短期目标的逐步实现而增加实现长期目标的信心。

2. **注意事项**

(1)目标应体现持续性、连续性。

(2)目标陈述要清楚、具体、有时间性。

(3)要切实可行,是社区护士可以解决的社区健康问题。

(4)行为目标须可测量。

3. **制订社区护理计划的程序**　需要社区护士与个人、家庭或群体协商,选择合适的、具体的实施措施。

(1)选择合适的社区护理措施:目标确定后,社区护士要与护理对象进行充分沟通,共同选取适当措施。制订的措施可以是一级预防、二级预防和三级预防或综合性的措施,以真正实现群体健康水平的提高。

(2)为社区护理措施排序:可以参照社区护理诊断/问题的排序标准或马斯洛的需要层次论来对社区护理措施进行排序。通过排序可以尽早控制社区健康问题,及早执行有效并重要的措施。

(3)确定所需的资源及其来源:针对每项社区护理措施都要确定实施者及合作者、需要的场所、设备、经费,以及分析相关资源的可能来源与获取途径。

五、社区护理实施

社区护理实施(community nursing implementation)指社区护士在制订社区护理计划后,根据计划的要求和具体措施开展护理实践活动。社区居民不仅仅是护理服务的被动接受者,更是护理计划实施过程中的主动参与者。

(一)社区护理实施的五大要素

1. 建立组织团队　成立领导小组,组建多部门多学科协作的工作团队。社区健康项目可涉及单一社区,但有时也包括多个社区甚至跨地域。实施项目的领导小组需根据工作所及的范围和部门来确定。一般地说,领导小组成员应包括计划实施直接有关部门领导和主持实施工作的业务负责人。工作小组成员为社区医护专业技术人员等。在领导小组领导下,卫生、宣传、街道、居委会、妇联等部门,积极协调,相互支持。任何一项社区健康工作都不是哪一个部门能够单独完成的,护士与其他部门卫生人员及非卫生人员协作,共同完成护理计划。

2. 制订实施进度表　在社区护理干预工作启动以后,各项措施和任务都应以进度表为指导有条不紊地进行,逐步实现工作目标。实施进度表是项目管理的有力工具。

3. 人员培训　根据特定项目的目的、实施策略、干预措施和其他要求对项目有关人员进行培训。培训准备工作通常包括制订培训计划、确定学员、落实师资、准备教材、设计培训方法、落实教学场所和设施。除了对社区医护及相关人员进行系统的培养和训练外,人员培训更多的是针对解决特定的社区健康问题的人员进行培训。

4. 质量监控　质量监控是指利用一系列方法来保证实施过程的质量。方法包括记录与报告、召开例会、现场督导、审计等。内容包括工作进度监测、干预活动质量监测、项目工作人员能力监测、经费使用监测。

5. 设备物件与宣传材料支持　如多媒体教室、投影仪、检查设备、演示模型等,宣传材料有印刷材料和视听材料两种,根据目标人群的特点有针对性地制作、发放以传递健康信息。这些设备物件可以来源于多种渠道,有些直接来源于执行机构,有些则需要用项目经费购置,还有些可以从有关单位借用、租用。为了实施计划,所需设备物件应满足工作的需要,同时尽量节约开支。

(二)准备工作

社区护士再次评估社区健康问题,熟悉计划的详细内容,明确社区各种可利用的资源。社区护士还要做好宣传和动员工作,争取各级领导的支持,做好沟通,使服务对象知情同意,积极配合。最后要提前准备好计划实施过程中需要的各种仪器设备和易耗品,确保正常使用。

(三)执行工作

执行是指社区护士组织有关人员,落实措施的过程。如落实健康教育计划、免疫接种、家庭访视、执行全科医生医嘱等。执行时要根据实际情况不断调整社区护理计划,使其最终达到社区护理目标。

(四)记录

记录的内容包括护理措施的执行情况,如护理服务时间、内容、服务效果和服务对象的反应等。记录的方法可以用文字、表格、流程图、符号等;记录时要注意客观性、真实性、及时性、准确性。

六、社区护理评价

社区护理评价是护理程序的最后一步,根据已制订的社区护理目标,对所提供的社区护理服务进行对比、总结和修改的过程,是总结经验、吸取教训、改进工作的系统化措施。在实际社区工作中,需要解决的健康问题是不断出现的,可采用调查法、观察法、分析法、交谈法、标准检查等方法进行评价。社区护理评价包括过程评价和效果评价。

(一)过程评价

过程评价贯穿于护理程序的整个过程中,自护理活动开始便不断收集反馈信息,评价各步骤的情况,如评价社区护理评估和诊断是否准确,目标是否明确,计划是否科学合理,措施是否得当,是否按计划正常实施,时间安排是否合理,记录是否及时、完整、准确等,以确保护理质量。

(二)效果评价

效果评价是护理计划实施后达到预期目标的程度,将结果与预期目标作比较,判断目标是完全达到、部分达到,还是未达到。如果目标完全达到,说明护理措施有效;如果目标部分达到或未达到,需进行分析,调整护理计划,或重新实施新一轮的护理程序。效果评价可分为近期、中期和远期效果评价。评价的结果决定护理措施是否可以继续,还是需要修改或终止。

(三)社区护理评价的内容

斯坦霍普与兰卡斯特(Stanhope & Lancaster)于2004年提出了7个方面的评价内容。

1. 对干预计划的整体评价 要评价护理计划的合理性,重新考虑干预计划各阶段的适合性,评价整个干预计划的实施缓解或解决了多少相关的问题。

2. 干预活动的力度 评价干预活动的力度能否缓解或解决对象群体的健康需求,能否改善对象群体的健康状况。

3. 干预活动的进展 查看干预活动的进展记录,包括活动的种类、举办次数、参与者数量、举办地点。

4. 费用开支计算 每次活动的开支,思考是否存在既能减低开支又能达到预期效果的其他方法。

5. 干预计划的效果 从资源开支角度思考是否有其他较节俭的干预方法;从生产成本的角度思考,如每位病人的费用;从病人所得益处角度思考护理干预行动对病人的真实益处;从病人角度思考,如病人对服务的满意度。

6. 干预计划对有关群体的长远影响 在干预计划实施期间不断评估有关群体的健康状况,如发病率、死亡率和其他健康指标。

7. 干预计划的持久性 监测干预计划的财政状况和人员的流动情况。

(四)社区护理评价指标

1. 社区卫生资源评价指标 卫生资源包括提供卫生服务的人力、物力、财力,具体分为卫生机构资源、卫生人力资源、病床资源和卫生费用资源。卫生机构资源的评价指标有机构数量和等级;卫生人力资源的评价指标有每千人口医生、护士、药剂师、技师、营养师数量,医护比例,卫生技术人员职称、学历构成等;病床资源包括卫生机构病床数、每千人口床位数;卫生费用资源的评价指标包括卫生经费占国民总收入的比例、人均公共卫生费用投入等。

2. 社区卫生服务评价指标

(1)公共卫生服务指标:①建立居民健康档案情况,如健康档案建档率、电子健康档案建档率、健康档案合格率、健康档案利用率等;②健康教育活动情况,如健康教育活动的执行和健康教育的效果;③预防接种情况,如预防接种建证率、免疫规划接种率、单种疫苗接种率;④重点人群健康管理情况,如儿童、孕产妇、老年人、慢性病病人、精神疾病病人等健康管理指标;⑤传染病、突发公共卫生事件报告和处理,包括传染病疫情、公共卫生事件信息报告率,报告及时率,以及相应的处理或执行情况;⑥卫生监督协管工作开展比例;⑦计划生育技术指导服务,包括人工流产率、节育率等。

(2)医疗服务指标:社区医疗服务类指标包括诊疗人次数、入院人次数、床位使用率、平均住院日;社区康复服务类包括残疾人普查、功能训练、残疾人建档率等。

(3)中医药服务指标:中医药服务利用情况,如老年人中医体质辨识、儿童中医调养开展情况等。

3. 社区卫生服务费用的评价指标 投入的费用一般包括直接费用和间接费用。直接费用包括社区卫生服务中心医疗费及设备费等实际消耗的费用;间接费用包括因疾病造成劳动能力丧失等理论消耗费用。常用的评价方法有成本-效果分析、成本-效益分析。

第三节 社区护士

一、社区护士的定义和基本条件

根据国家卫生部 2002 年《社区护理管理的指导意见》文件精神,社区护士的定义和基本条件如下。

(一)社区护士的定义

社区护士(community health nurse)是指在社区卫生服务机构及其他有关医疗机构从事社区护理工作的护理专业人员。

(二)社区护士的基本条件

1. 具有国家护士执业资格并经注册。

2. 通过地(市)以上卫生行政部门规定的社区护士岗位培训。

3. 独立从事家庭访视护理工作的社区护士,应具有在医疗机构从事临床护理工作 5 年以上的工作经历。

二、社区护士的角色

社区护理服务的性质,工作范畴的广泛性及社区护理服务对象的复杂性决定了社区护士角色的多重性。

1. 初级卫生保健者 是社区护士的首要角色。社区护士的首要任务是帮助人们避免有害因素,预防疾病,维持及提高人们的健康水平。

2. 护理服务提供者 是社区护士的基本角色。社区护士要为那些需要护理服务而自己无法满足的社区患病人群提供护理专业服务,从而促进服务对象的健康。

3. 健康教育者与咨询者 是社区护士的重要角色。社区护士要发挥健康教育和指导的功能,帮助社区居民丰富健康知识,提高健康管理能力,增强健康意识,从而帮助个体、家庭、社区明确促进健康的最佳方案,并指导他们有效运用健康知识,强化健康行为,提高健康水平。

4. 组织者和管理者 社区护士的组织者和管理者角色体现在诸多工作中,社区护士是个案管理者,要协助制订个案计划和选择适宜的健康服务;是社区健康档案的建立和管理者;是社区健康教育和健康促进活动的规划者;是慢性病的社区管理者、社区重点人群的健康管理者、社区卫生信息的收集和管理者。

5. 社区居民的代言者　做好社区护理评估,及时发现威胁居民健康的各种问题,积极向上级主管部门反映与社区有关的卫生保健方面的需求及对健康促进政策方面的建议和意见,保障社区人群的健康。

6. 协调者与合作者　社区卫生服务是多学科融合的工作,社区护士必须同社区其他医务人员如社区全科医生、社区行政管理者、社区社会工作者等工作人员协同合作,充分运用社会资源,顺利开展社区护理工作,共同促进和维护社区人群健康。

7. 观察者与研究者　社区护士不仅要向社区居民提供各种护理服务,同时还要有敏锐的观察能力。社区护士在向社区居民提供各种卫生保健服务中,应注意观察、探讨、研究与社区健康护理相关的问题,为护理学科的发展及社区护理的发展做出不懈的努力。同时积极主动地参与或领导相关护理科学研究,并将自己的研究成果应用到社区护理实践中去。

社区护理范围和内容的变化,促使社区护士的角色发生变化。社区护士在提供护理服务时要正确判断服务对象的卫生服务需求;要在社区护理工作中通过各种途径和措施大力发展潜在的卫生服务需求,指导社区居民有效、合理地利用卫生服务资源,真正起到居民健康“守门人”的作用。

三、社区护士的职责

2002 年 1 月,卫生部印发的《社区护理管理的指导意见(试行)》明确规定了社区护士的职责。

1. 参与社区护理诊断工作,负责辖区内人群护理信息的收集、整理及统计分析,了解社区人群健康状况及分布情况,注意发现社区人群的健康问题和影响因素,参与对影响人群健康不良因素的监测工作。

2. 参与对社区人群的健康教育与咨询行为干预和筛查、建立健康档案及高危人群监测和规范管理工作。

3. 参与对社区传染病预防与控制工作,参与预防传染病的知识培训,提供一般消毒、隔离技术等护理技术指导与咨询。

4. 参与完成社区儿童计划免疫任务。

5. 参与社区康复、精神卫生、慢性病防治与管理、营养指导工作。重点对老年病人、慢性病人、残疾人、婴幼儿、围生期妇女提供康复及护理服务。

6. 承担诊断明确的居家病人的访视、护理工作,提供基础或专科护理服务,配合医生进行病情观察与治疗,为病人与家属提供健康教育护理指导和咨询服务。

7. 承担就诊病人的护理工作。

8. 为临终病人提供临终关怀护理服务。

9. 参与计划生育技术服务的宣传教育与咨询。

四、社区护士的核心能力

根据国际护士协会(2003 年)提出的护士核心能力框架,社区护士的“核心能力”主要涵盖以下几个方面。

1. 综合护理能力:根据社区护理概念及社区护士的主要职责,社区护士必须熟练掌握各专科护理技能及中西医结合的护理技能,才能满足社区人群的需求。

2. 收集信息和处理信息的基本能力：如掌握基本的统计学知识，具备处理和分析资料的能力、协助社区进行健康相关研究的能力。社区护士在不断增强理论知识、提高业务水平的同时，能独立或与他人共同进行社区护理科研活动。

3. 预见能力：预见能力主要应用于预防性服务，而预防性服务是社区护士的主要工作之一。社区护士有责任在问题发生之前，找出其潜在因素，以便早期采取预防措施，避免或减少问题的发生。

4. 独立判断、解决问题能力：是非常重要的必备能力，社区护士在很多情况下需要独立进行各种护理操作、运用护理程序、开展健康教育、进行咨询或指导。因此，社区护士必须具备较高的慎独、综合分析、解决问题和应变的能力。

5. 组织、管理能力：是社区护士必备的能力之一。社区护士既要向社区居民提供直接的护理服务；还要调动社区的一切积极因素，充分利用社区的各种资源开展各种形式的健康促进活动，组织开展各种形式的健康促进活动；也需要有较强的组织管理能力。有时，社区护士还要负责卫生信息、人员、药品、物资的管理和安排。

6. 人际交往和沟通能力：社区护理工作既需要其合作者的支持和协助，又需要护理对象的理解和配合。社区护士需要与不同年龄、家庭、文化及社会背景的社区居民、社区管理者及其他卫生工作人员密切合作，因此必须具有社会学、心理学知识和人际沟通技巧方面的能力，以便更好地开展工作。

7. 不断获取与本专业发展有关的新知识、培养促进自身与专业发展的能力。

8. 应对社区常见急症的基本能力。

9. 自我防护能力：社区护士的自我防护能力主要包括两个方面，即法律的自我保护及人身的自我防护。社区护士常在非医疗机构场所为护理对象提供有风险的医疗护理服务，需要走进家庭，因此需要一定的自我防护能力。应加强法律意识，不仅要完整、准确记录病人病情，还要在提供一些医疗护理服务前与病人及其家属签订有关告知协议书，以作为法律依据。同时还要有较强的自我人身安全防护意识，应避免携带贵重物品。

五、社区护士礼仪

(一)仪表和举止

随着系统化整体护理在临床实践中的应用和发展，要求护理人员除拥有丰富的专业理论知识和熟练的操作技能外，还应具有良好的仪容、仪表及专业形象。南丁格尔曾说过："护理是一门最精美的艺术"。护士在与患者交流中，其仪表、眼神、举止、言语，甚至沉默，都需要注意技巧。高雅大方的仪表，端庄稳重的仪容，和蔼可亲的态度，训练有素的举止，构成护士的外在美和内在修养。因此，护士应重视自己的仪表举止，加强文化道德修养，培养高尚的审美观，使自身形象日趋完善。

1. 护士的仪表、仪容　护士的仪表应整洁简约，端庄大方，不戴任何影响护理操作的饰物，不化浓妆，护士应该淡妆上岗，护士由于职业的关系，化妆后应有一种"清水出芙蓉"的效果。恰当的表情也是护士容貌美的一个组成部分，一般来说，护士应该提供微笑服务。发自内心的微笑，让会讲话的眼睛里流露出诚挚的笑意，保持嘴角略微上翘，露出上面正中的 6 颗牙齿，给人以亲切、端庄、纯洁、文明的印象。

整洁合体的护士服是护士职业的象征，服装的统一是医院窗口的形象表现，要保持洁净平整,衣服领口、袖口及裙边不能外露,白色裤脚不宜过长、不卷裤脚,胸牌、护士表佩戴整齐,位置合适,口袋内不放任何杂物。头发要保持自然色,整齐清爽。短发前不遮眉、不宜过多,后不过衣领,侧不掩耳;长发要梳理整齐并盘于脑后,不佩戴怪异的头饰,以体现对职业的热情和对病人的尊重。燕式帽是护士职业的标志,应整洁无皱褶,用发卡固定于头顶,位置适当。手部保持整洁,不留长指甲,不涂指甲油,不戴戒指;护士鞋与护士袜以白色或乳白色为宜,并且护士鞋应为软底平跟或小坡跟。

2. **护士的举止** 护士的站姿、坐姿、行姿保持最佳生理姿势,不仅反映一个人的素质教养,也展示一个人才华和修养的外在形象。因此,护士的日常举止和行为要符合人体力学原则,加强规范和要求。

(1)站姿:护士的站姿应头正颈直,双眼平视,嘴唇微闭,面带微笑,下颌微收。挺胸收腹、展肩、提臀、立腰,双肩放松,稍向下压,躯干挺直,身体重心在两腿中间,防止重心偏移;双臂自然下垂于身体两侧,双腿直立,保持身体正直;膝和足后跟要靠紧,足尖距离10～15cm,足跟距离3～5cm。右手四指在上,握左手示指。平时采用自然站姿,双手自然垂于身体两侧,切忌抬头傲视、身体摇晃、一手或双手掐腰。

(2)坐姿:应优雅端庄,左进左出。上半身挺直、两肩放松,下颌内收,颈直,腰立,使背部和臀部成一直角,双膝并拢,两手自然放于双膝或椅子扶手上,亦可双手叠握置于一侧大腿上或两手相握置于两腿上方中部。穿裙入座时,双手双腿同时向右平行45°,缓缓落座,臀部占椅面的前1/3,切忌跷二郎腿、穿拖鞋。

(3)行姿:在站立姿势的基础上,护士行走时应精神饱满,收腹立腰,步态轻快、稳健,两臂自然前后摆动30°左右,双足落地在一条直线,不要扭动臀部。昂首挺胸,双目平视,下颌微收,面容平和自然,身体重心居中。切忌走路时有东摇西晃、勾肩搭背、嬉笑打闹等不文明表现,注意行姿的端庄、自然。要求抬足有力,柔步无声。

(4)蹲姿:要求侧身蹲下,右足后退半步,左手向后抚衣裙,缓缓下蹲,挺胸收腹,两腿靠紧下蹲,左足全足掌着地,小腿基本垂直于地面,右足跟抬起,足掌着地,臀部向下。注意不面对他人蹲下,也不要背对他人蹲下。

(5)持治疗盘:护士端盘的时候,以手托治疗盘底部,用双手拇指和示指掌住盘的两侧,其余三指分开托于盘的底部,拇指不可跨越盘内,肘关节呈90°,贴近躯干,治疗盘与身体距离相距2～3cm。需要开门时不要用脚踹门,可用后背开门。

(6)持病历夹:左手握病历夹右缘上段6cm处,夹在肘关节与腰部之间,病历夹前缘略上翘,右手自然下垂或摆动。

(二)护士的语言行为

语言反映一个人的文化素质和精神风貌,护士的语言也是护士素质的外在表现。人与人之间的交往约有35%运用语言沟通技巧,因为它能清楚且迅速地将信息传递给对方。护士对病人真诚相助的态度和彼此能懂的言语是有效沟通的重点。护士应评估病人的文化教育程度,以便选择合适有效的语言表达。护士语言的基本要求如下。

1. **语言的规范性** 语言要清晰、温和,措辞要准确、达意,语调要适中,交代护理意图要简洁、通俗、易懂。

2. **语言的保密性** 护士必须尊重病人的隐私权,如对生理缺陷、传染病、性病等保密。

3. **语言的情感性** 良好的语言能给病人带来精神上的安慰。

(三)护士的非语言行为

人的非语言行为是一种符号,能传递一定的信息,能为处于特定文化的人们所理解与接受。人与人之间的交往,约有65%是非语言沟通技巧,如倾听、皮肤接触、面部表情和沉默等,所以护士在与病人交流时应恰到好处地应用非语言行为,以弥补在某些状态下语言交流的不足。

1. 倾听　善于听他人讲话,要注意观察对方讲话声音、语调、流畅程度、语言的选择、面部表情、身体姿势及动作,尽量理解他想表达的内在含义。在倾听过程中,要全神贯注、集中精力、用心倾听。谈话时,要注意保持眼神的接触,使用能表达信息的举动,如点头、微笑等。认真倾听是护士对病人关注和尊重的表现,有助于护患间形成良好的关系。

2. 面部表情　面部表情是世界通用语言,不同文化或国家对面部表情的解释具有高度的一致性,人类的各种情感都能非常灵敏地通过面部表情反映出来。护士的微笑,应展现真诚、亲切、关心、爱心、同情和理解,要有情感交流。护士真诚、亲切的微笑对病人具有精神安慰作用。

3. 专业性皮肤接触　皮肤接触的作用与精神、神经系统有关,如经常为卧床病人按摩、翻身、擦身等,可使病人感到舒适、放松,促进血液循环、预防压疮。根据临床观察,皮肤接触还可治疗和预防婴儿某些疾病,特别是怀抱婴儿,这种特殊需要不能仅用食物满足来代替。

4. 沉默　沟通中利用语言技巧固然重要,但并不是唯一的可以帮助病人的方法。在适当的时候,护士用沉默的态度表示关心,也是尊重对方的愿望的方式。沉默可以表达护士对病人的同情与支持,起到此时无声胜有声的作用。尤其是在对方有焦虑或谈起伤心事时,若能保持一段时间的沉默,会给病人传递护士更多的关爱、体贴、理解和同情,从而获得更坚定的战胜疾病的信心。

第 3 章

社区卫生服务

第一节 社区卫生服务概论

一、社区卫生服务的概念

1999 年,国家发布的《关于发展城市社区卫生服务的若干意见》[卫基妇发(1999)第 326 号]中,将社区卫生服务(community health services,CHS)定义为:"社区卫生服务是社区建设的重要组成部分,是在政府领导、社区参与、上级卫生机构指导下,以基层卫生机构为主体,全科医师为骨干,合理使用社区资源和适宜技术,以人的健康为中心、家庭为单位、社区为范围、需求为导向,以妇女、儿童、老年人、慢性病病人、残疾人等为重点,以解决社区主要卫生问题、满足基本卫生服务需求为目的,融预防、医疗、保健、康复、健康教育、计划生育技术服务等为一体的,有效、经济、方便、综合、连续的基层卫生服务"。

社区卫生服务是社区服务中一项最基本、最普遍的服务。发展社区卫生服务遵循卫生服务低成本和高效益的卫生发展要求。与医院服务相比,社区卫生服务更强调工作目标是预防疾病、促进健康;主要任务是完成基本医疗和基本公共卫生服务;服务对象以群体为中心,不仅包括病人,还包括健康人群、亚健康人群、高危人群等;服务场所主要在社区和家庭。

二、社区卫生服务的特点

1. **基础性** 社区保健人员在充分评估社区人群健康状态基础上,确定社区居民的健康问题,针对存在的问题,提供最基本的预防、医疗、保健、康复等服务。社区卫生服务为社区居民提供的是最基本的、最广泛的预防及医疗保健服务。

2. **公益性** 社区卫生服务机构提供基本公共卫生服务和基本医疗服务,不以营利为目的,具有社会公益性质,以"人人享有卫生保健"为目标来构建卫生服务体系。注重卫生服务的公平、效率和可及性。

3. **综合性** 社区卫生服务提供预防、保健、医疗、康复、健康教育及计划生育技术指导等服务。

4. **连续性** 社区医疗保健服务人员主动对社区内所有成员,从出生到疾病发生、发展、身体康复,以及临终的各个阶段,提供连续性的服务。

5. **主动性** 社区卫生服务注重于主动上门服务,设立家庭病床、开展家庭访视等服务。

6. 协调性　社区医生向居民提供广泛而综合的初级医疗保健服务,需要其他医生和非医疗部门的配合和服务,提供更全面深入的医疗服务。

7. 可及性　社区卫生服务机构设在社区,居民看病方便,提供基本医疗服务、基本药物和适宜技术。对社区居民来说,价格相对低廉,居民能够承担。

三、社区卫生服务的对象

1. 健康人群　随着人们对健康的重视,健康人群将会成为社区卫生服务的主要对象。对于这类人群应以预防为主,给予健康指导,增强其社会适应能力。

2. 亚健康人群　指介于健康与疾病之间的中间状态,机体出现结构和生理功能减退、心理失衡,可以向疾病发展亦可向健康逆转,有人称之为第三状态。其特点为机体活力降低、反应能力减退、适应能力下降及工作效率低下等,同时,无临床检验证据。亚健康状态往往不被个人所意识,不为医学所确认。因此,应关注这类人群的健康需求。

3. 重点人群　是指由于各种原因需要在社区得到特殊保健服务的人群,如0-6岁儿童、孕产妇、老年人及残疾人等。根据重点人群的健康需求提供保健服务。

4. 高危人群　是指明显存在某些健康危险因素的人群,其疾病发生的概率明显高于普通人群。健康危险因素是指机体内、外环境中存在与疾病发生、发展及与死亡有关的诱发因素。对高危人群应开展健康检查,及时发现危险因素,定期体检,加强随访和管理;给予疾病相关知识指导和行为干预。

5. 患病人群　是指患有各种疾病的人群,对这类人群开展疾病管理、居家护理、健康教育等。

四、社区卫生服务的内容

1. 社区防治　传染病、地方病、寄生虫病等的社区防治和报告,配合有关部门对传染源予以隔离及对疫源地的消毒;预防接种服务;慢性病病人的管理和恢复期病人的随访。

2. 基本医疗服务　常见病、多发病的诊断和治疗服务及恢复期病人的继续治疗;急重症、疑难病症的紧急救护、转诊;家庭出诊、家庭护理、家庭病床等家庭医疗服务;康复医疗服务;政府卫生行政部门批准的其他适宜医疗服务等。

3. 保健服务　各期儿童的保健及儿童常见病、多发病、意外伤害的预防指导;妇女结婚、产前、产后和更年期的保健服务及开展妇科疾病的筛查;老年保健服务,如体格检查、健康指导。

4. 精神卫生　开展精神卫生的咨询、宣传与教育,配合开展康复期精神疾患的监护和社区康复,及早发现精神疾患,根据需要诊治。

5. 社区康复　了解社区残疾人和慢性病病人的基本情况与需求,提供康复咨询和治疗。

6. 计划生育技术服务　宣传国家人口与计划生育基本政策;指导夫妻双方避孕、节育;避孕药具的发放与管理等。

7. 社区健康教育　面向群体和个人开展健康教育,指导其纠正不利于身心健康的行为和生活方式,提高社区预防、保健、医疗、康复及计划生育服务的质量。

第二节　社区卫生服务体系

一、相关概念

（一）公共卫生

公共卫生（public health）又称公共保健。目前，世界公共卫生界多采用公共卫生学家温斯洛（Charles-Edward Amory Winslow）的定义，即公共卫生是指通过有组织的社区努力来预防疾病、延长寿命、促进健康和提高效益的科学和艺术。包括：改善环境卫生，控制传染病，教育人们注意个人卫生，组织医护人员提供疾病早期诊断和预防性治疗的服务，以及建立社会机制来保证每个公民均达到足以维护健康的生活标准，目的是使每个公民都能实现其与生俱有的健康和长寿的权利。

1. 公共卫生的3个属性

（1）公共性。

（2）公益性。

（3）公平性。

2. 公共卫生的基本特征

（1）公共卫生的目的是保持和促进全体居民健康。

（2）公共卫生的对象是群体而不是个体。

（3）公共卫生的本质是一门社会科学，是在社会实践基础上发展而来的公共政策。

（4）公共卫生的概念、内涵和功能是发展变化的。

（5）公共卫生的实施取决于政府领导、社会和群众的参与，以及专业公共卫生队伍的技术支持。

（二）三级预防

三级预防是公共卫生的重要策略，在社区卫生服务中发挥重要作用。根据健康与疾病连续谱及健康决定因素的特点，把预防按照等级分类，称为三级预防（preventions at three levels）。

1. 一级预防（primary prevention）　是指通过采取措施促进健康，或消除致病因素对机体危害的影响，以及提高机体的抵抗力从而预防疾病的发生。包括保障全人群健康的社会和环境措施，以及针对健康个体的措施。

（1）保障全人群健康的社会和环境措施：是从全球性预防战略和各国政府策略及政策角度考虑所采取的公共卫生措施，如制定和执行各种与健康有关的法律及规章制度，把健康融入所有政策中，使所有的公共政策都有益于健康，从而从社会、经济、文化等层面保障整个人群的健康。利用各种媒体开展公共健康教育，提高公众健康意识和自律能力，防止致病因素危害公众的健康；提供清洁安全的饮用水和食品，针对大气、土壤等环境的保护措施，公众体育场所的修建，公共场所禁止吸烟等。

（2）针对健康个体的措施：①有组织地进行预防接种，提高人群免疫水平，预防疾病；②做好妊娠期和儿童期的卫生保健；③做好婚前检查和禁止近亲结婚，预防遗传性疾病；④某些疾病的高危个体服用药物以预防疾病的发生；⑤个人健康教育，包括合理营养和适度运动，培养良好的生活行为方式和心理健康。

2. 二级预防(secondary prevention) 在疾病的临床前期通过采取早期发现、早期诊断、早期治疗的"三早"预防措施,以控制疾病的发展和恶化。早期发现疾病可通过普查、筛检、定期健康检查、高危人群重点项目检查及设立专科门诊等方式。达到"三早"的根本办法是通过宣传提高医务人员诊断水平和建立社会性高灵敏且可靠的疾病监测系统。

3. 三级预防(tertiary prevention) 对已患某些疾病者,采取及时、有效的治疗措施,阻断疾病的发展、防止病情恶化、预防并发症和伤残的发生;对已丧失劳动力或残疾者,主要促使功能恢复、心理康复、进行家庭护理指导,使其尽量恢复劳动能力,参加社会活动,延长寿命。

二、卫生服务体系及社区卫生服务功能作用

(一)卫生服务体系的构成

1. 概念 卫生服务体系是指由卫生服务组织机构构成的系统,按职能可分为公共卫生服务体系和医疗卫生服务体系。

2. 卫生服务体系的运行 通过提供卫生服务分工协作,由医疗机构提供医疗康复服务,妇幼保健机构提供妇幼卫生保健服务,疾病预防控制中心提供疾病预防与控制服务,来促进、恢复和维护区域内居民的健康。卫生服务机构在接受卫生行政组织领导的同时,接受上级卫生服务组织的业务指导,并指导下级卫生服务机构,实现卫生服务的纵向连续性供给。

3. 公共卫生服务体系构成与作用 一般包括国家和省市及地方的专业公共卫生机构、医疗服务体系、社区、企事业单位、大众媒体、学术研究机构等。公共卫生服务体系是在一定的权限范围内提供必要的公共卫生服务的公共、民营和志愿组织的总体,常被描述为具有不同功能、相互关联和相互作用的网络,为整个社区和地方公众健康与福祉服务的各种组织机构。

4. 我国医疗卫生服务体系的组成

(1)基层医疗卫生机构:是指乡镇卫生院、社区卫生服务中心(站)、村卫生室、医务室、门诊部和诊所等,主要提供预防、保健、健康教育、疾病管理,为居民建立健康档案,常见病、多发病的诊疗及部分疾病的康复、护理,接收医院转诊病人,向医院转诊超出自身服务能力的病人等基本医疗卫生服务。

(2)医院:主要提供疾病诊治、急危重症和疑难病症的诊疗,突发事件医疗处置和救援及健康教育等医疗卫生服务,并开展医学教育、医疗卫生人员培训、医学科学研究和对基层医疗卫生机构的业务指导等工作。

(3)专业公共卫生机构:是指疾病预防控制中心、专科疾病防治机构、健康教育机构、急救中心(站)和血站等,主要提供传染病、慢性非传染性疾病、职业病、地方病等疾病预防控制和健康教育、妇幼保健、精神卫生、院前急救、采供血、食品安全风险监测评估、出生缺陷防治等公共卫生服务。各级各类医疗卫生机构分工合作,为公民提供预防、保健、治疗、护理、康复、安宁疗护等全方位全周期的医疗卫生服务。

(4)依据中国城乡二元化的结构,我国的卫生服务体系可划分为城市卫生服务体系和农村卫生服务体系。

(二)社区卫生服务组织体系

1. 社区卫生服务组织构成

(1)行政管理组织:社区卫生服务的行业主管部门,主要负责建立社区卫生服务的基本标

准和考核办法,社区机构方案和规划的制订及对各部分卫生服务的管理和组织等。

(2)业务指导组织:包括卫生行政部门、专项技术指导组织和社区卫生服务指导中心。各级卫生行政部门是社区卫生服务的行业主管部门,主要负责建立社区卫生服务基本标准、基本服务规范和管理办法等来加强社区卫生服务的标准化、规范化和科学化管理;专项技术指导组织负责各项业务技术的指导、人员培训和考核工作;社区卫生服务指导中心根据规范化培训大纲的要求,承担相关从业人员的培训和专业指导,建立培训计划、授课和实施考核等。

(3)社区卫生服务机构:根据我国社区卫生服务机构的建设要求,各级政府建立以社区卫生服务中心和社区卫生服务站为主体,其他医疗卫生机构为补充的基层卫生服务网络。

2. 社区卫生服务机构的规划设置　我国的社区卫生服务,城市设置社区卫生中心及社区卫生服务站,农村设置乡(镇)卫生院和村卫生室。社区卫生服务中心以政府举办为主,原则上按每3万～10万人口或每个街道(镇)所辖范围规范设置一个社区卫生服务中心。每个中心下设数量不等的站,其设置标准是按照中心的地理位置,辖区内距离中心较远而服务覆盖不到的地方根据需要下设社区卫生服务站,服务人数为1万～1.5万。农村则以乡(镇)为单位,由政府举办一所乡(镇)卫生院,村卫生室根据需要设置。社区卫生服务由多种专业人员合作提供,包括全科医生、社区护士、公共卫生医师、中医医师、营养师、康复治疗师、心理咨询师等,其中全科医生及社区护士是社区卫生服务的主要专业人员。社区卫生服务需要与当地医院、卫生防疫部门及各级政府部门相互联系、密切合作,形成社区卫生服务网络体系。

(1)城市社区卫生服务中心设置的基本标准

①城市社区卫生服务中心应按照国家有关规定提供社区基本公共卫生服务和社区基本医疗服务。

②床位:根据服务范围和人口合理配置。至少设日间观察床5张;根据当地医疗机构设置规划,可设一定数量的以护理康复为主要功能的病床,但不得超过50张。

③科室设置:至少设有全科诊疗、中医诊室、康复治疗室、抢救室、预检分诊室(台)等临床科室,设有预防接种室、儿童保健室、妇女保健与计划生育指导室、健康教育室等预防保健科室,设有检验室、B超室、心电图室、药房、治疗室、处置室、观察室、健康信息管理室、消毒间等医技及其他科室。

④人员:至少有6名执业范围为全科医学专业的临床类别、中医类别执业医师,9名注册护士。至少有1名副高级以上任职资格的执业医师;至少有1名中级以上任职资格的中医类别执业医师;至少有1名公共卫生执业医师。每名执业医师至少配备1名注册护士,其中至少具备1名中级以上任职资格的注册护士。设病床时,每5张病床至少配备1名执业医师、1名注册护士。其他人员按需配备。

⑤房屋:建筑面积不少于$1000m^2$,布局合理。若设有病床,则每设1床位至少增加$30m^2$建筑面积。充分体现保护病人隐私、无障碍设计要求,并符合国家卫生学标准。

⑥设备:诊疗设备、辅助检查设备、预防保健设备、健康教育设备等。

⑦规章制度:有国家制定或认可的各项卫生技术操作规程,并成册使用。制定人员岗位责任制度、在职教育培训制度。

(2)城市社区卫生服务站设置的基本标准

①城市社区卫生服务站应按照国家有关规定提供社区基本公共卫生服务和社区基本医疗服务。

②床位：不设病床，至少设日间观察床1张。

③科室：至少设有全科诊室、治疗室、处置室、健康信息管理室、预防保健室等科室。

④人员：至少配备2名执业范围为全科医学专业的临床类别、中医类别执业医师。至少有1名中级以上任职资格的执业医师；至少有1名能够提供中医药服务的执业医师。每名执业医师至少配备1名注册护士。其他人员按需配备。

⑤房屋：建筑面积不少于150m²，布局合理，充分体现保护病人隐私、无障碍设计要求，并符合国家卫生学标准。

⑥设备：基本设备包括诊断床、听诊器、血压计、体温计、心电图机、观片灯、体重身高计、血糖仪、出诊箱、治疗推车、急救箱、供氧设备、电冰箱、脉枕、针灸器具、火罐、必要的消毒灭菌设施、药品柜、档案柜、电脑及打印设备、电话等通信设备、健康教育影像设备，以及与开展的工作相应的其他设备。

⑦规章制度：制定人员岗位责任制度、在职教育培训制度，有国家制定或认可的各项卫生技术操作规程，并成册使用。

(三)社区卫生服务的功能

我国社区卫生服务主要承担疾病预防等基本公共卫生服务和一般常见病、多发病的基本医疗服务，社区卫生服务的功能主要包括以下6个方面。

1. 社区预防　包括社区卫生诊断、预防接种、传染病疫情报告和监测，结核病、获得性免疫缺陷综合征等重大传染病预防，常见传染病、地方病、寄生虫病防治，爱国卫生指导，健康档案管理等。

2. 社区保健　包括儿童保健、妇女保健、老年保健等。

3. 社区康复　包括家庭和社区康复训练指导，疾病恢复期康复、残疾康复等。

4. 社区医疗　包括一般常见病、多发病的诊疗，社区现场救护，慢性病筛查和重点慢性病病例管理，精神病病人管理，转诊服务等。

5. 社区计划生育技术指导　包括计划生育技术服务与咨询指导，发放避孕药具等。

6. 社区健康教育　包括卫生知识普及、个体和群体的健康管理、重点人群与重点场所健康教育、健康行为和生活方式宣传等。

(四)社区卫生服务发展的必要性

1. 健康观与医学模式的转变　从生物医学模式到生物-心理-社会模式的转变和人们健康观念的转变，促使医疗卫生事业从医疗型转向医疗预防保健型，实施全方位、综合性、连续性预防保健工作。

2. 医疗费用的高涨与卫生资源配置　经济的迅速发展、医疗技术的不断提高，以及人们对健康的消费和需求变化等使医疗费用迅速上涨，继而对合理安排和使用有限的卫生资源提出更高的要求。

3. 疾病谱的改变　生物因素、自然环境和社会心理环境、行为和生活方式及卫生服务制度等多种因素影响人群健康，疾病谱以传染性疾病为主转向以慢性退行性疾病为主，慢性病管理及预防等基本卫生服务的需求急剧增加。

4. 人口增长与人口老龄化　随着经济与科学技术的发展和人民生活水平的提高，人口死亡率逐步下降，人口自然增长率逐渐增加，期望寿命延长，继而带来人口结构的变化及人口老龄化的问题，老年人群的慢性病护理、精神心理护理、居家养老和社区养老护理等各种健康管理需求日益增加。

三、全球健康策略与世界卫生组织

全球健康策略是指为促进卫生发展和维护人群健康,由国际组织基于全球健康状况及全球面临的挑战所做出的战略部署,既包括卫生领域内的措施,如人人享有卫生保健、初级卫生保健,也包括联合国可持续发展目标等宏观领域的策略。

(一)人人享有卫生保健

世界卫生组织(World Health Organization,WHO)于1977年在第30届世界卫生大会提出全球卫生战略目标,即"到2000年时实现使世界全体公民获得其能在社会上、经济上富有成效生活的健康水平"。1978年由WHO和联合国儿童基金会联合发起组织的国际初级卫生保健大会,通过了《阿拉木图宣言》,明确指出初级卫生保健是实现"人人享有卫生保健"这一战略目标的关键和基本途径。

1. 人人享有卫生保健的实施策略

(1)与贫困作斗争:加速人类发展和经济增长,使贫穷的人口和社区摆脱贫困,是实现总目标的基础。

(2)将卫生列入可持续发展计划:使健康成为人类持续发展的中心和优先考虑的问题,是实现总目标的动力。

(3)使部门卫生政策相一致:通过协调政府各部门间的政策和关系,以期最大可能促进社会健康事业的发展,是实现总目标的保障。

(4)在所有环境中促进健康:积极防治疾病和消除致病因素,提高卫生的公众形象和人民的健康意识,是实现总目标的关键。

2. 人人享有卫生保健的总目标

(1)使全体公民利用可持续卫生系统和服务。

(2)在国家之间和国家内部改进卫生公平。

(3)使全体公民增加期望寿命和提高生活质量。

(二)初级卫生保健

1. 概念 初级卫生保健(primary health care,PHC)又称基层卫生保健,是一种基本的卫生保健。它依靠切实可行、安全可靠、又为社会所接受的方法和技术,为社区的个人和家庭提供普遍能够享受的,能够负担得起的保健服务。

2. 初级卫生保健的内容

(1)健康促进:通过合理营养、安全卫生的饮用水及改善卫生设施等,消除或减轻影响健康的危险因素,促进健康,提高生命质量。通过健康教育和各种政策、法规等社会环境支持,促使人们养成良好的行为生活方式,注重自我保健意识和能力的提高。

(2)预防保健:开展预防接种、疾病筛查、慢性病管理等。以优生优育、提高人口素质和生命质量为目标,为妇女、儿童和老年人等特殊人群提供有针对性的保健服务。

(3)社区康复:对丧失正常生理功能者或功能缺陷者,通过医学、教育、职业和社会等综合措施,加强康复治疗,最大程度恢复其功能。

(4)基本医疗:采取适宜有效的措施,为社区居民提供及时的基本医疗服务,力求做到早发现、早诊断、早治疗,促进疾病早日痊愈。

3. *初级卫生保健的基本原则*

(1)合理布局:强化政府责任,应把较多的卫生资源投放到基本的卫生保健服务中,使人们接受卫生服务的机会均等,尤其是给予弱势群体足够的医疗救助,保证卫生保健服务的公平性。

(2)适宜技术:是实施初级卫生保健的重要基础。是初级卫生保健工作者提供或使用既科学又易于推广、适合当地社会经济发展水平,且能为广大居民所接受的技术和方法。

(3)预防为主:初级卫生保健的重点是预防疾病和促进健康。预防为主是初级卫生保健的显著特征。

(4)社区参与:要求在政府的统一领导下,各部门密切协作,社区居民积极主动地参与本地卫生保健政策的制定与实施。引导居民积极参与卫生保健活动,成为卫生保健机构的合作者和健康促进的倡导者。

(5)合理转诊:应建立健全双向转诊制度,积极引导居民合理利用卫生保健服务资源,使每位居民在需要时都能得到满意可及的卫生保健服务。

(6)综合利用:卫生服务仅是初级卫生保健的一部分,初级卫生保健的实施涉及营养、教育、饮水供应及住房等诸多方面,必须动员全社会各领域与相关部门密切配合,相互支持,共同为促进居民健康而努力。

(三)联合国可持续发展目标

2000年9月,批准了8项联合国千年发展目标,希望到2015年实现,但事与愿违,几乎没有一个在社区内真正落实。不过,这些目标转变了人们的视角,让"社区"和"人"处在了国际发展的中心位置。这个视角的转换具有里程碑式的意义,也是真正实现可持续发展的关键。可持续发展目标诞生于2012年联合国可持续发展大会。2015年9月25日,联合国可持续发展峰会在纽约总部召开,联合国193个成员在峰会上正式通过17个可持续发展目标,致力于发现原来千年发展目标中存在的不足之处,并且给出解决方案,不仅提供了理解发生在各地的全球性问题的框架,还就个人、社区、组织如何解决这些问题进行指导。可持续发展目标宗旨在2015—2030年以综合方式彻底解决社会、经济、环境三个维度的发展问题,转向可持续发展道路。

联合国可持续发展目标内容如下。

1. *消除贫困* 在世界各地消除一切形式的贫困。

2. *消除饥饿* 消除饥饿,实现粮食安全、改善营养和促进可持续农业。

3. *良好健康与福祉* 确保健康的生活方式,促进各年龄段人群的福祉。

4. *优质教育* 确保包容、公平的优质教育,促进全民享有终身学习的机会。

5. *性别平等* 实现性别平等,为所有妇女、女童增权。

6. *清洁饮水与卫生策略* 确保所有人享有水和环境卫生,实现水和环境卫生的可持续管理。

7. *经济和清洁能源* 确保人人获得可负担、可靠和可持续的现代能源。

8. *体面工作和经济增长* 促进持久、包容、可持续的经济增长,实现全面和生产性就业,确保人人有体面的工作。

9. *工业、创新和基础设施* 建设有风险抵御能力的基础设施、促进包容的可持续工业,并推动创新。

10. 缩小差距 减少国家内部和国家之间的不平等。

11. 可持续城市和社区 建设包容、安全、有风险抵御能力和可持续的城市及人类住区。

12. 负责任的消费和生产 确保可持续消费和生产模式。

13. 气候行动 采取紧急行动应对气候变化及其影响。

14. 水下生物 保护和可持续利用海洋及海洋资源以促进可持续发展。

15. 陆生生物 保护、恢复和促进可持续利用陆地生态系统、可持续森林管理、防治荒漠化、制止和扭转土地退化现象、遏制生物多样性的丧失。

16. 和平、正义与强大机构 促进有利于可持续发展的和平和包容社会,为所有人提供诉诸司法的机会,在各层级建立有效、负责和包容的机构。

17. 促进目标实现的伙伴关系 加强执行手段、重振可持续发展的全球伙伴关系。

第三节 社区卫生服务运行模式

一、社区卫生政策与管理

(一)社区卫生服务相关政策变化

我国社区卫生服务发展经历了酝酿试点、框架建设和完善建设三个阶段,国家在各个阶段相继出台了相关政策,以此保证社区卫生服务的发展和完善。

1. 社区卫生服务酝酿试点阶段(1990—1998年) 1997年,中共中央、国务院颁布的《中共中央、国务院关于卫生改革与发展的决定》(以下简称《决定》),可称为我国社区卫生服务的标志性文件。《决定》中提出"改革城市卫生服务体系,积极发展社区卫生服务,逐步形成功能合理、方便群众的卫生服务网络"。1998年12月,国务院颁布《关于建立城镇职工基本医疗保险制度的决定》,指出"要合理调整医疗机构布局,优化医疗卫生资源配置,积极发展社区卫生服务,将社区卫生服务中的基本医疗服务项目纳入基本医疗保险范围"。

2. 社区卫生服务框架建设阶段(1999—2005年) 1999—2005年,国家主要针对城市社区卫生服务的发展目标、设置、内容等进行政策规划,建立社区卫生服务的框架。1999年7月,十部委联合发布《关于发展城市社区卫生服务的若干意见》,规范了社区卫生服务概念,提出了融预防、医疗、保健、康复、健康教育、计划生育技术服务等为一体的理念,明确了社区卫生服务是社区建设的重要组成部分,还规定了社区卫生服务的总体发展目标、发展原则和措施,为开展城市社区卫生服务提供了具体的政策指导。其他相关政策文件包括《关于发展全科医学教育的意见》(2000年)、《关于城镇医药卫生体制改革的指导意见》(2000年)、《城市社区卫生服务机构设置原则》(2000年)、《城市社区卫生服务基本工作内容(试行)》(2001年)、《社区护理管理的指导意见(试行)》(2002年)、《关于加快发展城市社区卫生服务的意见》(2002年)等。

3. 社区卫生服务完善建设阶段(2006年至今) 2006年2月,国务院发布《国务院关于发展城市社区卫生服务的指导意见》,根据形势的发展,结合我国实际,从发展社区卫生服务的指导思想、基本原则、工作目标,如何推进社区卫生服务体系建设,完善政策措施,加强领导等方面提出了国家层面上的宏观指导意见,并提出了明确的要求。随后,有关部委发布《关于促进医疗保险参保人员充分利用社区卫生服务的指导意见》《关于在城市社区卫生服务中充分发挥中医药作用的意见》《关于公立医院支援社区卫生服务工作的意见》《关于城市社区卫生服务补助政策的意见》《关于印发城市社区卫生服务中心、站基本标准的通知》《关于加强城市社区卫生人才队伍建设的指导意见》《关于印发城市社区卫生服务机构管理办法（试行）的通知》《关于加强城市社区卫生服务机构医疗服务和药品价格管理意见的通知》《关于印发城市社区卫生服务机构设置和编制标准指导意见的通知》等相关配套文件，进一步细化有关政策措施，为加快推进城市社区卫生服务工作提供有利的制度保障。

2009年，中共中央、国务院发布《关于深化医药卫生体制改革的意见》，提出完善以社区卫生服务为基础的新型城市医疗卫生服务体系，加快建设以社区卫生服务中心为主的城市社区卫生服务网络。同年，国家卫生部发布《国家基本公共卫生服务规范（2009年版）》，分为城乡居民健康档案管理、健康教育、0－36个月儿童健康管理、孕产妇健康管理、老年人健康管理、预防接种、传染病报告和处理、高血压病人健康管理、2型糖尿病（非胰岛素依赖型糖尿病）病人健康管理、重性精神疾病病人管理10个类别；在各项规范中，对国家基本公共卫生服务项目的服务对象、内容、流程、要求、考核指标及服务记录表单做出了规定。2011年进行了补充和完善，发布了《国家基本公共卫生服务规范（2011年版）》，增加了卫生监督协管服务规范。同年，为深入贯彻医药卫生体制改革精神，国务院发布《关于建立全科医生制度的指导意见》，明确提出"到2012年使每个城市社区卫生服务机构和农村乡镇卫生院都有合格的全科医生，基本形成统一规范的全科医生培养模式和首诊在基层的服务模式，基本实现城乡每万名居民有2～3名合格的全科医生"。2013年国家卫生计生委发布《关于开展乡村医生签约服务试点的指导意见》，拟在农村地区探索开展乡村医生签约服务试点工作。

2015年，国家卫生计生委连续发布《关于开展社区卫生服务提升工程的通知》《关于进一步规范社区卫生服务管理和提升服务质量的指导意见》，推动了社区卫生服务水平和质量的提升。国务院办公厅印发《关于推进分级诊疗制度建设的指导意见》，指导各地推进分级诊疗制度建设，切实促进基本医疗卫生服务的公平可及。2016年，中共中央、国务院召开全国卫生与健康大会，发布《"健康中国2030"规划纲要》，提出了健康中国建设的目标和任务。2017年，国家卫生计生委在《国家基本公共卫生服务规范（2011年版）》基础上，经修订完善形成《国家基本公共卫生服务规范（第3版）》，其包括12项内容，进一步规范了国家基本公共卫生服务项目实施。

2018年，国务院办公厅发布《关于改革完善全科医生培养与使用激励机制的意见》，提出建立健全适应行业特点的全科医生培养制度，加快培养大批合格的全科医生，以加强基层医疗卫生服务体系建设、推进家庭医生签约服务、建立分级诊疗制度、维护和增进人民群众健康。国家卫生健康委员会、国家中医药管理局发布《关于规范家庭医生签约服务管理的指导意见》，旨在提升家庭医生签约服务规范化管理水平，促进家庭医生签约服务提质增效。同年，国务院办公厅印发《关于印发医疗卫生领域中央与地方财政事权和支出责任划分改革方案的通知》，明确将国家基本公共卫生服务项目和新划入的重大公共卫生和计划生育项目中的妇幼卫生、老年健康服务、医养结合、卫生应急、孕前检查等内容合并为基本公共卫生服务。

2019年，国务院印发《国务院关于实施健康中国行动的意见》，这是国家层面指导未来十余年疾病预防和健康促进的重要文件，成立了健康中国行动推进委员会，并发布《健康中国行动（2019－2030年）》。国家卫生健康委、财政部等多部门发布《关于做好2019年基本公共卫生服务项目工作的通知》，公布《新划入基本公共卫生服务相关工作规范（2019年版）》，要求

2019年起将重大公共卫生服务和计划生育项目中的妇幼卫生、老年健康服务、医养结合、卫生应急、孕前检查等内容纳入基本公共卫生服务。对于新划入基本公共卫生服务的内容,将地方病防治、职业病防治、重大疾病及危害因素监测3项重点工作按项目单列;其他疾病预防控制、妇幼健康服务、老年健康与医养结合服务、食品安全保障、卫生监督管理、卫生应急队伍建设、人口监测与计划生育服务、健康素养促进等工作,由国家卫生健康委提供工作规范和绩效评价指标,由各省份结合本地实际实施。同年,国家颁布了《中华人民共和国基本医疗卫生与健康促进法》,旨在发展医疗卫生与健康事业,保障公民享有基本医疗卫生服务,提高公民健康水平,推进健康中国建设。

2020年,国家卫生健康委员会发布《关于深入推进"互联网＋医疗健康""五个一"服务行动的通知》,旨在进一步聚焦人民群众看病就医的"急难愁盼"问题,持续推动"互联网＋医疗健康"便民惠民服务向纵深发展。

在国家一系列相关政策的推动下,社区卫生服务在我国迅速发展,形成了一个较稳定的管理模式和服务体系。国家的一系列卫生服务改革举措,对我国社区卫生服务工作的发展起到了巨大的推动作用,使全国社区卫生服务体系基本健全,服务功能逐步完善,在促进基本公共卫生服务均等化、维护居民健康等方面发挥重要作用。

(二)社区卫生服务的管理与监督

1. 社区卫生服务的管理　自从我国积极发展社区卫生服务以来,我国提倡的社区卫生服务是政府主导,鼓励社会力量参与,多渠道发展社区卫生服务。目前,我国形成了以政府管办为主、多种举办形式并存的社区卫生服务管理模式格局。

(1)政府管办模式:政府举办的社区卫生服务主要是对政府所辖的街道医院或一级医院、部分二级医院、卫生院等机构进行结构与功能的双重转变后,转型为社区卫生服务中心和社区卫生服务站,这类机构由政府进行管理与支持,具有明显的政策优势。

(2)医院管办模式:医院举办的社区卫生服务依托综合性大型医院,在医院内设立预防保健科,在相近的社区设立地段保健医院和社区卫生服务中心。医院内保健医师定期在社区工作,为居民提供全方位的卫生服务,有利于社区卫生服务机构在开展业务、技术指导、经费支持、人员培养、房屋建设等多方面获得医院持续性的支持。但这种模式可能存在财政拨款难以落实、人才队伍不稳定、易受医院发展战略与领导认识和重视程度的影响等问题。

(3)企事业单位管办模式:企事业单位举办的社区卫生服务包括国有企业单位直接管办、国有企业单位所属医疗机构转型、国有企业单位所属医疗机构管办等形式,这些是中国特有的社区卫生服务运行管理模式。主要依托有条件的企业卫生机构和二级、三级医院设立开展社区卫生服务的专门部门或在院外举办社区卫生服务机构,有利于卫生服务得到延伸和有效利用社区卫生资源,机构在"六位一体"的综合服务运行功能有待加强。

(4)社会力量管办模式:根据国家有关支持政策,社会民营机构可引入社区卫生服务。具备提供社区卫生服务功能和条件,符合法律法规,能独立承担民事责任的法人或自然人均可申请举办社区卫生服务机构,这有利于整合卫生资源,扩展筹资渠道。但个别民营社区卫生服务机构可能倾向于谋求经济利益,在卫生服务的提供过程中存在"重医轻防"的问题。

2. 社区卫生服务的监督　社区卫生服务机构主要通过调整现有卫生资源,按照平等、竞争、择优的原则,统筹社区卫生服务机构发展,建设满足社区居民健康需求的社区卫生服务网络体系。

二、社区全科医疗管理

全科医疗是将全科医学理论应用于病人、家庭和社区照顾的一种基层医疗专业服务,是社区卫生服务的主要医疗服务形式。全科医疗是一种以门诊服务为主体的基层医疗保健服务,是社区居民为其健康问题寻求卫生服务时最先接触、最常利用的专业性服务,是整个医疗保健体系的门户和基础,通常把全科医疗称为首诊服务。全科医疗以相对便捷、经济而有效的手段解决社区居民大部分健康问题,并根据需要安排病人及时、适当地利用其他级别或类别的医疗保健服务。

2006年,国务院发布了《国务院关于发展城市社区卫生服务的指导意见》,要求实行社区卫生服务机构与大中型医院多种形式的联合与合作,建立分级医疗和双向转诊制度,探索开展社区首诊制试点,由社区卫生服务机构逐步承担大中型医院的一般门诊、康复和护理等服务。

(一)分级诊疗

1. 概念　分级诊疗(classified diagnosis and treatment)是指按照疾病的轻重缓急及治疗的难易程度进行分级,不同级别的医疗机构承担不同疾病的治疗,逐步实现从全科到专业化的医疗过程。2015年9月,国务院办公厅印发《关于推进分级诊疗制度建设的指导意见》,提出建立"基层首诊、双向转诊、急慢分治、上下联动"的分级诊疗模式。

2. 分级诊疗制度　2016年,在全国卫生和健康大会上,分级诊疗制度被确定为我国5项基本医疗卫生制度之一。

(1)基层首诊:坚持群众自愿、政策引导,鼓励并逐步规范常见病、多发病病人首先到基层医疗卫生机构就诊。对于超出基层医疗卫生机构功能定位和服务能力的疾病,由基层医疗卫生机构为病人提供转诊服务。

(2)双向转诊:坚持科学就医、方便群众、提高效率,完善双向转诊程序,建立健全转诊指导目录,重点畅通慢性病、恢复期病人向下转诊渠道,逐步实现不同级别、不同类别医疗机构之间的有序转诊。

(3)急慢分治:明确和落实各级各类医疗机构急慢性病诊疗服务功能,完善治疗-康复-长期护理服务链,为病人提供科学、适宜、连续性的诊疗服务。

(4)上下联动:引导不同级别、不同类别医疗机构建立目标明确、权责清晰的分工协作机制,以推动医疗资源合理配置和纵向流动,促进优质医疗资源下沉为重点。

(二)双向转诊

1. 概念　双向转诊(two-way transfer treatment)是根据病情和人群健康的需要而进行上下级医院间、专科医院间或综合医院间的转院治疗过程。双向转诊分为纵向转诊和横向转诊。通常指的双向转诊是社区卫生服务双向转诊,是纵向转诊形式。它是指下级医院对于超出其诊治范围的病人或在本院诊治、治疗有困难的病人转至上级医院就医,而上级医院对病情得到控制的、情况相对稳定的病人转至下级医院继续治疗。

2. 转诊流程

(1)向上级医院转诊流程:与上级双转医院双向转诊办公室联系;提供转诊病人的情况;告知病人需转诊的医院和需转诊的科室及医生;病人同意转诊后,由有关人员或者社区医护人员护送至上级转诊医院。

(2)向社区卫生服务中心转诊流程:与社区卫生服务中心联系;提供转诊病人的住院情况;告知病人要转诊的社区机构及医生;病人同意转诊后,由有关人员或者医院医护人员送至下级转诊社区机构。

3. 转诊条件

(1)向上级医院转诊的条件:包括不能确诊的疑难复杂病例;重大伤亡事件中处理能力受限的病例;有手术指征的危重病人;因技术、设备条件限制不能诊断、治疗的病例;由上级支援医院与受援社区卫生服务中心共同商定的其他转诊病人。

(2)向社区卫生服务中心转诊的条件:包括急性期治疗后病情稳定,具有出院指征,需要继续康复治疗的病例;诊断明确且需长期治疗的慢性病病例、老年需要护理病例、需建立家庭病床的病例;由上级支援医院与受援社区卫生服务中心共同商定的其他转诊病人。

三、家庭医生签约服务

(一)家庭医生签约服务的概念

家庭医生签约服务(family physician contracted services)是以全科医生为核心的社区卫生服务团队,通过与居民建立相对稳定的自愿服务关系,为居民提供主动、连续的健康责任制管理。家庭医生签约服务是全科团队服务模式的深化。

(二)服务对象范围及服务协议

1. 服务对象范围　现阶段,家庭医生签约服务重点人群包括:老年人、孕产妇、儿童、残疾人、贫困人口、计划生育特殊家庭成员,以及高血压、糖尿病、结核病和严重精神障碍病人等。主要为家庭医生团队所在基层医疗卫生机构服务区域内的常住人口,也可跨区域签约,建立有序竞争机制。

2. 签约居民的责任与义务　签约居民须履行签约服务协议中约定的各项义务,并按照约定支付相应的签约服务费用。签约居民可自愿选择家庭医生团队签约,并对协议签订时提供的证件、资料的合法性和真实性负责。

3. 服务协议　协议签订前,家庭医生应当充分告知签约居民约定的服务内容、方式、标准、期限和权利、义务等信息;协议有效期原则上为 1 年;协议内容应当包括居民基本信息,家庭医生服务团队和所在机构基本信息、服务内容、方式、期限、费用,双方的责任、权利、义务,以及协议的解约和续约情况等。签约团队需在签约期满前向签约居民告知续约事宜。服务期满后需续约、解约或更换家庭医生团队的,应当重新办理相应手续。原则上每位居民在签约周期内自愿选择 1 个家庭医生团队签约。基层医疗卫生机构对持有《母子健康手册》的孕产妇及儿童,在充分告知的基础上,视同与其签订家庭医生服务协议。

(三)签约服务提供主体

1. 开展家庭医生签约服务的机构　家庭医生签约服务主要由各类基层医疗卫生机构提供,鼓励基层医疗机构结合实际开展适宜的签约服务。承担签约服务的医疗机构应当依法取得《医疗机构执业许可证》,并配置与签约服务相适应的人员及设施设备。

2. 家庭医生团队　原则上以团队服务形式开展家庭医生签约服务。每个团队至少配备 1 名家庭医生、1 名护理人员,原则上由家庭医生担任团队负责人。家庭医生团队可根据居民健康需求和签约服务内容选配成员,包括但不限于公共卫生医师(含助理公共卫生医师)、专科医师、药师、健康管理师、中医保健调理师、心理治疗师或心理咨询师、康复治疗师、团队助理、计生专干、社工、义工等。开展家庭医生签约服务的机构要建立健全家庭医生团队管理制度,明确团队工作流程、岗位职责、考核办法、绩效分配办法等。团队负责人负责本团队成员的任务分配、管理和考核。

3. **家庭医生**　家庭医生主要包括经全科医生相关培训合格的中级以上职称退休临床医师；基层医疗卫生机构注册全科医生(含助理全科医生和中医类别全科医生)，具备能力的乡镇卫生院医师、乡村医生和中医类别医师；执业注册为全科医学专业或经全科医生相关培训合格、选择基层医疗卫生机构开展多点执业的在岗临床医师。原则上每名家庭医生签约人数不超过2000人。

(四)签约服务内容

1. **基本医疗服务**　涵盖常见病和多发病的中西医诊治、合理用药、就医指导等。

2. **健康管理服务**　对签约居民开展健康状况评估，在评估的基础上制订健康管理计划，包括健康管理周期、健康指导内容、健康管理计划成效评估等，并在管理周期内依照计划开展健康指导服务等。

3. **公共卫生服务**　涵盖国家基本公共卫生服务项目和规定的其他公共卫生服务。

4. **健康教育与咨询服务**　根据签约居民的健康需求、季节特点、疾病流行情况等，通过门诊服务、出诊服务、网络互动平台等途径，采取面对面、社交软件、电话等方式提供个性化健康教育和健康咨询等。

5. **优先预约服务**　通过互联网信息平台预约、现场预约、社交软件预约等方式，家庭医生团队优先为签约居民提供本机构的专科科室预约、定期家庭医生门诊预约、预防接种及其他健康服务的预约服务等。

6. **优先转诊服务**　家庭医生团队要对接二级及以上医疗机构相关转诊负责人员，为签约居民开通绿色转诊通道，提供预留号源、床位等资源，优先为签约居民提供转诊服务。

7. **中医药"治未病"服务**　根据签约居民的健康需求，在中医医师的指导下，提供中医健康教育、健康评估、健康干预等服务。

8. **出诊服务**　在有条件的地区，针对行动不便、符合条件且有需求的签约居民，家庭医生团队可在服务对象居住场所按规范提供可及的治疗、康复、护理、安宁疗护、健康指导及家庭病床等服务。

9. **药品配送与用药指导服务**　有条件的地区，可为有实际需求的签约居民配送医嘱内药品，并给予用药指导服务。

10. **长期处方服务**　家庭医生在保证用药安全的前提下，可为病情稳定、依从性较好的签约慢性病病人酌情增加单次配药量，延长配药周期，原则上可开具4～8周长期处方，但应当注明理由，并告知病人关于药品储存、用药指导、病情监测、不适随诊等用药安全信息。

11. **其他**　各地因地制宜开展的其他服务。

(五)签约服务费

1. **签约服务费的来源及分配**　签约服务费依据各地实际情况，合理核算家庭医生签约服务费收费标准。可由医保基金、基本公共卫生服务经费和签约居民付费等分担。

2. **签约服务费的内涵**　家庭医生在为签约居民提供基本医疗和基本公共卫生服务之外，按照签约服务全方位全过程健康服务的要求，签订协议、提供健康咨询，了解签约居民健康状况并实施健康干预、评估、管理，协调转诊、康复指导等服务所需劳务成本，由签约服务费予以补偿。签约服务费是家庭医生团队与居民建立契约服务关系、在签约周期内履行相应的健康服务责任的费用，体现医务人员作为"健康守门人"和"费用守门人"的劳务价值。

第四节　社区卫生服务相关法律法规

一、我国社区卫生服务的立法概况

目前,我国针对社区卫生服务工作还没有专门的立法,也没有专门的法律文件对社区护理工作加以规范和调整。社区卫生服务关系是一种服务合同关系,其服务过程中形成的社会关系也受民法的调整。面对社区护理的快速发展,需要规范的法律出台,规范护士的行为,保障护士的合法权益。为了促进社区卫生服务发展,中共中央、国务院、国家卫生行政主管部门出台了有利于社区卫生服务积极发展的政策文件,目前主要依据有关政策性文件的精神开展社区卫生服务工作。

二、社区卫生服务相关政策法规的主要内容

1.《中共中央、国务院关于卫生改革与发展的决定》提出要改革城市卫生服务体系,积极发展社区卫生服务,逐步形成功能合理、方便群众的卫生服务网络。基层卫生机构要以社区、家庭为服务对象,开展疾病预防、常见病与多发病的诊治、医疗与伤残康复、健康教育、计划生育技术服务,以及妇女、儿童、老年人和残疾人保健等工作。要把社区医疗服务纳入职工医疗保险,建立双向转诊制度。有计划地分流医务人员和组织社会上的医务人员,在居民区开设卫生服务网点、并纳入社区卫生服务体系。

2.《国务院关于发展城市社区卫生服务的指导意见》完善发展社区卫生服务的指导思想、基本原则和工作目标;将发展社区卫生服务作为深化城市医疗卫生体制改革、有效解决城市居民看病难、看病贵问题的重要措施,作为构建新型城市卫生服务体系的基础,着力推进体制、机制创新,为居民提供安全、有效、便捷、经济的公共卫生服务的基本医疗服务。

(1)发展社区卫生服务的基本原则:①坚持社区卫生服务的公益性质,注重卫生服务的公平、效率和可及性;②坚持政府主导,鼓励社会参与,多渠道发展社区卫生服务;③坚持实行区域卫生规划,立足于调整现有卫生资源、辅以改、扩建和新建,健全社区卫生服务网络;④坚持公共卫生和基本医疗并重,中西医并重,防治结合;⑤坚持以地方为主,因地制宜,探索创新,积极推进。

(2)倡导大力推进社区卫生服务体系建设:①坚持公益性质,完善社区卫生服务功能;②坚持政府主导、鼓励社会参与,建立健全社区卫生服务网络;③建立社区卫生服务机构与预防保健机构、医院合理的分工协作关系;④加强社区卫生服务队伍建设;⑤完善社区卫生服务运行机制;⑥加强社区卫生服务的监督管理;⑦发挥中医药和民族医药在社区卫生服务中的优势与作用。

(3)提出社区卫生服务的政策措施:①制订实施社区卫生服务发展规划;②加大对社区卫生服务的经费投入;③发挥社区卫生服务在医疗保障中的作用;④落实有关部门职责,促进社区卫生服务发展,强调加强对社区卫生服务工作的领导。

三、社区卫生服务的伦理规范

1. 社区卫生服务的一般伦理要求　①热爱社区卫生服务工作;②认真负责,减少差错事故发生;③主动热情,建立和谐医患关系;④不断提高医疗技术水平;⑤勇于创新,探索发展社

区卫生服务的有效途径。

2. 社区卫生服务坚持医学伦理学的基本原则　社区护士应遵守护理医学伦理学的基本原则,包括尊重原则、不伤害原则、有利原则和公正原则。这是比彻姆和查瑞斯在20世纪80年代出版的《生物医学伦理原则》一书提出的,现已被医学界广泛接受。在以人为本的健康照顾中坚持尊重与不伤害原则;在以家庭为单位的健康照顾中恪守知情与保密的伦理原则;在连续性综合性的健康照顾中把握审慎与义务的伦理原则。对指导社区护士在临床工作中,无论是作出恰当的临床伦理判断,还是进行正确的伦理决策,充分尊重护理对象的伦理权利及维护双方的利益等方面具有重要指导意义。

3. 社区卫生服务的伦理规范和常见的伦理学问题　社区护理服务有别于医院临床工作,它在工作场所、工作特点、工作内容和工作任务方面有着明显的差异,决定了社区护理实践中互换关系的特殊性。社区护士在护理服务中应做到以下几点。

(1)尊重服务对象的人格:在社区护理服务中,社区护士会接触一些特殊的病人,如老年病人、长期患病的慢性病病人、精神疾病病人等;护士应以人道的需求行事,尊重病人,有爱心、耐心、同情心,不能因病人疾病的特殊性损害病人的人格和尊严。

(2)尊重服务对象的权利:社区与医院的特定环境不同,社区护士更要注意尊重服务对象的权利,保障其合法权益不受侵害;社区护士应遵守自己的职业伦理道德规范,尊重保护病人和其家庭的隐私权,尊重病人的自主权和知情同意权。

(3)公正对待每一位服务对象:社区护士因需要经常单独进入病人家中,在没有监督的情况下独立为病人提供护理服务,且由于管理个案时间长,对服务对象的家庭背景、社会地位、经济状况等比较了解;护士应培养慎独意识和慎独行为,对每一位服务对象应认真负责、一视同仁、严格按照职业伦理道德规范做好各项工作。

(4)有高度责任感和严格的自律性:高度的责任感体现在居民中,对健康人的亲情安慰,对老年病、慢性病等病人的心灵安抚,对逝者的临终关怀和善后处理。严格的自律性首先表现在收费和物品使用账目清楚;其次始终保持良好的护德;再次是始终保持与中心的联系,及时汇报工作,取得支持和帮助。

(5)以社会效益为重:正确把握和合理处理各方面所形成的经济利益关系,才能得到政府有关部门、社区管理部门、社区群众和社区卫生工作者的理解和支持。

(6)坚持团结协作精神:做好社区护理,取决于社区群众的密切配合,取决于各部门、各单位、各地区的密切配合和各级领导的支持,更需要社区护士和其他人员的工作上的密切配合。

社区卫生服务的发展提供基本卫生服务,满足人民群众日益增长的卫生服务需求,是提高人民健康水平的重要保障,是维护社会稳定的重要途径。

第4章

社区护理中流行病学调查方法及其统计指标

流行病学是医学研究中常用的一种方法学,在各个领域中有着极其重要的作用。社区护理的对象是社区人群,在社区护理工作中,为了解社区居民疾病或健康状况的分布,需要应用流行病学方法对社区居民的疾病或健康状况进行调查和分析,并通过社区诊断的方法确定社区居民的群体健康问题及卫生保健需求,拟订社区保健计划,动用社区内的资源,通过社区卫生保健工作预防疾病,促进社区居民的健康。因此,运用流行病学知识,可以更好地实现社区护理的目的,提高社区护理的工作质量。

第一节 社区护理中流行病调查方法

一、流行病学概述

(一)流行病学概念

流行病学是研究人群中疾病、健康状况的分布及其影响分布的因素,并研究预防控制疾病及促进健康的策略和措施的科学,是一门研究人群健康状态、疾病分布及其决定因素,并应用研究结果以控制健康问题的学科。

上述定义基本内涵有 4 点。

1. 对象是人群,是研究所关注的具有某种特征的人群,而非某个个体。

2. 内容不仅包括疾病,还包括伤害、健康状态及其他相关的卫生事件。

3. 以观察疾病和健康状态的分布现象为出发点,重点是研究疾病和健康的影响因素。

4. 根本目的是为了预防、控制和消灭疾病及增进健康提供科学的策略与措施。

(二)流行病学在社区护理中的应用

1. 研究疾病的病因和流行因素,在社区人群中筛查,发现其高危人群,做好疾病的"三早"预防,即早发现、早诊断、早治疗。

2. 研究疾病的自然史和预后,为疾病的三级预防提供依据。

3. 进行合理的社区护理诊断,提出社区卫生服务工作的重点,确定社区人群的主要健康问题和健康需求,为制定社区卫生服务计划提供依据。

4. 制定疾病控制的策略和公共政策。

5. 评价疾病防治措施和卫生服务的效果,有助于寻求利于提高社区居民健康水平的干预措施。

二、流行病发生的要素与分布

(一)疾病发生的要素

疾病的发生由病原、宿主和环境 3 个要素决定,三个要素之间相互依存、相互制约,维持着动态平衡。当这种平衡被破坏时,疾病就会发生。

1. 病原　即致病因子,是导致疾病发生的直接病因。包括生物性、物理性、化学性的各种致病因素。

(1)生物性致病因子:包括微生物、寄生虫、有害动植物三大类,主要引起各种感染和中毒性疾病。

(2)物理性致病因子:声、光、热、振动及电辐射等物理因子超过正常的数量或强度时,可引起疾病。

(3)化学性致病因子:经环境污染或农药、医药、食品添加剂、化妆品等化学物质,可危害人体健康,引起各种急慢性中毒或远期危害,在一定条件下均可致病。

2. 宿主　是指受病原直接或间接作用的人体。宿主有多种特征与疾病有关,如遗传因素、生理因素、心理因素、行为生活方式等。

(1)遗传因素:遗传因素与疾病的发生存在着密切关系。遗传性疾病不限于单基因遗传病,如血友病、苯丙酮尿症等;还有多基因遗传病,如糖尿病、高血压、恶性肿瘤等。有明显的家族聚集性。

(2)生理因素:性别、年龄、营养状况、免疫状况等各种生理特征,对疾病的发生发展都存在着重要作用。如婴幼儿易高发急性传染病,女性易高发胆囊炎、胆石症等胆道系统疾病。中、老年人易高发心脑血管疾病、恶性肿瘤、糖尿病等慢性非传染性疾病。

(3)心理因素:如情绪、性格等心理特征与某些疾病的发生有关。如 A 型性格特征者易患冠心病,而 C 型性格特征者易患癌症等。

(4)行为生活方式:人们的行为生活方式与多种疾病的发生有着密切关联。有的对健康有利,如生活有规律、适当的运动等;有的对健康不利,如酗酒、吸烟等。

3. 环境　人类的环境主要指自然环境和社会环境。宿主和病原都处于环境之中,对疾病的发生和发展具有重要影响。

(二)疾病的分布

疾病与健康分布是流行病学研究的起点和基础。疾病的分布是指通过观察疾病在人群中的发生、发展和消退,描述疾病在不同时间、不同地区和不同人群中的频率与分布的现象,在流行病学中称为疾病的"三间分布"。

1. 疾病的流行强度　指某种疾病在一定时间内,某人群中发病数量的变化及其病例间的联系程度。表示方法为:散发、暴发、流行、大流行等。

(1)散发:指某病在一定地区的发病率呈历年的一般水平,各病例间在发病时间和地点方面无明显联系,表现为散在发生。该病在当地常年流行或因预防接种的结果使人群维持一定的免疫水平,而出现散发。如以隐性感染为主的疾病,如脊髓灰质炎、乙型脑炎等;传播机制不容易实现的传染病;长潜伏期传染病,如麻风。

(2)暴发:指在一个局部地区或集体单位人群中,短时间内突然有很多相同或相似病人出现。这些人多有相同的传染源和传播途径。大部分病人能同时出现在该病的最长潜伏期内。

容易发生暴发的疾病主要是急性传染病和急性中毒性疾病。

（3）流行：指某病在某地区发病率显著超过该病历年的（散发）发病率水平。流行与散发是相对的流行强度指标，只能用于同一地区、不同时间、同一疾病历年发病率之间的比较。

（4）大流行：指有时疾病迅速蔓延，可跨越省界、国界或洲界时，其发病率水平超过该地一定历史条件下的流行水平时，称大流行。

2. 疾病分布的形式

（1）人群分布特征：与疾病有关的一些人群特征可成为疾病的危险因素，包括性别、年龄、民族、宗教信仰、职业、婚姻、家庭、流动人口等。不同疾病在某一属性上有其分布特点。

①性别：一些疾病发病率、患病率或死亡率在男女性别上存在差异。

②年龄：年龄与疾病的关系比与人群其他特征的联系更强。多数疾病的发病率与死亡率均与年龄变量有关。有些疾病几乎特异地发生在一个特殊的年龄组。慢性病随年龄增长发病率有增长趋势，某些急性传染病随年龄增长发病率有降低的趋势。

③民族：不同民族和种族间疾病的发病率、死亡率有明显差异。这与不同民族和种族的遗传因素、社会经济状况、风俗习惯、生活习惯、饮食习惯、医疗卫生质量和水平、居住点的地理环境、自然条件及社会条件不同有关。

④宗教信仰：宗教对社会生活方式产生影响。与民族生活条件、居住环境、饮食卫生习惯、风俗习惯及心理状态等有关，从而导致疾病的发生存在差异。

⑤职业：职业中暴露于不同的物理因素、化学因素、生物因素及职业性的精神紧张均可导致疾病分布的不同。

⑥婚姻：婚姻状况对人的健康有很大影响，对女性健康有明显影响。近亲婚配影响疾病在人群中的分布。因为近亲婚配增加基因纯合率，从而增加隐性遗传性疾病的发生概率。

⑦家庭：家庭成员中因数量、年龄、性别、免疫水平、文化水平、风俗习惯、嗜好不同对疾病分布频率也会产生影响。

⑧流动人口：流动人口对疾病的暴发流行起到加剧的作用，是传染病暴发、流行的高危人群，是疫区与非疫区间传染病的传播纽带，促进某些传染病的传播，为疾病防治提出一个亟待解决的新问题。

（2）时间分布特征：研究疾病的时间分布和变化，有助于探索病因，并判断流行因素，预测疾病的发展和评价防治措施的效果。疾病的时间分布特征包括以下内容。

①短期波动：亦称时点流行或暴发，其含义与暴发相近，而区别在于短期波动常用于较大数量的人群，而暴发常用于少量人群。短期波动或暴发系因为人群中大多数人在短时间内接触或暴露于同一种致病因素所致。

②季节性：疾病每年在一定季节内呈现发病率升高的现象称季节性。多数传染病在季节性上的表现特点为：严格的季节性，某疾病发病只集中在一年中的某几个月内，其余月份则没有病例发生，多见于虫媒传播的传染病；季节性升高，一年四季均可发病，但仅在一定月份发病率升高，如呼吸道传染病冬春季节高发，而肠道传染病夏秋季节高发。

③周期性：疾病发生频率经过一个相当规律的时间间隔，呈现规律性变动的现象。由于有效预防措施的存在，有些传染病的周期性规律发生改变。

④长期趋势（长期变异，长期变动）：对疾病动态的连续数年乃至数十年的观察；在这个长时间内观察并探讨疾病的临床表现、发病率、死亡率的变化或它们同时发生的变化情况。长期

趋势在传染病中可观察到,非传染病中也可观察到。

(3)地区分布特征:疾病的发生受人们居住地区的自然环境和社会环境影响。不同地区疾病的分布不同,与周围的环境条件有关,它反映出致病因子在这些地区作用的差别。根本的原因是致病危险因素的分布和致病条件不同所造成的。了解疾病的不同地区分布有助于为探讨病因提供线索及拟订防制策略,以便能有效地控制与消灭疾病。

①疾病在国家间与国家内的分布:有些疾病只发生于世界某些地区;有些疾病虽在全世界均可发生,但其分布不一,且各有其特点;有些非传染病世界各地可见,但发病和死亡情况不一。

②疾病的城乡分布:城市与农村由于生活条件、卫生状况、人口密度、交通条件、工业水平、动植物的分布等情况不同,所以疾病的分布也出现差异,这种差异由各自的特点所决定。

③疾病的地区聚集性:患病或死亡频率高于周围地区或高于平时的情况。对探讨病因或采取相应预防策略具有重要意义。

④地方性疾病:也称地方病,指局限于某些特定地区内相对稳定并经常发生的疾病。某些疾病常存在于某一地区或某一人群,不需要从外地输入。其病因存在于发病地区的水、土、食物中。

(4)疾病的时间地区、人群分布的综合描述:通常在疾病流行病学研究和实践中,常常需要综合地进行描述并分析其在人群、地区和时间的分布情况,只有这样才能全面获取有关病因线索和流行因素的资料。

移民流行病学是这种综合描述的一个典型。对移民人群的疾病分布进行研究,以探讨病因。通过观察疾病在移民、移民国当地居民及原居地人群间的发病率、死亡率的差异,并从其差异中探讨病因线索,区分遗传因素或环境因素作用的大小。对移民疾病分布特征的研究,不仅是时间、地区和人群三者的结合研究,而且也是对自然因素、社会因素的全面探讨。

三、流行病学方法

流行病学方法分类的方式有多种,但目前更多地倾向于根据研究设计特点来分类。

(一)描述性研究

描述性研究又称描述性流行病学,它是对与研究问题有关的历史资料或者特殊调查所获的资料按事件发生的时间、地点、人群进行整理分析,从而提示疾病或死亡的发生频率及其变动趋势。描述性研究虽然不涉及深奥的流行病学理论与方法,但它实际上广泛地适于多种疾病或健康问题的各方面的流行病学研究。

现况研究又称横断面研究或患病率研究,是描述性研究中应用最为广泛的一种方法。它是在某一人群中,应用普查或抽样调查的方法收集特定时间内和特定人群中疾病、健康状况及有关因素的资料,并对资料的分布状况、疾病与因素的关系加以描述。现况研究的目的是:①描述疾病或健康状况的三间分布情况;②提供疾病病因研究的线索;③确定高危人群,为疾病的防制提供依据;④评价疾病监测、预防接种等防制措施的效果。

现况研究的类型包括普查、抽样调查、筛检。

1. 普查 指在特定时间对特定范围内人群中的每一成员进行的调查。普查分为以了解人群中某病的患病率、健康状况等为目的的普查和以早期发现病人为目的的筛检。

2. 抽样调查

(1)抽样调查概念:按一定的比例从总体中随机抽取有代表性的一部分人(样本)进行调

查,以样本统计量估计总体参数,称为抽样调查。样本代表性是抽样调查能否成功的关键所在,而随机化抽样和样本含量足够大是保证样本代表性的两个基本原则。

(2)抽样方法:有单纯随机抽样、系统抽样、分层抽样、整群抽样、多级抽样等。

(3)样本含量的估计:抽样研究中,样本所包含的研究对象的数量称为样本含量。样本含量适当是抽样调查的基本原则。样本含量适当是指将样本的随机误差控制在允许范围之内时所需的最小样本含量。样本含量计算方法包括分类变量资料样本含量的估计方法和数值变量资料样本含量的估计方法。

3. 筛检 是运用简单快捷的实验检查或其他手段,从表面健康的人群中发现那些未被识别的可疑病人或有缺陷者。筛检试验不是诊断试验,仅是一个初步检查,对筛检试验阳性和可疑阳性者,需进行确诊检查,确诊后进行治疗。

(二)分析性研究

分析性研究是在所选择的研究人群中收集相关资料,通过对比分析,以验证所提出的病因假设(或流行假设)。包括病例对照研究和队列研究两种方法,目的都是检验病因假设。估计危险因素的作用程度。

1. 病例对照研究 又称为回顾性研究,是选择患有和未患有某特定疾病的人群分别作为病例组和对照组,调查各组人群过去暴露于某种或某些可疑危险因素的比例或水平,通过比较各组之间暴露比例或水平的差异,判断暴露因素是否与研究的疾病有关联及其关联程度大小的一种观察性研究方法。

2. 队列研究 是将一个范围明确的人群按是否暴露于某可疑因素或暴露程度分为不同的亚组,追踪各组的结局并比较其差异。从而判定暴露因素与结局之间有无关联及关联程度大小的一种观察性研究方法。

(三)实验性研究

实验性研究又称流行病学实验,是指在研究者控制下,对人群施加某种因素或干预措施或消除某种因素,以观察对发生疾病或者健康状态的影响。实验性研究可划分为临床试验、现场试验和社区干预试验3种试验方式。

1. 临床试验 是以病人为试验对象,将临床病人随机分为试验组与对照组。试验组给予某临床干预措施,对照组不给予该措施,通过比较各组效应的差别判断临床干预措施效果的一种前瞻性研究。

2. 现场试验 是以社会人群为研究对象,受试者一般为未患某病的人,最常用于生物制品预防效果的评价。与临床试验相同的是,现场试验也必须遵循随机化分组和盲法的原则。

3. 社区干预试验 是选择不同的社区,分别施加以不同干预措施的试验。与现场试验不同的是,社区干预试验不针对个人,不对受试社区的人随机化分组,只对受试社区分组。这种试验又称为流行病学准实验,适用于饮水干预和环境干预等流行病学研究。

第二节　社区护理中常用的统计指标

一、社区居民健康状况评价指标

主要包括人口统计指标、生命统计指标、疾病统计指标等。

（一）人口统计指标

主要描述社区人群的分布特征，也间接反映社区人群可能存在的健康问题。

1. 人口总数　指一个国家或地区某一特定时间点的人口数。通过一次人口普查，可以获得较好的人口数统计。

2. 性别比　指人口中男性人数与女性人数之比。计算公式为：性别比＝男性人口数/女性人口数×100％。

3. 老年人口系数　指老年人口数在总人口数中所占的比重，是说明人口老龄化程度的指标，可作为划分人口类型的尺度。老年人口指 65 岁及以上人口数。计算公式为：老年人口系数＝65 岁及以上人口数/总人口数×100％。

4. 少年儿童人口系数　指少年儿童人口数在总人口数中所占的比重，是划分人口类型的指标之一。少年儿童人口数通常指 14 岁及以下人口数。计算公式为：少年儿童人口系数＝14 岁及以下人口数/总人口数×100％。

（二）生命统计指标

1. 出生率　指一年内的活产婴儿数占年平均人口的比例。计算公式为：出生率＝某年出生活产婴儿数/同年平均人口数×100％。

2. 死亡率　指在一定期间内的一定人群中，死亡人数占同期平均人口数的比例。可反映一个地区不同时期人群的健康状况和卫生保健水平。计算公式为：死亡率＝某期间内死亡总数/同期平均人口数×100％。

3. 病死率　表示在某一时期内，患某病的全部病人中因该病死亡者所占比例。计算公式为：病死率＝某期间内因某病死亡人数/同期患某病的病人数×100％。

4. 死因构成比　表示病因的死亡人数占总死亡人数的百分比。计算公式为：死因构成比＝因某病死亡人数/总死亡人数×100％。

（三）疾病统计指标

主要用于社区中疾病与健康状况的测量，而且多趋向于定量的分析研究。

1. 发病率　表示在一定时间内、一定人群中某种疾病新病例出现的频率，主要用于描述疾病的分布。发病率高说明对人群健康危害大。计算公式为：某病发病率＝一定期间内某人群中某病新病例数/同期暴露人口数×100％。

2. 罹患率　是测量人群中某病新病例发生频率的指标，通常指在某一局部范围，短时间内的发病率。它的观察时间较短，可以小时、日、周、旬、月为单位，使用较灵活。适用于食物中毒、职业中毒或传染病的暴发及流行情况。计算公式为：罹患率＝观察期间某人群中某病新病例数/同时期暴露人口数×100％。

3. 患病率　也称现患率，是某一时间横断面上一定人群中某病新、旧病例所占的比例。患病率又可分为时点患病率和期间患病率。前者的观察时间不超过 1 个月，后者的观察时间通常更长。患病率对于病程长的慢性病的流行状况能提供有价值的信息，可反映某地区人群对某疾病的负担程度。计算公式为：患病率＝某观察期内发生某病的新、旧病例数/同期暴露人口数×100％。

4. 感染率　指某个时间内所检查的人群样本中某病现有感染者所占的比例。常用于传染病和寄生虫病的感染及防治效果的研究。计算公式为：感染率＝受检者中阳性人数/受检人数×100％。

5. 续发率 也称家庭二代发病率,指在一定观察期内某种传染病在家庭易感接触者中二代病例的百分率。常用于家庭、集体单位或幼儿园等发生传染病时的流行病学调查。可分析比较不同传染病传染力的大小、流行因素及评价防疫措施等。计算公式为:续发率＝易感接触者中的续发病例数/易感接触者总数×100％。

6. 生存率 指患某种疾病的人(或接受某种治疗措施的病人)经若干年的随访(通常为1、3、5年),到随访结束时仍存活的病例数占观察病例总数的比例。常用于评价某些慢性病如癌症、心血管病等的远期疗效。计算公式为:生存率＝随访满 n 年尚存活的病例数/随访满 n 年的病例数×100％。

二、社区卫生服务评价指标

根据中国社区卫生协会组织编写的《社区卫生服务质量评价指南》(2016年版),社区卫生服务能力的常用评价指标包括医疗服务指标、公共卫生服务指标和中医药服务指标。

1. 医疗服务指标 医疗服务包括门诊服务、急诊抢救、诊疗技术、检查检验、药品服务、住院服务、康复服务、口腔服务等8项内容。因此,主要评价指标有门急诊人次数、入院人次数、抗生素处方比例、病床使用率、平均住院日、康复服务情况、口腔保健开展、学生口腔筛查、口腔疾病健康教育情况等。

2. 公共卫生服务指标 主要包括居民健康档案服务指标、预防接种服务指标、重点人群保健服务指标、重点疾病服务指标、传染病、突发公共卫生事件、卫生监督服务指标、健康教育服务指标、计划生育技术指导服务指标等7项服务指标。

3. 中医药服务指标 主要包括中医诊疗服务、重点人群健康管理开展情况等。

第5章

人民健康与社区环境卫生

2022年4月,国务院办公厅关于印发"十四五"国民健康规划的通知,推进健康中国建设,以人民健康为中心,为群众提供全方位全周期健康服务,不断提高人民健康水平。"共建共享,全民健康"的主题下,健康社区是全方位推动机制中的一个重要环节。

把居住在某一特定社区的居民作为主体,社区范围内一切与居民生活密切相关的各种环境因素即是社区环境。社区的空间、环境和制度会对社区中的疾病传染、慢性病、肥胖、酗酒、吸烟等产生作用,从而显著影响居民的生活质量、态度行为和健康水平。社区应引导居民健康的理念和行为,促进身心健康。社区的物质环境包括空气、水、绿地等自然环境和建筑、道路、公共服务设施(医疗卫生、休闲娱乐、公共交通、商业网点)等,这些物质环境通过影响人们的锻炼行为、生活便利度等可对居民的健康产生影响。因此,得出社区环境与居民健康有关,进而提出改善社区环境卫生质量的措施,以促进人类与环境的和谐共存,提高人民健康水平。在社区护理工作中,基层护士应了解和掌握社区环境对社区人群健康影响的各类因素及其防护。

第一节 不同环境污染对健康的影响

一、环境污染对健康的影响

(一)环境定义及分类

人类生存的空间及其中可以直接或间接影响人类生活和发展的各种自然因素称为环境。对人的心理有实际影响的整个生活环境也称为环境,更多称为心理环境。通常按环境的属性,将环境分为自然环境和社会环境、社区环境。

1. **自然环境** 通俗地说是指未经过人的加工改造而天然存在的环境,是客观存在的各种自然因素的总和。人类生活的自然环境,按环境要素又可分为大气环境、水环境、土壤环境、地质环境和生物环境等。

2. **社会环境** 是指人类在自然环境的基础上,为不断提高物质和精神生活水平,通过长期有计划、有目的的发展,逐步创造和建立起来的人工环境,如城市、农村、工矿区等。社会环境的发展和演替,受自然规律、经济规律以及社会规律的支配和制约,其质量是人类物质文明建设和精神文明建设的标志之一。

3. **社区环境** 是相对于作为社区主体的社区居民而言的,它是社区主体赖以生存及社区活动得以产生的自然条件、社会条件、人文条件和经济条件的总和。

(二)环境污染物的来源及其转归

进入环境并能引起环境污染的物质称为环境污染物。环境污染物一方面来自自然因素，如火山爆发、森林火灾、地震、沙尘暴等；另一方面来自人类的生产、生活活动。其中人类活动排放的环境污染物是引起环境质量恶化更为重要的因素，主要包括以下几方面。

1. 生产性污染 工业生产过程中会排放大量"三废"，即废气、废水、废渣，如果这些排放物不经过适当处理而大量排放到环境中，就有可能造成环境污染。另外，由于农业生产中农药的普遍应用，造成农作物、畜产品及野生生物体中农药的残留，空气、水、土壤等也可能受到不同程度的影响。

2. 生活性污染 生活污水、粪尿、垃圾等生活废弃物常因处理不当成为重要污染来源。随着人口的增长及人们生活水平的提高，生活污水及垃圾产量剧增，而相应的处理措施却远远没有跟上。

3. 交通性污染 交通运输产生的噪声、振动、废气等都可造成不同程度的环境污染，导致不良结局。

4. 其他 无线电广播、电视、通信电磁波等，长期作用可引起神经衰弱症候群，甚至对心血管等系统的功能产生影响。

(三)环境污染对人体健康的危害

1. 急性危害 污染物在短期内浓度很高，或者几种污染物联合进入人体可以对人体造成急性危害。

2. 慢性危害 慢性危害主要指小剂量的污染物持续地作用于人体产生的危害。如大气污染对呼吸道慢性炎症发病率的影响等。

3. 远期危害 环境污染对人体的危害，一般是经过一段较长的潜伏期后才表现出来。如环境因素的致癌作用等。

(四)城市环境污染的防治

1. 大气环境的防治 完善城市群区域空气质量监测管理体系，控制燃煤源点源和面源，减缓机动车尾气排放，控制扬尘和区域生物质来源，调整产业结构，减少颗粒物排放。

2. 水污染的治理措施 加强水污染知识的宣传，广泛、持久地宣传教育，使预防、治理水污染深入人心。加强工业污染源防治，加强对工业企业的执法力度与监管。大力推行清洁生产。提高工业废水处理及利用的水平，提高处理及利用设施的运行率。加强生活污水的防治，加强废水处理厂的建设，并采取有效措施确保废水厂的正常运行。

3. 土壤污染的预防措施 防止农业面源污染。第一，要加强宣传教育，提高全社会对农药、化肥所造成的环境污染危害性的认识。第二，要加强农药、化肥等产品生产流通的管理。第三，加强科学技术指导，控制农药、化肥的施用量，做到科学、合理、安全施用。第四，大力研究开发和施用高效、易降解的无公害和无污染的农药、化肥。第五，大力发展生态农业。

二、空气污染对健康的影响

一位成年人每天呼吸 2 万多次，吸入空气 20kg 左右。现代医学研究表明，呼吸自然新鲜的空气能促进血液循环，增强免疫能力，改善心肌营养，消除疲劳，提高人体的神经系统功能，提高工作效率；反之则将导致头晕、乏力、烦闷、精神不振、注意力不集中等症状，日积月累，还将引发各种人体疾病。

(一)空气污染物来源及种类

1. 大气污染 是由于人类活动或自然过程引起某些物质进入大气中,呈现出足够的浓度,达到足够的时间,并因此危害了人体的舒适、健康和环境的现象。

2. 人为大气污染物的来源

(1)燃料燃烧:燃料的燃烧过程是向大气输送污染物的重要发生源。燃料燃烧时除产生大量烟尘外,在燃烧过程中还会形成一氧化碳、二氧化碳、二氧化硫、氮氧化物、有机化合物及烟尘等物质。

(2)工业生产过程的排放:如石化企业、有色金属冶炼工业、磷肥厂、钢铁工业炼铁和炼钢等过程中排出的粉尘、硫氧化物、氰化物、一氧化碳、硫化氢、酚、苯类、烃类等。其污染物组成是大气污染的主要来源。

(3)交通运输过程的排放:汽车、船舶、飞机等排放的尾气是造成大气污染的主要来源。内燃机燃烧排放的废气中含有一氧化碳、氮氧化物、碳氢化合物、含氧有机化合物、硫氧化物和铅的化合物等物质。

(4)农业活动排放:田间施用农药时,一部分农药会以粉尘等颗粒物形式飘散到大气中,进入大气的农药可以被悬浮的颗粒物吸收,并随气流向各地输送,造成大气农药污染。此外还有秸秆焚烧等。

(二)常见的空气污染物

1. 颗粒物 又称尘,指大气中液体、固体状物质。

2. 硫氧化物 是硫的氧化物的总称。

3. 碳的氧化物 主要包括一氧化碳和二氧化碳。

4. 氮氧化物 是氮的氧化物的总称。

5. 碳氢化合物 是碳元素和氢元素形成的化合物。

6. 其他有害物质 如重金属类,含氟气体等。

(三)大气污染对人体健康的危害

1. 直接危害

(1)急性危害:大气污染物的浓度在短期内急剧升高,可使当地人群因吸入大量的污染物而引起急性中毒,按其形成的原因可以分为烟雾事件和生产事故。

(2)慢性影响:影响呼吸系统功能,可造成不同程度的肺功能下降,最终形成慢性阻塞性肺部疾病(COPD)。

(3)降低机体免疫力。

(4)引起变态反应:大气污染可加剧哮喘病人的症状,空气颗粒物可加剧变应性鼻炎病人的症状。NO_2可增加患花粉症的危险度。

(5)心血管疾病:研究表明,大气污染特别是颗粒物污染可能导致血栓形成,与心血管疾病的死亡率和发病率增加有关。

(6)肺癌。

2. 间接危害

(1)温室效应:气候变暖可导致一些经昆虫传播或介水传播的疾病流行范围扩大,流行强度加大,也可导致与暑热相关的疾病发病率和死亡率增加。

(2)臭氧层破坏:减少了臭氧层对紫外线和其他宇宙射线的吸收阻挡功能,造成人群皮肤癌和白内障等发病率的增加。

(四)室内空气污染的来源及危害

1.室内空气污染的主要来源

(1)室内装饰材料及家具的污染:如油漆、胶合板、刨花板、泡沫填料、内墙涂料、塑料贴面等材料均含有甲醛、苯、甲苯、乙醇、氯仿等有机蒸气,以上物质都具有相当的致癌性。

(2)建筑物自身的污染:建筑施工中加入了化学物质,或地下土壤和建筑物中石材、地砖、瓷砖中的放射性物质形成的对人体危害极大的物质。

(3)燃烧产物造成的室内空气污染:做饭与吸烟是室内燃烧的主要污染。

2.室内空气污染对健康的危害

(1)室内空气污染对呼吸系统的作用

①肺功能的急慢性改变:肺气肿、肺肿瘤等。

②呼吸道症状发病率的增加:气管炎和哮喘等。

③过敏性疾病:常见症状是过敏性鼻炎、咽炎。

(2)疾病作用

①室内空气污染暴露相关的主要癌症是肺癌。

②环境中烟草烟雾、氡和多环芳烃是已经被明确的致癌物。

③石棉、苯及甲醛、某些杀虫剂等在非工业区居室内空气污染水平是否有致癌作用及癌症的种类,目前还没有得到人群资料的确证。

④石棉纤维在职业病研究中被发现可导致人类癌症(肺间皮瘤和肺癌)。

⑤苯在职业暴露人群中可导致白血病。

⑥某些杀虫剂在职业病研究中表明能作用于人类生殖系统,导致如自发性流产、不孕和染色体畸变等生殖效应。

⑦对神经系统的毒性作用:环境污染可对神经系统产生作用。

⑧对心血管系统的作用:会引起心血管症状、心血管疾病,导致心血管疾病的发病率和死亡率增加。

⑨刺激作用和不良建筑物综合征:不良建筑物综合征也叫病态建筑物综合征,主要症状表现为眼、鼻、咽、喉部位有刺激感,以及头痛、易疲劳、呼吸困难、皮肤刺激、嗜睡、哮喘等非特异性症状。

三、水污染对健康的影响

水污染是指被任何进入水体的物质,造成水中生态环境变化的状态。我们平时说的水污染准确地说是水体污染,即指排入水体的污染物超过了水体的自净能力,破坏了水体原有的用途。

(一)水污染来源与健康危害

1.水体污染的主要来源

(1)工业废水:未经处理的工业废水直接排放是水体的重要污染源。

(2)生活污水:主要是城市生活中使用的各种洗涤剂和污水、垃圾、粪便等。

(3)农业污水:包括牲畜粪便、农药、化肥等。

(4)矿山废渣:矿山开采的废渣经雨水冲刷而污染河流、土壤和地下水。

(5)大气污染物:大气污染物可以经雨水的沉降作用而落入江河湖海中污染水体。

2. 水污染的危害

(1)急慢性中毒:水体受有毒有害化学物质污染后,通过饮水或食物链便可能造成中毒。

(2)致癌作用:长期饮用含有这类物质的水,或食用体内蓄积有这类物质的生物(如鱼类)可能诱发癌症。

(3)对工农业生产产生危害:水质污染后,可造成资源、能源的浪费,人畜受害、农田遭受污染,海洋污染造成海鸟和海洋生物死亡。

(4)结石症:污染物质经过肾的过滤,从尿道排出体外,但仍有部分杂质在体内残留积累,造成各种结石症。

(5)氟中毒:长期饮用高氟水可导致中毒,骨中摄入过量的氟会使骨骼中钙质被置换。

(6)心脑血管硬化:长期饮用有污染的水,有些污染物就会沉淀在血管壁上,加速了心脑血管硬化。

(7)消化系统疾病:大肠埃希菌可致肠胃炎、腹泻、泌尿系感染、胆囊炎等;沙门菌可致伤寒、副伤寒等;志贺菌可致细菌性痢疾等;溶血性链球菌可致溶血性黄疸病等。

(二)饮用水的卫生要求与水质标准

1. 感官性状良好透明、无色、无异味和异臭,无肉眼可见物。

2. 流行病学上安全,不含有病原微生物和寄生虫卵。

3. 化学组成对人体无害,水中所含的化学物质对人体不造成急性中毒、慢性中毒和远期危害。

(三)饮用水处理工艺流程

我国目前饮用水消毒的方法主要有:液氯氯化消毒、二氧化氯消毒、氯胺消毒、紫外线消毒或臭氧消毒。由于自然因素和人为因素,原水里含有各种各样的杂质,这些杂质可分为悬浮物、胶体、溶解物三大类。净水处理的目的就是去除原水中这些会给人类健康带来危害的悬浮物质、胶体物质、细菌及其他有害成分。

1. 混凝 原水经过泵房提升后与混凝剂、初凝剂、氧化剂等药剂在充分混合后进入絮凝池,把水中不易沉淀的胶体颗粒和微小悬浮物脱稳,随后脱稳胶体相互聚集成大颗粒絮体,该过程为混凝过程。

2. 沉淀 经过混凝处理过后的水进入沉淀池,混凝过程中形成的絮体依靠自身重力从水中分离的过程称为沉淀。该过程水流速度很慢,絮体逐渐沉淀进入池底,和水体分离。

3. 过滤 通过沉淀池后的水,通过如石英砂等的粒状滤料层,截留水中悬浮颗粒、有机物、细菌、病毒等,该过程称为过滤。

4. 消毒 水经过过滤后,加入消毒剂的过程称为消毒过程。消毒剂可以氧化细菌的酶,阻滞蛋白质合成而使细菌死亡,同时对病毒中的核酸产生致死性损害,使自来水达到饮用水细菌学指标要求。

5. 消除水中的异味 活性炭颗粒的比表面积大,吸附能力强,让水通过由细小的活性炭颗粒组成的滤床能够除去水中的异味。

(四)确保饮用水安全

1. 最重要的是依法严格落实饮用水水源保护区制度,规范饮用水水源保护区划定和管理,严格把关水源质量。

2. 强化饮用水水源地环境监管,全面排查污染源,加强饮用水水源水质监测,建立重要河流、湖库和地下水水源地水质安全预警管理制度。

3. 严格保护地下水资源,严控地下水超采。健全地下水监管机制,整合提高地下水污染防治能力和水平。

4. 切实做好农村分散水源污染防治工作,加强资金保障、技术支持和管理维护,提高农村水源地监测监管能力,提高农村饮水工程建设标准和质量。

5. 供水系统是保障饮用水水质安全的重要环节,针对不同的水源水质,采用适宜的处理工艺,保障出厂水达到国家饮用水水质标准。

四、食品安全与健康

食品卫生是为防止食品污染和有害因素危害人体健康而采取的综合措施。世界卫生组织对食品卫生的定义是:在食品的培育、生产、制造直至被人摄食为止的各个阶段中,为保证其安全性、有益性和完好性而采取的全部措施。

(一)食品污染源的性质

1. 生物性污染 食品的生物性污染包括微生物、寄生虫和昆虫的污染及有毒生物组织污染,主要是以微生物污染为主的细菌和细菌毒素、真菌和霉菌毒素等污染。

2. 化学性污染 ①来自生产、生活和环境中的污染物,如农药、有害金属、多环芳烃化合物等;②生产加工、运输、储存和销售工具、容器、包装材料及涂料等;③在食品加工、储存中产生的物质,如酒类中有害的醇类、醛类等;④滥用食品添加剂等。

3. 放射性污染 放射性核素污染有核爆炸、核废物的排放、意外事故等。环境中的放射性核素可通过食物链向食品中转移。

(二)食品污染对人体健康的影响

1. 急性毒性 污染物随食物进入人体在短时间内造成机体损害,出现临床症状(如急性肠胃炎型),称为急性中毒。

2. 慢性毒性 食物被某些有害物质污染,其含量虽少,但由于长期持续不断地摄入体内并且在体内蓄积后引起机体损害,表现为各种各样慢性中毒症状,如慢性铅中毒、慢性汞中毒、慢性镉中毒等。

3. 致畸、致癌、致突变 某些食品污染物通过孕妇作用于胚胎,出现畸胎,甚至死胎等。目前怀疑或具有致癌作用的物质有数百种,其中 90% 以上是化学因素,如亚硝胺、黄曲霉毒素、多环芳烃,以及砷、镉、镍、铅等因素,与饮食有关的占 35%。

(三)防止食品腐败的措施

1. 化学保鲜(防腐剂) 主要是借助化学制品的杀菌及抗氧化作用来延长食品贮藏期。

2. 加热杀菌 加热杀菌的目的在于杀灭微生物,破坏食品中的微生物,可以明显地控制食品的腐败变质,延长保存时间。

3. 脱水干燥法 脱水干燥的主要目的是降低水分活度,从而防止食品的腐败变质。如利用太阳和空气或具有引起脱水作用的热作用除去水分。

4. 低温保鲜 低温保鲜在食品保鲜中最为常见,其主要是通过低温来抑制腐败菌的生长速率及各种酶的活性,从而达到延长食品贮藏期的目的。

5. 包装保鲜 是一种新型的包装技术,它能保持各类食品一定的新鲜度,使产品在储运、销售过程中免受各种生物、微生物及环境因素的影响。

(四)食物中毒及分类

1. **食物中毒概述** 食物中毒也称食源性疾病,是因食用受污染食物导致的疾病。细菌、病毒、寄生虫等侵染性微生物或其毒素是最常见的食物中毒病因。侵染性微生物或其毒素会在食物加工或生产的任何节点污染食物。如果食物处理或烹煮不当,家里也会产生污染。

2. **食物中毒分类**

(1)细菌性食物中毒:是指人们摄入含有细菌或细菌毒素的食品而引起的食物中毒。主要原因有:禽畜在宰杀前就是病禽、病畜;刀具、砧板及用具不洁,生熟交叉感染;卫生状况差,蚊蝇滋生;食品从业人员带菌污染食物。

(2)真菌毒素中毒:真菌在谷物或其他食品中生长繁殖,产生有毒的代谢产物,人和动物食入这种毒性物质发生的中毒。被污染的食品用一般的烹调方法加热处理不能破坏食品中的真菌毒素。真菌生长繁殖及产生毒素需要一定的温度和湿度,因此真菌毒素中毒往往有比较明显的季节性和地区性。

(3)动物性食物中毒:动物性中毒食品主要有两种。一种是将天然含有有毒成分的动物或动物的某一部分当作食品,引起中毒反应;另一种是在一定条件下产生了大量的有毒成分的可食的动物性食品,如食用鲐鱼、河豚、鱼胆中毒。

(4)植物性食物中毒:将天然含有有毒成分的植物或其加工制品当作食品,在食品的加工过程中,将未能破坏或除去有毒成分的植物当作食品食用,不当食用大量有毒成分的植物性食品。最常见的植物性食物中毒为菜豆中毒、毒蘑菇中毒、木薯中毒。

(5)化学性食物中毒:误食被有毒害的化学物质污染的食品,因添加非食品级的或伪造的或禁止使用的食品添加剂而导致的食物中毒。还有因贮藏等原因发生化学变化的食品引起的中毒。

(五)食物中毒处理及方法

1. **对病人采取紧急处理**:首先立即停止食用中毒或可疑中毒食品。然后组织有关医疗机构紧急救治病人,根据病人具体情况进行排毒、对症治疗和特殊治疗。最后采集病人呕吐物、排泄物、血液、尿液等标本备检。

2. **现场处理**:首先采取控制措施,防止食物中毒蔓延、扩大。然后追回、销毁导致中毒的食物。最后立即封存被污染的食品工具、用具和设备,并对其进行清洗、消毒。

3. 对救治方案进行必要的纠正和补充。

4. **处罚**:卫生行政部门制作执法文书,按执法程序追究违法行为责任人的法律责任。

5. **信息发布**:依法对食物中毒事件及其处理情况进行发布,并对可能产生的危害加以解释和说明。

6. 撰写调查报告。

五、社区护士在环境卫生中的作用和任务

1. **宣传引导、开展环境卫生健康教育**

(1)空气健康教育:指导居民定时开窗通风,保持室内空气流通;适当参加户外活动,接受日光照射。

(2)饮用水的健康教育:指导社区居民加强饮用水水源的防护意识。设立饮用水水源卫生

防护带是地面水卫生防护的关键措施。

（3）食品安全教育：在社区进行食品安全的宣传健康教育，使社区居民对食品污染物的种类、危害及预防的办法有一定的了解和认识。

（4）其他健康教育：厨房要安装抽油烟机，少油烟烹饪；室内公共场所禁止吸烟，推广有效的戒烟方法。

2. 社区环境卫生评估

（1）评估社区环境卫生状况：比如社区内有无工业和噪声的污染情况；居民生活垃圾的分类处理卫生情况；社区饮用水是否达标；学校、幼儿园环境卫生是否状况良好等。

（2）评估居住环境卫生状况：社区是否环境优美、有无污染源，以及是否交通便利、安静整洁、生活方便、绿化好等。对社区环境卫生作出调查评估，并向政府相关部门提出建设性意见。

（3）评估社区健康教育的效果：评估对社区居民进行定期宣传教育的效果，社区居民对影响健康的环境因素了解状况，居民环境保护意识的提高等。

3. 改善和保护社区环境卫生　保护环境不仅关乎人们的生存环境，也影响着经济发展。社区护士应协助环境监管部门严格执行保护环境的法律法规，社区内监管做好水源的保护、居民小区的环境绿化、食品卫生达标率等。如果社区环境受到严重污染，社区护士能及时对社区居民进行宣传讲解防护措施，并能根据所掌握的环境污染调查资料，向政府相关部门提案。

第二节　社区职业卫生

一、职业卫生概念概述

职业卫生是指为预防、控制和消除职业危害，保护和增进劳动者健康，提高工作环境质量，依法采取的一切卫生技术或者管理措施。它的首要任务是识别、评价及控制不良的劳动条件和环境，保护劳动者的职业健康。

二、职业性有害因素的概念与分类

职业性有害因素是指在职业活动中产生和（或）存在的在一定条件下可能危害劳动者健康，进而导致职业性病损的因素，分为以下两类。

（一）生产工艺过程中产生的有害因素

生产工艺过程是工作的最基本程序，随生产技术、机器设备、使用材料、工具或器具、工作程序变化而改变，具体包括如下。

1. 化学因素　有毒物质，如铅、汞、苯、氯、一氧化碳、有机磷农药等；生产性粉尘，如矽尘、石棉尘、煤尘、有机粉尘等。

2. 物理因素　异常气象条件，如高温、高湿、低温；异常气压，如高气压、低气压；噪声、振动；非电离辐射，如可见光、紫外线、红外线、高频电磁场、微波、激光等；电离辐射，如 X 射线及其他放射线等。

3. 生物因素　如炭疽杆菌、真菌等。

（二）生产环境中的有害因素

生产环境包括按工艺过程建立的室内作业环境、周围大气环境及户外作业的大自然环境，其有害因素包括如下。

1. 不合理生产　生产过程所致环境污染(包括化学因素、物理因素和生物因素等)。

2. 自然环境中的因素　如炎热季节的太阳辐射。

3. 厂房建筑或生产布局不合理　如有毒工段和无毒工段安排在一个车间。

三、职业病概念及特点

1. 概念　职业病是指企业、事业单位等用人单位的劳动者在职业活动中,因职业性有害因素作用于人体,造成机体功能或器质性改变,并出现相应临床症状的特定疾病。

2. 职业病特点

(1)病因明确,病因即职业性有害因素,在控制病因或作用条件后,可消除或减少职业病的发病率。

(2)所接触的病因大多是可检测的,需达到一定的强度(浓度或剂量)才能致病,一般存在接触水平(剂量)-效应(反应)关系。

(3)在接触同一因素的人群中常有一定的发病率,很少只出现个别病人。

(4)大多数职业病如能早期诊断、处理,康复效果较好。但有些职业病(例如硅沉着病),目前尚无特效疗法,只能对症综合处理,故发现愈晚,疗效愈差。

(5)除职业性传染病外,治疗个体无助于控制人群发病。

3. 职业病诊断原则　职业病诊断政策性强,技术要求高,是一项严肃的工作,须由各级政府卫生行政主管部门认定的专门医疗卫生机构进行。一般采取(诊断小组)集体讨论、诊断的方式。诊断的核心问题是明确职业危害因素与所患疾病是否有确切因果关系,需要收集和分析下述资料。

(1)病因资料:确定病人受职业危害的可能性及其程度。包括职业史,现场劳动卫生调查资料,作业场所有害物质强度(浓度)数据,病人体内特异性生物标志物数据,以及其他特异测试数据。

(2)临床资料:鉴定病人受职业性有害因素损害的后果及其病情程度。应当收集的资料有:疾病史,临床症状和体征,常规、生化检查及其他辅助检查,活体组织检查等资料。

(3)综合分析:综合分析以上两方面资料,并确定以下内容。①职业危害因素的危害作用与临床表现是否相符;②剂量(强度)与疾病严重程度是否一致;③接触时间、方式是否符合职业病发病规律。

一般来说,经过这些步骤即能做出诊断。对于一时不能确诊的可疑职业病,须随访观察,定期复查。

4. 职业病预防原则与基本措施　职业病的产生有3个因素的因果关系:即接触者、职业性有害因素、职业有害因素作用条件。针对以上因素的产生情况决定职业病的可预防性。

(1)职业病的预防:遵循三级预防原则。

①一级预防:从根本上着手,使劳动者尽可能不接触职业性有害因素,或控制作业场所有害因素水平在卫生标准允许限度内。

②二级预防:对作业工人实施健康监护、早期发现职业损害,及时处理、有效治疗、防止病情进一步发展。

③三级预防:对已患职业病的病人积极治疗,促进健康。

三级预防的关系是:突出一级预防,加强二级预防,做好三级预防。

(2)落实三级预防的基本措施

①实施劳动卫生监督:包括预防性和经常性卫生监督,以及事故性处理。新建、扩建、改建工程项目的卫生防护设施"三同时"验收是其重要的内容。

②降低有害因素浓(强)度:常见的卫生技术预防措施有从工艺上改进、防止有害因素逸散,推广运用低毒、无毒的材料或技术,配置个人防护用品、通风防尘等。

③职业性健康筛检:已成为常规的措施,有就业职业性体检、定期职业性体检和离退休职业性体检。

四、常见职业病种类及表现

1. 铅作业类 代表行业有冶炼、蓄电池、化工、含铅油漆、船舶修造、印刷、塑料、纺织、玻璃、采矿、医药等。铅主要通过呼吸道和消化道进入人体,长期接触铅可引起慢性铅中毒,早期症状为乏力、口内有金属味、肌肉关节酸痛、记忆力减退、腹部隐痛,以及在齿龈边缘出现蓝黑色的"铅线"。

2. 汞作业类 代表行业包括从事气压表、油量计、温度计、整流器、石英灯、荧光灯等生产的工种。金属汞的化合物毒性较大,可经呼吸道、消化道和皮肤进入人体,与人体内的蛋白质结合,引起蛋白质变性而损害人体健康。汞中毒早期症状为口腔炎、记忆力减退、情绪不稳定、多梦、多汗、流口水、消化不良及不安等。

3. 苯作业类 代表行业一般包括造漆、树脂、塑料、橡胶、制革等工种。若不注意劳动卫生,很容易造成职业性苯中毒,对人的中枢神经系统、血液系统及肝产生一定的损害,并有潜在的致癌性。苯中毒早期症状即神经衰弱综合征,表现为头痛、头晕、乏力、健忘、睡眠障碍等,检验血液白细胞、血小板总数减少。

4. 接触粉尘类 一般包括矿山开采、采石、铸造、石棉加工、建材等行业。粉尘通过呼吸道进入人体,可引起肺尘埃沉着病。早期症状表现为咳嗽、痰多、气短、胸部隐痛,以及形体逐渐消瘦、虚弱等。

5. 噪声下工作 如纺织工人、电话接线员、金工、铸造工等。维生素 B_1 消耗量增多,容易患脚气病。此外,也很容易引起职业性耳聋,早期症状为耳鸣、听力下降。

五、职业病防治措施

(一)职业病防治

1. 认真做好前期预防工作,工作场所必须符合国家卫生标准和卫生要求。新建、扩建和技术改造建设项目可能产生职业危害的,必须进行职业危害评价,并向有关部门提交预评价报告,提出职业危害的预防与治理措施。建设项目的职业卫生防护设施应当纳入建设项目工程预算,并与主体工程同时设计、同时施工,经有关部门验收合格后方可正式运行、使用。

2. 用人单位应当建立职业卫生宣传、培训教育制度,对劳动者进行上岗前的职业卫生培训、健康教育,普及职业卫生知识,督促劳动者遵守职业病防治法律、规章制度、操作规程,指导劳动者正确使用职业卫生防护设备、职业卫生个人防护用品。

3. 劳动者应当学习和掌握相关的职业卫生知识,遵守职业病防治法律、法规、规章和操作规程,正确使用、维护职业卫生防护设备,并掌握个人防护用品的正确使用方法,发现职业危害事故隐患及时报告。

(二)常见职业病的预防

1. 金属与类金属中毒的预防　改革生产工艺和设备,尽量用低毒、无毒的新技术与新工艺代替有毒的旧工艺,并使生产装置密闭化、机械化、自动化。对有毒作业场所加强通风。

2. 有机溶剂中毒的预防　通过工艺改革和密闭通风措施,降低空气中的有机溶剂溶度。经常检测作业环境空气中有机溶剂的浓度,加强对作业工人的健康检查,做好上岗前和在岗期间的定期健康检查工作。工作场所禁止吸烟、进食和饮水,工作完毕要淋浴、更衣,保持良好的卫生习惯。加强个体防护,佩戴自吸过滤式防毒面具,戴化学安全防护眼镜,穿防毒渗透工作服,戴乳胶手套等。

3. 尘肺病的预防

(1)技术措施:改革工艺过程、革新生产设备是消除粉尘危害的主要途径,如遥控操纵、计算机控制、隔室监控等避免接触粉尘。采用湿式作业:如采用湿式碾磨石英或耐火材料、矿山湿式凿岩、井下运输喷雾洒水、煤层高压注水等,可在很大程度上防止粉尘飞扬,降低环境粉尘溶度。对不能采取湿式作业的场所,应采用密闭抽风除尘的办法。如采用密闭尘源与局部抽风相结合,防止粉尘外逸。

(2)卫生保健措施。①接尘工人健康监护:包括上岗前体检、岗中的定期健康检查和离岗时体检,对于接尘工龄较长的工人还要按规定做离岗后的随访检查。②个人防护和个人卫生:佩戴防尘护具,如防尘安全帽、防尘口罩、送风头盔、送风口罩等,讲究个人卫生,勤换工作服,勤洗澡。

4. 噪声的预防措施　首先作业场所应当采用吸音材料、消声器等隔音设备。其次噪声作业时应当佩戴防噪声耳塞或耳罩。最后控制工作时间,工作一段时间后暂时离开噪声环境,恢复听力。定期检查听力。

第6章

社区健康教育与健康促进

社区健康教育是以社区为基本单位,以社区人群为教育对象,以促进居民健康为目标,进行的一项有计划、有组织、有评价的系统的健康教育活动。健康教育是通过信息传播和行为干预,帮助个体或群体掌握卫生保健知识,促使居民养成良好的有利于健康的行为和生活方式。因此,社区护士可以积极采取健康教育、健康促进等干预,以便提高社区医疗保健服务质量和居民健康水平。

第一节　社区健康

一、健康的内涵

健康的含义是多元的、广泛的,包括生理、心理和社会适应性。1948 年,WHO 提出"健康不仅仅是没有疾病或虚弱,而且是躯体、精神和社会方面的完好状态"。在《阿拉木图宣言》中,世界卫生组织不但重申了该定义,还进一步指出:"达到尽可能高的水平是世界范围内一项重要的社会性目标,而其实现则要求卫生部门及社会各部门协调行动。"我国宪法也明确,维护全体公民的健康和提高各族人民的健康水平,是社会主义建设的重要任务之一。说明健康是人类的基本需求和权利,也是社会进步的重要标志和潜在动力。

世界卫生组织关于健康的概念外延拓宽,把道德修养和生殖质量也纳入健康范畴。因此现代健康包括以下 5 个层面内容。

1. 躯体健康　指躯体的结构完好和功能正常。

2. 心理健康　又称精神健康。指人的心理处于完好状态,包括正确认识自我、正确认识环境和及时适应环境。在身体上、情感上及智力上与其他人的心理健康不矛盾的范围内,将个人心境发展为最佳的状态。

3. 社会适应能力良好　即每个人的能力应在社会系统内得到充分的发挥,作为健康的个体应有效地扮演与其身份相适应的角色,每个人的行为与社会规范一致。

4. 道德健康　健康者不以损害他人利益来满足自己的需要,具有辨别真与伪、善与恶、美与丑、荣与辱等是非观,能按照社会行为规范准则来约束自己及支配自己的思想和行为。

5. 生殖健康　是指人在生殖过程中,生理、心理和社会关系等方面都处于良好状态,妇女可以安全地经历妊娠和分娩,出生的婴儿能存活并健康成长。

二、影响健康的因素

健康是许多因素相互交叉、渗透、影响和制约的结果。其种类繁多,基本可以归纳为以下4类。

1. 行为和生活方式因素 是指因自身不良行为和生活方式给个人、群体乃至社会的健康带来直接或间接的不利影响。许多影响健康水平的因素都通过行为来起作用,常见的冠心病、高血压、糖尿病都与不良行为和生活方式相关,如不合理饮食、吸烟、喝酒、久坐缺乏锻炼等。

2. 环境因素 是指以人为主的外部世界,人的健康不仅是个体健康,还包括个体与环境的和谐相处。环境还包括自然环境因素和社会环境因素。自然环境包括阳光、空气、水、植物、气候等。社会环境因素包括社会政治制度、经济水平、文化教育、职业发展、人口状况、民族信仰等方面。

3. 生物学因素 包括遗传、病原微生物、个体的生物特征等。某些遗传或非遗传的内在缺陷、变异可导致人体发育畸形、内分泌失调和免疫功能异常,因此更容易患某些慢性疾病。病原微生物导致感染性疾病曾是引起人类死亡的主要原因。个人的生物特征包括性别、年龄、健康状态等。

4. 卫生健康服务因素 是指卫生机构和卫生专业人员为了防止疾病、增进健康,运用卫生资源,维持群体健康和促进社会发展,提供必要的服务活动。社区卫生服务水平的高低直接影响到人群的健康水平。

三、健康的自我管理与生活行为

行为是人在主客观因素影响下产生的外部活动。人的行为既是健康的反应,同时也对健康产生巨大影响。行为是影响健康的重要因素,改变不良行为是健康教育的根本目标。按照行为对自身和他人的影响,可将健康行为分为促进健康行为和危害健康行为。促进健康行为是朝健康方向发展所做的基本行为,而危害健康行为是客观上不利于健康的,偏离个人、他人乃至社会的健康期望。

1. 促进健康行为 是个体或群体表现出客观上有益于自身和他人健康的一组行为。健康生活方式的形成包括充足的休息与睡眠、平衡膳食、锻炼身体、心理健康、驾车系安全带、预防接种、戒烟、戒酒及自我保健等方面。

(1)基本健康行为:以预防或早期发现无症状疾病为目的的任何活动,指在日常生活中所从事的有益于健康的基本行为,如合理饮食、体育锻炼等。

(2)预防保健行为:正确合理利用医疗卫生保健服务,从事的以明确其健康状况,维护身心健康及寻找合适治疗方法为目的的行为方式。

(3)预警行为:预防事故和发生事故以后采取的正确处置行为,如外伤、交通事故、突发疾病等。

(4)避开危险行为:主动避开危险环境的行为,如离开污染环境、空气污染采取戴口罩等。戒除不良行为,如吸烟、酗酒、熬夜等。

2. 危害健康行为 是个体和群体在偏离个人、他人和社会的期望上直接或间接产生的不利于健康的行为。常见的危害健康行为如下。

(1)日常危害健康行为:指日常生活、职业活动中危害健康的行为习惯,如酗酒、吸烟、酒后驾驶、缺乏体育锻炼、不良行为等。

（2）致病性行为模式：指可导致特异性疾病发生的行为。如高度的竞争性和进取心、易怒等为A型行为模式，常与冠心病密切相关；如表现为情绪过分压抑和自我克制，常与C型模式相关联，临床多见于肿瘤的发生。

（3）不良疾病行为：指个体从感知自身患病到疾病康复过程中所表现出来的不利于健康的行为，如瞒病、疑病、讳疾忌医、不遵医嘱等。

（4）违规行为：指违反法律法规、道德规范，有损健康行为，如吸毒、滥用药物、不良性行为等。

四、社区健康教育与相关行为干预

健康教育的核心是促进个体或群体改变不良的健康行为和生活方式，起到消除或减轻影响健康的危险因素，预防疾病，从而使健康水平得到提高，增加生活质量。社区的健康教育需要提供物质的、社会的、经济的、环境的支持，提供积极的卫生政策和卫生服务。因此社区健康教育也是社会活动，可以将社会的健康目标转化为社会活动。

社区健康教育与健康促进是从整体上对社会群体健康相关行为和生活方式的干预，主要包括如下内容。

1. 社区干预   维护和促进健康不仅仅是卫生部门和医务人员的职责，也是政府和全社会共同的责任。社区领导要加强社区行动，开发资源，动员人人参加，做好健康促进的发展策略。

2. 政策干预   通过出台改变影响人健康的行为政策、法规、规章制度等措施，从而使人们重视与支持健康促进，争取卫生机构、社会团体及各单位积极参与协助。

3. 健康环境干预   通过在社区营造一种生活与行为方式健康，改变环境以促使人们的行为发生改变或维持的措施，如增加文化场所、张贴公益海报、加强体育设施的建设，以及饮用水、厕所、环境绿化等。

4. 信息干预   通过社区牵头进行面对面健康宣讲，通过网络、海报等宣传措施为人们提供有益于行为改变的知识、信息，让人们形成促使行为改变或维持的态度、意识、价值观，掌握健康技能等，最终促使人们自觉采纳有益于促进健康行为改变的措施。

5. 人际干预   人人参与是社区健康教育的基础，是社区相关行为干预的成败因素。通过社区领导和群众代表共同参与社区健康规划、执行与评价，激发群体的强大力量，发展社区健康教育人力资源，树立榜样，使其具有归属感和集体荣誉感，能起到引领他人共同行动的作用。

五、疾病的三级预防

三级预防是以人群为对象，以健康为目标，以预防疾病为中心的预防保健措施。三级预防是贯彻"预防为主"卫生工作方针的具体体现，是控制和消灭疾病的根本措施。根据疾病发生发展过程及健康决定因素的特点，把预防策略按等级分类，统称为三级预防。

1. 一级预防   又称初级预防或病因预防，即首先找出各种致残的危险因素，再去采取预防措施。由全社会及社区来完成优生优育教育、遗传咨询、婚前检查、产前诊断及围生期保健，开展多种形式的健康教育。一级预防是最重要、最积极的防残推荐措施，但需全社会和每个人的充分合作。

2. 二级预防   是指早发现、早诊断及早治疗。在残疾形成和发展过程中限制（或逆转）由残损所造成的残疾,即防残损发展为残疾。如为防止智力残疾而对新生儿采取的各类筛查及对某些人群的筛查均属于二级预防。二级预防是防残中不可缺少的措施。

3. 三级预防　则是指积极康复及防止残疾向残障转变。对智力残疾则是尽力使其不发展成重度或极重度智力残疾。康复训练,是防残工作中不可缺少的,对于各类残疾人都是非常必需的,这需要多方通力协作,需要社会保障,应有医生、护士、特教教师、康复工作者及家庭的参与。

第二节　社区健康教育

一、健康教育的目的及意义

(一)社区健康教育的概念

1. 健康教育　是通过信息传播和行为干预,帮助个体或群体掌握卫生保健知识,树立健康观念,自愿采纳有利于健康的行为和生活方式的教育活动与过程。

2. 社区健康教育　是以社区为单位,以社区人群为教育对象,以促进居民健康为目标,有目的、有计划、有组织、有评价的系统健康教育活动。

3. 健康素养　是个体获得、理解和处理基本健康信息或服务并做出的正确的健康相关决策的能力。

(二)社区健康教育的目的

1. 提高社区人群的健康意识,培养居民的健康责任感。

2. 增进居民自我保健的知识和技能。

3. 促使居民养成有利于健康的行为和生活方式。

4. 合理利用社区的保健服务资源。

5. 降低和消除健康危险因素。

(三)开展社区健康教育的意义

1. 对促进"人人享有健康"目标的实现具有重要意义　随着社会进步和经济发展,人民生活水平提高,与之而来的是疾病谱和死亡发生的根本性的变化。传染病、高血压、糖尿病、冠心病、肿瘤等成为危害健康的主体。以社区为基础,通过健康教育的方式,促使人们采取健康的生活方式和行为方式,降低疾病致病因素。大力开展健康教育是必由之路,社会应为人们创造一个整洁、舒适、有益于身心健康的社会环境和生态环境。因此健康教育已是社区护理工作的重要组成部分。

2. 对慢性病实施预防干预具有重要意义　慢性非传染性疾病的发生、发展多与不良的行为生活方式有关,需要进行有效防治。通过社区健康教育,使大多数人改变不良生活方式和行为方式,致使各种危险因素下降,达到预防疾病、促进健康的目的。

3. 社区在传染病防控中的意义　社区是社会细胞,也是城市治理的基本单元。社区作为疫情防控一线,具有基础性地位。如新型冠状病毒肺炎传染性强、流动性强,社区承担了大量基础性工作,控制病毒传播,减少人员流动,进行网格化管理,做到早发现、早报告、早治疗,因此社区是打赢疫情防控阻击战的重要支撑。

二、社区健康教育的对象及人群特点

(一)社区健康教育的对象

1. **健康人群** 是社区中的主要人群,由各个年龄段组成,占所在社区比例最大。其健康教育应侧重于卫生保健知识、预防疾病的知识与技能,以帮助他们维持良好的健康行为方式,保持健康、远离疾病。儿童的主要健康教育内容包括生长发育、疾病预防、意外伤害、健康习惯等。成年人的主要健康教育内容包括良好的生活习惯维持,慢性病、老年性疾病的早期预防,心理状态、健康保健等。女性的主要健康教育应增加生殖健康、更年期保健等。老年人的主要健康教育包括养生、保健、心理健康、疾病预防、自我发现等。

2. **高危人群** 通常指的是比平常人患病概率大的人群。其健康教育重点是健康促进与疾病预防,高危因素应作为健康教育重点。高危人群对危险因素的认知与控制,可积极消除致病隐患。

3. **患病人群** 包括各种急性病、慢性病、恢复期、残障人士和临终者,依据疾病可分为临床期病人、恢复期病人、残障期病人和临终病人。

(1)临床期病人健康教育的主要内容是疾病的治疗和与康复相关的知识、技能。

(2)恢复期病人渴望早期摆脱疾病的困扰,对健康教育比较感兴趣,合作性好。应侧重于疾病康复知识的教育以帮助他们提高医疗行为,自觉进行康复锻炼,以减少残障,促进康复。

(3)残障期病人由于患病时间长,往往已具备一定的疾病和健康知识。应针对病人最急需解决的健康问题及生活需求进行教育,尽可能在生理、心理上加以帮助,阻止并发症的发生。

(4)应帮助临终病人正确对待死亡,指导家属如何帮助其提高晚期生活质量,轻松安详地度过最后的人生。

4. **病人家属及照顾者** 病人家属及照顾者因长期护理病人,生理和心理均存在疲惫、压力等。对于这类人群,应通过健康教育提高他们对家庭护理重要性的认识,使他们树立信心,消除厌倦情绪,指导他们掌握家庭护理的基本技能。对于此类人群的健康教育重点还包括提供给他们足够的照顾技巧和自我保健知识,使他们在照顾病人的同时维持和促进自身的身心健康,预防疾病的发生。

(二)社区健康教育不同人群的特点

1. 儿童、青少年应重在生活教育,要与日常生活相结合,对生活习惯、饮食营养、预防伤害、身体活动进行干预。采用多元化形象教育法,如录像、视频、故事等。同时需要学校、家庭、社会共同协助,为儿童、青少年发展创造良好的条件。

2. 老年人健康教育特点是根据其日常生活行为,指导老年人选择科学、合理的行为方式,纠正不良习惯。选择恰当的健康教育方法,引导老年人利用位置法、理想法、归类法等提高健康教育效果。同时注重老年人的心理健康教育。

3. 慢性病病人健康教育特点是加强高危人群的预防教育,通过预防健康赋权,着重提高自我保健能力,重视社会心理因素干预。

三、社区健康教育的方法

(一)社区健康教育讲座

健康教育专题讲座是专业人员就某一项专题向社区的相关人群进行理念、知识、方法、技能等的宣讲。健康教育专题讲座常用的方法主要有讲授、提问与讨论、角色扮演与案例分析、示教与反示教等。

1. 讲授　健康教育讲座适用于传授知识。社区健康教育中的讲授最好能满足简短精辟、重点突出、直观生动的特点。

(1)简短精辟:是指讲座规模与时间不宜过大、过长。健康教育活动每次人数不超过30人,每次讲授的时间一般以30~60分钟为宜。

(2)重点突出:制订健康教育计划时要明确核心知识点,确定核心后讲授时要给重点内容留出充分的讲授时间,以保证居民可以充分理解所讲的内容。如果需要还可以结合其他方法反复强调重点内容。

(3)直观生动:讲授时可选用直观教具,如挂图、模型等,以便加深居民的理解。也可采用生活用语代替专业用词,列举身边的例子,让居民更易接受,还可以与居民互动,采取提问或请居民协助做示范,这样可以提高居民的学习兴趣和注意力,从而提高讲课效果。

2. 提问与讨论　是鼓励社区居民参与到健康教育互动中来的最常用的方法。提问和讨论适用于培训知识、交流技能等讲座,是目前使用较广泛的健康教育方法。

(1)提问的要点:问题应当是经过精心准备的,能激发社区居民学习兴趣、开启思路。提问之后要给居民留有充分的时间进行问题思考和反馈。当反馈或讨论时应为居民提供充分发表自己意见的机会与时间,不要急于评价正确与否,过快地对居民的看法进行评价容易打消其思考和表达的积极性。

(2)讨论的要点:讨论时尽可能每个人都能发表看法,每组讨论人数以5~6人为宜,最多不要超过15~20人。要明确需要讨论的内容,讨论的时间要充分。教育者在讨论结束后要及时总结。每一次讨论都有其预期的目的,可在讨论后对居民的反应予以评判。

3. 角色扮演与案例分析　角色扮演是一种独特的教学方法,主要用于改善态度和交流技能,培训决策技能时也可以使用这种方法。案例分析主要用于培训决策技能和解决问题的方法。这两种方法在实际工作中有时会混合使用。完成一次角色扮演或案例分析,一般需要下列几个步骤。

(1)编写案例或剧本:所编写的案例要选择真实的事件,案例就是一个实际情景描述,所选案例应能启发或激发人们探索解决问题的方法。剧本编写的内容必须与教育内容密切相关,具有典型的景、人物、人物关系。剧本的语言要简洁、准确,能够表达故事情节。

(2)案例分析:就是对事件所引起的结果进行分享,可在所举案例上进行分析,以进一步揭示事件的意义和价值。角色扮演要遵循自愿的原则,护士需要给表演者解释剧情和各自扮演的角色的特点,整体表演时间以5~10分钟为宜。表演结束后,可询问观众对表演的反应,也可请扮演者陈述自己的感受,最后进行小结。

4. 示教与反示教　示教与反示教是采用实际病例观摩或播放录像、通过角色扮演进行演练。由教育者为教育对象演示一个完整和正规的操作步骤,被教育者进行重复操作,教育对象在教育者的帮助指导下得以掌握,以达到最好的教育效果。

(1)准备充分:教育者必须对所示教的内容有充分了解,反复练习并掌握操作步骤。准备教具时,要使用居民常见的,以便每名受教育者都有机会练习。

(2)操作分解:对于各项操作应详细解读,尤其是较为复杂的操作。如果教育对象是年纪较大的老年人,应当把整个操作过程分解成一个个简单的步骤。护士可以先连贯地将操作过程示范一次,然后分解示范每一个步骤,并同时讲解每个步骤的操作要点,最后再连贯示范全过程一次。

(3)反示教:在护士讲解和示范后,应当让居民进行反示教,即练习。护士需要仔细观察居民每一个步骤是否正确,及时给予指导或纠正。也可以让居民对每一个步骤单独练习,主要是增加受教育者的熟练度。

(二)社区健康教育咨询

咨询就是通过帮助咨询对象,对所提出的问题提供正确的信息,帮助咨询对象参考,并可做出正确的决定。社区健康咨询是健康咨询的基本环节,是围绕健康问题展开的咨询,通常是一对一、面对面的咨询,因此要求护士不但要掌握丰富的医学护理知识,还要能够正确运用人际交流技巧。

1. 问候 护士不仅要衣着整洁、热情、大方,还要态度真诚地进行问候和交流。咨询是与对象建立良好关系的开始,护士要合理运用语言与非语言沟通技巧,在咨询过程中应该保持积极、学会倾听,让居民产生亲切感和信任感,这样才会将自己的真实问题告诉护士。

2. 询问 询问是在交谈中产生的,护士要认真倾听,不要随便打断对方的讲话。当居民提出问题之后,护士还要注意自己的反应,应当以正面、积极的反应为主,尽量不要简单评价对与错。

3. 传授基本知识及方法 介绍一些基本知识与技能,但由于此时教育对象比较单一,常常就只有一位居民,因而要针对咨询的具体情况给予讲解。

4. 帮助咨询对象做出合理的选择 护士作为专业人士,常常会下意识地认为自己的建议都是正确的,因而忽略了居民才是真正最了解自己生活的人。咨询的问题大多与生活习惯改变有关,对于生活方式的改变很难真正的持久维持,因此,护士此时要做的是客观地从各个方面为居民分析利弊,最终让居民自己做出决定,从内心认可、接受。

5. 解释如何运用方法 在健康咨询中护士除了讲解基本知识以外,还需要教导居民如何运用这些知识。如介绍居家血压测量,应参考家中血压计的情况进行介绍,电子血压计要定期检查,水银血压计使用时打起不可过高、过猛,用后要驱尽袖带内空气,卷好。再如家庭消毒时,可参考家中物品采用蒸煮、微波消毒、阳光暴晒等。所运用方法要符合居民实际条件,且简便易行。

6. 给予和接受反馈 反馈是和工作行为息息相关的共同观察,其目标是通过加强改变来达到健康目的,有效地接受反馈并对需要改进的告知者直接建立一种相互承诺关系。反馈可贯穿整个咨询过程,护士给予肯定和鼓励很重要,可使双方建立在信任的基础上,咨询者可真诚地接受,应长期追踪以更好地服务居民。

四、社区健康教育的形式与技巧

(一)社区健康教育的形式

1. 语言教育方法 是指通过以口头交流的方式进行健康宣讲。语言交流可包括口头交流、健康咨询、专题讲座、座谈和大会报告等。其特点是简便易行,不受一般客观条件限制,不需要特殊设备,随时随地即可开展,具有较大的灵活性,是增加社区居民对健康知识的理性认识最简单常用的方法。

2. 文字教育方法 是以文字或图片的方式进行传播,学习者通过阅读达到健康教育的目的。包括在社区内组织教育讲座、健康宣传或社区公共场所进行的一系列文字、图片传播,常见的有卫生标语、传单、墙报、板报、科普读物及卫生手册等。其特点是普及性强,宣传面广,不受时间和空间的限制,既可对大众进行宣讲也可对个体进行教育,利于保存,经济便捷。

3. 实践教育方法 是指以各种形式或方法进行的健康教育活动。主要通过指导学习者的实践操作,使其掌握一定的健康护理技能。如自测血糖、测血压。

4. 形象化教育方法 是应用现存作品,如图片、照片、标本、模型、实物等方式传递健康信息。其特点是直观性、真实性强,印象深刻,教育效果好。

5. 电子化教育方法 是利用现代化的声、光、电设备传播健康教育的方法。如广播、幻灯、电视、电影、微信等多媒体方式,提高宣传手段,增加健康教育效果,使教育更好地适应时代的要求。其特点是形式新颖、信息量大、传播速度快,为所学者喜闻乐见。

6. 自媒体教育法 自媒体教育法强调健康的自我传播,是以现代化、电子化的手段,向大多数或者特定的个人传递规范性和非规范性信息的新媒体,是新时代网络背景下的一种健康教育传播形式。

7. 综合教育法 是将语言、文字、实践、自媒体等多种教育方法适当结合、综合应用的一种健康教育方法,具有广泛的宣传性,适合大型的宣传活动。

(二)社区健康教育的基本技巧

1. 社区健康教育工作中的技巧

(1)开发社区领导层:动员社区领导把健康教育工作纳入政府及卫生部门的中心工作中去,创造良好的支持性环境。

(2)开发教育对象:动员教育对象主动地积极参与教学活动,建立合作伙伴关系,按需选择教育对象最适宜的健康形式与学习时间进行教学等。

(3)开发多元化传播:社区人群中的人口学特征多样,社区护士在进行健康教育时因社区资源有限,要因地制宜,选择合适方法进行技能与教学培训。

(4)遵守学习的规律:从简单到复杂、从具体到抽象、从部分到整体,循序渐进,以提高学习兴趣,保证学习效果。

(5)注重信息反馈:应对每次健康教育活动进行资料收集,采集反馈信息,不断改进健康教育形式与方法。

2. 社区健康教育中的沟通技巧

(1)说话的技巧:健康教育内容明确,重点突出,语调平稳,语速适中,适当重复重要的概念,把握谈话内容的深度。同时要注意观察被教育者的面部活动及语气,及时取得反馈,应根据情况适当停顿。

(2)倾听技巧:主动参与,给以积极的反馈,集中精力,克服干扰,充分听取对方的讲话,不轻易做出判断,也不要急于作出回答。

(3)提问技巧:给对方以间隙,注意提问时的口气,根据不同情况及提问目的采取不同类型的提问方式,如封闭式提问、开放式提问、探索式提问、偏向式提问。

(4)非语言传播技巧:无声的动姿,如手势、触摸、眼神与注视方向、面部表情、言行一致。无声的静姿,如姿势、人际距离、仪表形象。有声的类语言,如声调、笑声、时空语、时间语、空间语。

(5)反馈技巧:指对对方表达出来的情感或言行做出恰当的反应,可使谈话进一步深入,也可使对方得到激励和指导。反馈方式包括肯定性反馈、否定性反馈和模糊性反馈。

五、社区健康教育计划制定与实施

(一)社区健康教育计划制定

健康教育计划制定应先确定健康目标再进行,收集教育环境及教育者的资料并分析,了解教育对象的健康需求,为健康诊断提供依据。健康教育者应与其他社区卫生服务人员、社区基层组织领导及个人、家庭或群体共同磋商制定。健康教育计划要合理、科学地制定。教育计划的制定一般需要以下几方面。

1. 健康教育对象的评估内容

(1)评估教育对象:教育对象可以是个人、小组或人群,首先要掌握对象的一般情况、各种健康问题、文化水平等。护士主要收集资料包括:①一般资料,社区人口构成、人群分布,对象性别、年龄、健康状况、遗传因素、职业状况、家庭经济情况、宗教信仰等;②生活方式,主要有吸烟、酗酒、饮食、睡眠及体育锻炼、滥用药物、不良性行为、长期精神紧张等不良生活方式和习惯等;③学习能力,包括文化程度、学习经历、学习兴趣、学习方式等;④对健康知识的了解程度,包括常见病的相关知识、疾病的预防方法、服药知识等。

(2)评估教育环境:是指对社区的社会环境进行评估,了解居民生活环境及可能存在的健康风险。一般包括两个方面。①物理环境:社区周边居住情况、人工建筑、绿化环境。了解居民生活服务便捷情况,生活地有无污染源或危险环境存在,如工厂排放的废气、废水对空气、水资源的污染。②人文环境:是否提供如保健系统、福利机构、养老、教育、娱乐等。如生活设施的分布及其便利情况:居民居住条件,房子面积、朝向、是否通风,供水、取暖、照明设备是否齐全,以及周边绿化情况等。

(3)评估教育者:健康教育者发挥教育与指导的功能,要评估教育者是否具有扎实的专业本领,教育沟通技巧、服务责任心,是否具有独立判断、解决问题、组织与协调能力。

2. 社区健康教育需求评估方法

(1)人物评估:通过对社区重点人群进行观察、访谈、问卷调查等评估方法。

(2)间接评估:通过收集资料,观察社区人群生活形态,查阅文献、档案等评估方法。将资料整理分析,确定社区健康教育问题。

3. 社区健康教育诊断的原则

(1)对健康威胁的重要性:优先选择致死率、致残率高、发病率高、相关危险因素大、受累人数多、群众普遍关注的内容。

(2)危险因素可干预性:优先选择明确致病因素、可以预防控制、居民能够接受、简单操作及有明确健康效益的方法。

(3)成本效益可行性:根据目前人力和物力资源,优先采取能最低成本达到最大的效果的措施。

4. 健康教育计划制定的主要内容

(1)健康教育的目标分类:目标是指通过社区健康教育最终期望达到的结果。包括确定功能、认知、情感及行为等方面的改变。可分为近期目标和远期目标。计划的制定应围绕目标任务开展。

(2)健康教育的内容:教育内容选择时要重点选择符合教育对象的需求,应针对目标人群的知识水平、接受能力、教育的目的和要求来做计划。

（3）健康教育的方法：开展健康教育的形式可多样化，应根据教育内容和教育材料考虑教育方法的可接受性、简便性、经济性及可达到的效率和效果。

（4）健康教育者和教育对象的培训：健康教育者应是具有专业水平的卫生工作者。确定目标任务后，做好培训是执行计划的基本保证。执行健康教育计划的各类人员，应根据其工作性质和承担的任务，分别进行培训。

（5）健康教育活动安排：根据健康教育项目目的，教育对象和内容，科学、合理地安排健康教育活动的日程，是保证健康教育计划顺利实施的重要条件。

5. 健康教育计划的制定程序

（1）选择合适的措施：目标确定后，健康教育者要与健康教育对象进行充分协商，共同选择合适的措施，增加对象积极参与性，提高为自己健康负责的认知。

（2）健康措施排序：参照社区护理诊断及问题的排序标准或马斯洛的需要层次论来排序。通过排序，选择优先问题及早进行措施干预，尽早达到预期效果。

（3）资料与资源的选择：针对健康计划措施的实施者与教育对象确定场所、设备、经费，资源进行分析。

（4）记录：保存信息。当健康教育计划确定后，应将具体内容记录并保存下来。

（5）修改和评价：健康教育计划记录成书面文本后，要与社区相关工作人员共同探讨，发现问题及时修改。健康教育实施后要与教育对象进行探讨或调研，征求对本次工作的满意度。

(二)社区健康教育计划实施

健康教育计划实施是指在制定健康教育计划后，根据计划要求和具体措施开展的相关健康教育实践活动，将措施付诸行动、逐项落实的过程。在实施过程中，主要是把握五个环节。

1. 健康教育实施环节

（1）指导思想：主要是针对居民常见疾病发起的健康教育，要增强居民健康意识与互动意识，提高居民整体健康水平，为全面建设小康社会提供健康保障。

（2）组织团队：组织成立教育小组，主要成立多部门多学科协助的工作团队，建立健全教育工作网络，有领导分管，有专人负责。健康教育工作每年都有年度计划、有措施、有记录和总结。有关资料文件保存、管理规范。

（3）活动准备：积极协调社会各界力量，营造实施健康教育的良好内外部环境；认真做好培训，建立实施计划的时间表，准备相关材料和配套设施，做好预算。通知目标人群健康教育的主要内容、时间和地点等。

（4）计划实施：结合计划中的措施开展实践活动，如开展多种形式的讲座、培训、外出参观等。在实践过程中要不断探讨新的教育形式和方法，及时总结经验、做法，可召开组织交流会或研讨进行交流推广。

（5）质量控制：是在健康教育活动中利用一系列方法来保证实施过程的质量，主要包括对活动的内容、进度、数量、范围及经费使用情况等方面的监控；对目标人群的满意度、参与度及认知、行为变化的监测等。要建立信息反馈系统。

2. 社区健康教育评价 社区健康教育评价是健康教育实施的最后一个步骤，主要是对全面反映计划执行情况，控制计划实施质量，计划实施活动后的效果评价。评价分为过程评价与效应评价。

（1）过程评价：过程评价是评价一项健康教育活动的效果，重点表现在目标人群知识、态度、信念上的变化。评价的主要指标有：卫生知识知晓率、卫生知识合格率、健康信念形成等。

（2）效应评价：包括近期效果评价和远期效果评价。近期效果评价主要是针对受教育者在活动结束后，近期对健康知识、信念、行为方式发生的变化的评价。远期效果评价是对健康教育计划实施后产生的远期效应进行评价，包括受教育者的健康状况、生活质量的变化等。

3. 社区健康教育评价指标

（1）个体或群体生理指标：一般测量身高、体重、血压等，需要时进行肝功能、肾功能、血常规、血脂检查。通过教育前后检查、检验结果进行对比，评价个体接受教育后的效果。还可收集资料，分析一段时间内群体教育效果。

（2）健康教育服务数量和质量指标：包括医疗服务、预防服务、保健服务、康复服务、健康教育服务和生育指导服务等。

（3）个体或群体卫生习惯保健工作的指标：对某项卫生保健行为的支持反对率，例如戒烟的支持率。

（4）卫生资源评价指标：卫生资源包括人力、物力、财力、技术、信息等。常用的评价指标是每万人口医生数、每万人口护士数等。

（5）效果和结果的评价指标：评价社区健康教育服务结果指标可以用死亡、疾病、丧失劳动力、不适和不满意来进行。

（6）费用效益评价指标：投入的费用一般包括直接费用和间接费用。常用的评价方式有费用与效益分析、最小费用分析和费用与效果分析。

4. 社区健康教育主要评价方法　包括观察法、面谈与询问、家庭访视、问卷调查、卫生知识小测验及卫生统计方法等。

六、开展社区健康保健重点人群问题

社区健康教育是在社区范围内开展，以促进健康为目标开展的活动。社区居民的健康状况不同，居民对健康教育需要也不尽相同。同时，不同年龄阶段的人群也有特定的保健需求。

（一）健康人群

健康人群是社区中的主要群体，一般在社区占的比例最大，包括各个年龄段的人群。他们可能对健康教育最缺乏需求。对于这类人群，健康教育主要侧重于卫生保健知识，即促进健康与预防疾病的知识与技能。其目的是帮助他们维持良好的生活方式并保持健康，同时也加强对常见疾病提高警惕，做到疾病的预防，早诊断、早治疗、远离疾病。

（二）患病人群

患病人群可根据疾病分期分为4类。即临床期病人、恢复期病人、残障期病人及临终病人。临床期、恢复期、残障期病人一般来说对健康教育比较感兴趣，他们均不同程度地渴望早日摆脱疾病、恢复健康。对于此类病人，健康教育应侧重于疾病的并发症、复发症和后遗症的预防，疾病健康指标的监测，合理用药等。健康教育是以帮助他们积极配合，自行康复锻炼，从而减少残障，加速康复。对于临终病人的健康教育实质是死亡教育，其目的是帮助他们正确面对死亡，以减少对死亡的恐惧，尽可能轻松地度过人生的最后阶段。

（三）高危人群

高危人群是指目前尚健康，但本身存在某些致病的生物因素或不良行为及生活习惯的人群。这类人群发生疾病的概率高于普通人群，他们的相关致病原因包括生物因素和不良的行为及生活习惯。如生物因素有遗传病、高血压、糖尿病、肿瘤等,不良行为有吸烟、酗酒、缺乏锻炼等,生活习惯有高盐、高糖、高油饮食等。这类人群可能会有一部分人对疾病认知过于恐惧,因有家族遗传病而焦虑,还有一部分人对自己的不良行为和生活习惯不以为然。因此,健康教育应侧重于预防性健康教育,从而帮助他们掌握一些自我保健的技能,如血压、血糖监测,乳房的自我检查及某些疾病的早期自我监测等,或帮助他们自觉地纠正不良的行为及生活习惯,积极地消除致病隐患。

(四)病人家属及照顾者

病人家属与照顾者与病人接触时间最长,他们部分人因长期护理病人而身心疲惫,甚至厌倦。因此,对于这类人群健康教育是十分必要的,教育内容应侧重于养病知识、自我监测技能及家庭护理技能。目的是提高他们对家庭护理重要性的认识,加强持续治疗和护理的信念;指导他们掌握家庭护理的基本技能,从而科学地护理、照顾病人。同时指导他们掌握自我保健的知识和技能,在照顾病人的同时维持自我身心健康。

(五)妇女、儿童及青少年

1. 妇女健康教育　要根据女性的生理和心理的特点,重点选择与妇女生活、工作密切相关的卫生保健知识进行教育。①妇女重要时期的保健教育,如生理期、妊娠期、围生期。②婚前教育,如男女生殖系统的解剖、生理知识、性生理和性生活的卫生常识。婚前检查的意义,优生优育的知识。③育儿知识的健康教育,包括母乳喂养的意义与母乳喂养知识,幼儿生理、心理发育特点等保健知识。④妇女常见疾病的知识预防,如月经不调、闭经、痛经、乳腺增生、宫颈癌防止等。

2. 婴幼儿和儿童　指导0-6岁婴幼儿和儿童家长,对其成长监测、预防接种常识的指导。是社区服务人员根据婴幼儿、儿童不同时期的生长发育特点,以满足健康需求为目的,以解决健康问题为核心所提供的服务。如小儿常见病的防治、营养常识、良好的生活及行为习惯、儿童认知能力、儿童各种意外事故的预防和接种知识、儿童心理及行为问题、中医药保健常识。

3. 青少年　青少年时期是人的生理、心理走向成熟的阶段,身心健康方面问题最多。①生理、心理卫生知识教育:如人的构造、生理功能和特点,如何应对青春期生理变化,心理问题。②生活卫生知识:作息时间、饮食、卫生习惯。如早睡早起、定时定量进餐、细嚼慢咽、饭前便后洗手、勤洗澡及加强体育锻炼。③学习卫生与保护视力:看书写字姿势正确,参加课外活动的好处,做眼保健操,远离电子产品的使用。④安全教育知识:主要有交通安全、体育锻炼的安全,如掌握触电、溺水、冻伤、烫伤及动物咬伤等预防措施,学会急救训练及意外伤害处理。

第7章

以家庭为单位的健康服务

以家庭为单位的健康服务是社区护理的核心内容之一。家庭是个人生活的场所，它是构成社区的基本单位。家庭健康关系到个人和社区的整体健康，只有在家庭背景下了解个人健康问题，才能找到真正原因，才能有效地维护健康。

第一节　家庭与健康

一、家庭的概念

家庭传统意义上是指在一同居住的，有血缘、婚姻或收养关系联系在一起的两个或更多人组成的单位。能够提供社会支持，其成员在遭遇躯体或情感危机时能向其寻求帮助的，一些亲密者所组成的团队。现代广义的家庭定义：家庭是通过生物学关系、情感关系或法律关系连接在一起的一个群体。家庭是家庭成员共同生活和彼此依赖的场所，家庭是幸福生活的一种存在，是社会稳定的基础。合理确定家庭护理目标，促进社区护士寻找和利用家庭内外资源，帮助个体和家庭解决健康问题。

二、家庭的主要结构

家庭结构是指家庭的构成，是家庭中成员的构成及其相互作用、相互影响的状态，以及由这种状态组成的相对稳定的整体性关系模式和维系机制。家庭结构包括两个基本方面：家庭人口结构、家庭环境结构。

1. **家庭人口结构**　即家庭的类型，主要包括以下5种。

(1)夫妻家庭：指只有夫妻两人组成的家庭。包括夫妻自愿不育的丁克家庭、子女不在身边的空巢家庭及尚未生育的夫妻家庭。一般而言，家庭人口少，出现家庭矛盾的可能性越小。

(2)核心家庭：核心家庭指由父母和未婚子女、领养的子女组成的家庭。核心家庭的共同特征是：家庭成员少、结构简单、关系单纯、容易沟通，便于做出决定。但可利用的家庭资源少，家庭关系既敏感又脆弱，当面对家庭困难时，可利用的家庭内外的支持较少，容易出现家庭危机。

(3)主干家庭：主干家庭是由两代或两代人以上夫妻组成，每代人最多不超过一对夫妻且中间无断代的家庭。主干家庭的特点是：家庭成员多，关系繁多，家庭功能受多重关系影响，可利用的家庭内外资源多，认知与意见多，不容易集中。但具有面临困难时可利用家庭资源多的优点。

(4)联合家庭:联合家庭指家庭中有任何一代含有两对或两对以上夫妻的家庭,如父母和两对或两对以上已婚子女组成的家庭或兄弟姐妹结婚后不分家的家庭。这类家庭的特征是:家庭成员更多,关系更复杂,其结构相对松散且不稳定,当有不同看法和观点时,难以做出一致的决定。

(5)其他家庭:其他家庭类型包括单亲家庭、隔代家庭、同居家庭等。这些家庭类型虽然不具备传统的家庭形式,但也行使着类似的功能,表现出家庭的主要特征。

2. 家庭环境结构 主要是指家庭的内部结构,是家庭中成员间的互动行为。具体表现就是家庭关系。主要包括以下4个方面。

(1)家庭权力结构:家庭权力结构有3种类型。一是传统权威型,权力来源于传统,如父系社会的家庭把父亲视为权威人物;二是情况权威型,家庭权力随家庭情况的转变而发生转移,如丈夫失业由妻子赚钱养家,权力自然由丈夫转移到妻子;三是分享权威型,家庭成员权力均等,彼此协商家庭事务。每个家庭可以有多种权力结构并存,同时家庭权力结构会随着家庭生活周期、家庭事件及社会变迁而变化。

(2)家庭结构角色:家庭角色是指家庭成员在家中所占有的特定位置,角色分配依照家庭工作性质和责任自行决定,各成员按角色的规定实施行动,并能符合社会规范。一个人在家庭中的位置和扮演的角色会随着年龄增长而发生改变,如扮演的角色不能履行好其义务,会导致家庭功能的异常改变,从而会影响家庭成员的身心健康。

(3)家庭沟通方式:常见类型如下。①讨好型沟通方式,沟通者常常自我贬抑、乞怜和让步,总是感到抱歉且不断试图取悦他人。讨好型沟通方式,让人从心理上产生怜悯。②指责型沟通方式,这一类的沟通方式常常忽略他人,支配、批评和攻击他人,挑剔别人的错误。③超越理智型沟通方式,这一类的沟通常常采取冷静与冷酷立场,不在乎自己与对方的感受,随时保存理性,避免情绪化。④打岔型沟通方式,沟通者常常做一些事使自己和他人分心,表现出一副任何事都与自己无关的样子。⑤一致性沟通方式,沟通者常常能够真诚地表达自己,同时也能关注对方,顾及他人。

(4)家庭核心价值观:家庭价值观是个人对于家庭事务所抱有的一种观念、态度或信念,也是评价一个家庭意义与目的及理性家庭的标准。凡是与家人、夫妻关系、亲子关系、亲属关系及其他家庭或婚姻事务相关的观点都属于家庭价值观。家庭价值观直接影响家庭生活方式、教育方式、健康观念与健康行为等,其形成受到家庭所处的宗教信仰、社会文化与现实状况的影响。

三、家庭的主要功能

家庭的功能亦称家庭职能。家庭在人类生活和社会发展方面受社会性质的制约,不同的社会形态,构成不同的家庭职能,有些职能是共同的,有些是职能派生的。其主要功能是满足家庭成员在生理、心理及社会各个层次的需求。中国的家庭基本功能分为以下几点。

1. 经济功能 包括家庭中的生产、交换、消费,也是社会经济分配与消费的最基本单位。它是通过合法的劳动所得的经济报酬,可以满足家庭衣食住行、娱乐等各方面的需要。

2. 生殖功能 家庭是生育子女的基本单位,是种族绵延的保障,同时家庭也成为满足两性生活需求的基本单位。

3. 感情交流功能　是家庭生活幸福的基础。感情交流的密切度关系到每个家庭成员心理形态的形成、个性的发展、感情的激起与发泄，品德与情操的锤炼等。

4. 抚养与赡养功能　指父母对未成年子女的供养，夫妇间相互供养与帮助。赡养老人是指子女对年老父母的供养和照顾。抚养与赡养是中华民族美德，也是人类和社会延续的保证。

5. 社会化功能　主要指家庭有培育其年幼成员走向社会的责任与义务，为其提供适应社会的教育、帮助其适应社会；如孩子从家庭生活中学习知识、技能，发展建立人际关系，对正确和错误的理解。引导社会行为规范，承担社会角色赋予的相应责任和义务。树立正确的人生观、价值观。

6. 休息与娱乐功能　是家庭闲暇时间的表现，随着人们生活条件的改善，休息和娱乐逐渐从单一型向多向型发展，日渐丰富多彩。

四、家庭生活周期

(一)家庭生活周期概念

家庭生活周期概念是指家庭由诞生到成熟乃至最终衰老死亡和新的家庭诞生的周期循环。它所展示的是一个家庭变迁的动态过程，帮助我们从时间角度理解家庭的研究框架，也称家庭发展理论。

(二)家庭生活周期不同阶段与使命

家庭生活周期在不同阶段有不同的家庭发展任务。家庭作为一个单位在每个阶段都有其特有的角色、责任及需求，家庭需要满足不同阶段的需求，包括生理需求、文化规范、人的愿望和价值观。在家庭的发展中，家庭生命周期的不同阶段，家庭的主要使命是不同的。

1. 婚姻预备阶段　也称为恋爱交往阶段。此阶段的主要任务是寻找合适的配偶，通过相识和交往，增进双方的了解，相互考察对方的品质、能力、个性、家庭背景，以确定能否作为自己的结婚对象。相反，不合适则重新寻找。

2. 新婚成家阶段　指男女双方履行了结婚手续和仪式后，以夫妻名义开始共同生活到子女出生前的这个阶段。这个阶段夫妻角色形成，家庭成员要承担家庭的责任和义务，通过夫妻互动成立起新的婚姻和家庭系统。这个阶段容易出现的问题主要是：夫妻角色紊乱，仍旧保持婚前的生活习性，不能正常履行作为丈夫、妻子的责任，或因自己父母兄弟姐妹的关系处理不当，过分依赖或亲近，而影响了夫妻关系的健康发展。

3. 生产子女阶段　妻子怀孕生子，夫妻面临新的角色调整，并需要重新调整与原来家庭所形成的三代关系。此阶段婚姻容易出现的问题有：夫妻双方存在经济和照顾孩子的压力，或是妻子过分专注于孩子，忽视了丈夫的需要，或是丈夫忽视了对妻子的关心。

4. 子女成长阶段　为养育和管教子女的健康成长提供物质与精神的支持，是这个阶段夫妻双方的中心任务。随着孩子长大，家庭会出现"亲子三角关系"，即由父亲、母亲和孩子三者之间产生的感情。孩子长大后，亲子关系会逐渐发生变化，孩子需要独立自主，在心理上有脱离父母管教的倾向，这时如何处理亲子问题又成为一个棘手的问题。

5. 子女成家脱离阶段　子女长大成人，结婚成家后相继脱离父母，老夫妻重新回到了二人时代。这个阶段面临的问题有：夫妻如何适应子女脱离后的二人生活。夫妻感情原本稳定的家庭，可通过夫妻一方对另一方的互助，度过这个困难时期。而原本关系不良的夫妻，孩子的脱离成为婚姻问题重新爆发的导火线,甚至婚姻关系破裂。

6. 家庭空巢阶段 此时夫妻双方进入中老年,面临退休等问题。夫妻双方如何适应老年生活,如何做好老年相关疾病的预防,如何打发闲暇时光,成为新的问题。如果夫妻双方有共同的兴趣和爱好,此阶段就成为共同享受人生乐趣的时光。反之,家庭矛盾、夫妻冲突的机会就会大增。

7. 婚姻晚景阶段 这个阶段夫妻双方应尽可能地保持婚姻的功能与情趣,以家庭的中间一代为核心,并尽可能地支持和照顾下一代。不可避免地面临配偶、亲友的丧亡问题,配偶丧亡后如何度过精神危机,这些都是无法回避的问题。

第二节 家庭健康评估内容

一、家庭健康

1. 家庭健康概念 家庭健康是指能有效运作,每一位家庭成员都能感受到家庭的凝聚力、能满足并承担个体的成长、能够应对生活中各种挑战的家庭。家庭健康是针对家庭整体而言,而不是针对每一位个体成员。家庭健康能真正发挥家庭功能,能维护和促进家庭成员的健康。

2. 家庭健康应具备的条件

(1)良好的交流氛围:家庭成员能彼此分享感觉、理想等,相互关心,使用语言或非语言的方式促进相互间的了解,并能化解家庭冲突。

(2)增进家庭成员的发展:家庭成员间有足够的自由空间和情感支持,使家庭成员有成长的机会,能够随着家庭的改变而调整角色与职务分配。

(3)能积极面对与解决问题:当面对问题时,家庭健康成员会积极主动承担各种责任,并寻求方法解决问题。遇到有解决不了的问题,不回避矛盾,敢于面对并寻求外援帮助。

(4)有健康居住环境及生活方式:能为家庭成员提供安全和卫生的生活环境,以及认识到家庭内的安全、营养、运动、闲暇等对每位成员的重要性。

(5)与社区保持联系:家庭有规律地参加各种活动,不脱离社会,充分运用社会网络,利用社区资源满足家庭成员的需要。

二、家庭健康评估目的与评估内容

(一)家庭健康评估目的

1. 有利于发现家庭健康问题。

2. 促进家庭进行自我保健。

3. 共同制定计划,解决家庭健康问题。

(二)家庭护理评估内容

家庭健康护理评估是收集与家庭整体健康相关的资料,以及影响家庭健康的家庭环境资料,其主要是为确定家庭健康问题而收集的过程。主要包括以下评估内容。

1. 家庭一般资料 ①家庭地址、电话;②家庭成员基本资料(姓名、性别、年龄、职业、教育程度、婚姻状况、宗教信仰);③家庭成员健康状况及医疗保险形式;④家庭成员生活习惯(饮食、睡眠、吸烟、饮酒、休息、育婴等);⑤家庭健康管理状况。

2. **家庭环境** ①地理位置,距离社区、医院距离;②居住环境(房屋面积、空间分配、卫生、设施、潜在危险等);③家庭周围环境(空气、绿化、噪声、辐射)。

3. **家庭中患病成员情况** ①所患疾病的种类及预后情况;②生活自理能力及受损程度;③家庭角色扮演及履行情况;④疾病消费对家庭的影响。

4. **家庭发展阶段及发展任务** ①家庭目前所处的发展阶段与发展任务;②家庭履行发展任务的情况。

5. **家庭结构** ①家庭结构与家庭成员间的关系,家庭病人与其他成员间的关系;②家庭权力的评估;③家庭沟通的类型;④家庭成员的角色及分工;⑤家庭价值观的评估。

6. **家庭资源** ①家庭内部资源;②家庭外部资源。

7. **家庭功能** ①家庭自我保健;②养育子女的情况;③家庭成员的情感与照顾情况;④家庭凝聚力与经济支持情况。

8. **家庭与社会的关系** ①家庭对社区的看法;②家庭与亲属、社区、社会的关系;③对家庭以外可利用资源的需求。

9. **家庭应对和处理问题的能力** ①家庭成员对健康知识的认知,应对健康问题的方法;②家庭成员对战胜疾病的相关信息与成员间的情绪变化;③因健康问题,生活习惯、饮食所做的调整;④家庭成员的照顾能力与经济应对能力。

三、家庭健康评估常用工具

家庭健康评估工具常用家系图和 APGAR 家庭功能评估表。

(一)家系图

1. **概念** 家系图是以家谱的形式展示家庭结构和关系、家庭人口学信息、家庭生活事件、健康问题等家庭信息。它可帮助社会工作者迅速、形象地了解和掌握受助家庭成员的结构、成员关系及其他一些家庭情况。

2. **功能**

(1)分析案主生活的历史及各种社会关系和重大历史事件。

(2)勾画家庭成员的社会心理特质。

(3)了解家庭的互动模式。

(4)与案主分享对家庭环境的认识。

3. **表示方法** 一般□表示男性,○表示女性,--表示婚姻关系,≠表示离婚关系,-/-表示分居关系,………表示同居关系。

4. **绘制原则**

(1)长辈在上,晚辈在下。

(2)同辈关系中,年长的在左,年幼的在右。

(3)夫妻关系中,男的在左,女的在右。

每个成员符号旁,可标注年龄、婚姻情况、出生日期、患病情况。也可根据需要标注家庭成员的职业、文化程度、家庭决策者、家庭重要事件及主要健康问题。

(二)APGAR 家庭功能评估表

又称家庭关怀度指数测评表,是用来检测家庭功能的问卷,由于回答的问题少,评分容易,可以粗略、快速地评价家庭功能,适用于初次家访对家庭功能的简单了解。也是自我报告法中比较简便的一种,可快速反映个别家庭成员对家庭功能的主观满意度。主要从5个维度进行测评。

1. 适应度 家庭遭遇危机时,利用家庭内、外部资源解决问题的能力。
2. 合作度 家庭成员分担责任和共同做出决定的程度。
3. 成熟度 家庭成员通过相互支持所达到的身心成熟程度和自我实现的程度。
4. 情感度 家庭成员相爱的程度。
5. 亲密度 家庭成员间共享相聚时光、金钱和空间的程度。

四、家庭照顾者评估

Anderson 将家庭照顾者界定为"与病人生活在一起,主要负责病人家庭照顾的人"。照顾者分为正式照顾者和非正式照顾者。正式照顾者一般指在机构中的医学专业和社会工作人员、志愿者等。非正式照顾者提供的照顾一般是在居家环境下进行的,主要是家庭成员承担。在我国家庭照顾者,常见的是配偶、子女。

(一)家庭照顾者评估内容

1. 一般资料 照顾者的家庭地址、电话、个人基本资料、健康状况、医疗形式、生活习惯、经济情况、照顾意愿、照顾收入。
2. 照顾者需求 情感支持、家政服务、健康支持、交通服务、饮食与休息。
3. 相关知识 护理病患的疾病相关知识、饮食与营养知识。
4. 相关技能 自我管理水平、疾病管理能力、照顾病患能力、照顾知识与技能的学习能力等。
5. 自身素养 照顾行为、健康行为、营养及交流素养等。
6. 心理状况 情绪稳定、积极照顾、是否焦虑、期望值、社会感。
7. 生活质量 可以从主观、客观生活质量两个方面进行评估。
8. 社会支持 家庭支持、工作支持、社会支持利用度等。
9. 照顾负担 健康情况、精神状态、经济压力、工作压力等。
10. 能力 感受被照顾者的满意度、自我满意度。

(二)家庭照顾者常用评估工具

1. 照顾能力测量表 家庭照顾者对疾病相关知识、照护相关技能的掌握程度,以及寻求社会帮助的能力。该表具有5个维度,25条目录,可适用于普通人群、老年人群的家庭照顾者。具有适应性强、可广泛应用的特点。
2. 照顾者积极感受量表 用于评估照顾者的积极感受,具有较好效度。
3. Zarit 照顾者负担量表 该表是目前国内研究者使用最多的一个量表,它不仅涉及照顾者的身体和社交负担,还涉及心理、经济负担,可全面评估照顾者的负担。

(三)家庭照顾者评估注意事项

1. 方法得当 评估时要有意识地运用多种方法收集资料。可采取谈话沟通获取家庭一般资料、健康状态、心理状况等,也可通过问卷调查获取。收集资料时要充分考虑被照顾者所患疾病、病情进展、配合程度,以及家庭照顾者的照顾能力、精神状态、经济能力等。
2. 疾病认知 对家庭照顾者进行评估时,评估者应充分认识到被照顾者所患疾病的差异。被照顾者的疾病进展对家庭和照顾者的身心影响。

五、社区护士在居家护理中的作用

居家健康护理的照顾工作由各专业人员协同完成,如护理人员、医师、康复师、药剂师、社工等。虽然分工不同,但都是以服务对象为中心。护士在其中的作用是为居家病人提供直接性的护理照顾和健康指导,协助其他专业人员对病人进行康复锻炼和日常生活能力的训练。

1. 提供护理服务与健康指导   为缺乏自我护理能力的服务对象提供适当、有效的护理服务。包括有关促进健康和预防疾病的教育,提高家庭及家庭成员的健康管理能力。

2. 协助建立健康生活环境   了解家庭生活环境中影响家庭的因素,消除阻碍家庭健康的危险因素,帮助家庭改善和建立健康生活环境。

3. 心理、社会适应   了解家庭及家庭成员的心理状况及社会适应状况,及时给予指导帮助。

4. 家庭健康资源的利用   根据家庭情况,评估内外资源,帮助家庭有效利用社区和家庭各种资源,进行针对性的护理。

5. 家庭关系   了解家庭成员间的关系,引导家庭成员互相给予支持。

六、家庭对健康的影响

家庭对其每一位成员健康及疾病的影响远远超过其他任何关系的影响。家庭主要从以下方面影响着每一位成员的健康。

1. 遗传   许多疾病可通过基因遗传,如血友病、红绿色盲、先天性心脏病等与遗传因素密切相关。一些影响健康的生理和心理特征也受遗传的影响。

2. 对儿童发育及社会化的影响   家庭是儿童身心发育的必要场所,心理和社会性成熟的必要环境与条件,个人身心发展的重要阶段大多数是在家庭内完成。大量研究证明,家庭环境与儿童躯体、心理和行为方面的疾病密切相关。如父母感情破裂导致家庭不完整、父母经常殴打并谩骂儿童、父母之间相互殴打等,使儿童在成长期受负面影响,造成抑郁、自杀及社会病态人格等。

3. 对疾病传播的影响   疾病在家庭中的传播多见于感染和神经官能症。家庭成员共同居住、生活在一起,接触密切,极易发生流行性传染病。

4. 对成人发病率和死亡率的影响   许多疾病在发病前都伴有生活压力、家庭事件等多种因素。家庭婚姻状况和生活压力事件会影响疾病的发病率、死亡率。

5. 对疾病恢复的影响   家庭的支持对各种疾病(尤其是慢性病和残疾)的治疗和康复有很大的影响。如糖尿病控制不良与低家庭凝聚度和高冲突度有关,因为家庭的合作和监督是糖尿病病人控制饮食的关键;家长的漠不关心可导致抑郁症;影响卒中(脑中风)、瘫痪等慢性病病人的康复。

6. 家庭对求医行为、生活习惯的影响   家庭成员对健康的认识常常相互影响,一位成员的求医行为会受到另一成员或整个家庭的影响。家庭成员频繁就医和对医生的过分依赖往往是家庭功能障碍的表现。家庭成员具有相似的生活方式与习惯,一些不良习惯可能成为家庭成员的通病,明显影响家庭成员的健康。家庭功能良好程度也直接影响对卫生资源的利用率。

第三节　家庭健康护理方法

一、家庭健康护理

家庭健康护理是以家庭为单位,以家庭理论为指导思想,以护理程序为工作方法,社区护士和家庭成员有目的的共同参与,充分发挥家庭成员的健康潜能,以预防、应对、解决家庭发展阶段的各种健康问题,确保家庭健康的一系列护理活动。提供家庭健康护理的基本工作方法是家庭访视和居家护理。

1. 提供连续性的医疗照护,使病人在出院后仍能获得完整的照顾,在熟悉的环境中增进病人和其家属的安全感。

2. 提高病人的生活质量,鼓励病人学习自我照顾的方法。

3. 减少病人住院天数,增加医院床位的使用周转率。

4. 降低出院病人再住院率或急诊的求诊频率。

5. 减少病人及其家属往返医院路程奔波之苦,减轻家庭的经济负担。

6. 促进护理专业发展,扩展专业领域。

二、家庭健康护理的内容

1. 提供有关的医疗帮助　社区护士确定家庭存在的健康问题后,应劝导家庭成员及时就医和诊治,为家属提供疾病治疗期间有关的知识、技能方面的信息,促进其疾病痊愈、健康恢复。

2. 提高心理和社会适应能力　社区护士应熟知每位家庭成员在不同发展阶段的社会需求、心理,应认真积极指导,使其具有健康的心理、良好的社会适应能力及道德健康。

3. 建立与改善有利于健康的行为和生活方式　社区护士了解家庭成员发展中的健康信念和行为,提供相应的卫生宣教和资源,利用家庭现有的条件和经济能力,最大限度地改善生活方式和生活环境,维持或促进家庭成员的健康水平。

4. 合理利用健康资源　社区护士可以指导和帮助家庭合理有效地利用现有资源,如家庭本身的条件、社会支持性团体、社会福利机构等,以自己最大能力解决家庭健康问题。

三、家庭健康护理的技能

1. 基础护理技能

(1)熟知社区个体和人群健康促进有关的保健知识及疾病预防、治疗、护理、康复等方面的方法与技能。

(2)对常见危重症病人在现场做紧急处理,并根据情况联系急救。

(3)在社区卫生服务中,能积极配合医生根据生物、心理、社会相关因素开展家庭健康教育指导、家庭基础护理及慢性病病人、残疾人、临终病人的家庭护理。

(4)运用整体护理模式,为病人规范地填写护理病历和收集病人的健康问题并记录。

2. 专科护理技能

(1)采集各种血液、尿液、粪便标本并及时送检。

(2)徒手心肺复苏。

(3)心电图操作、静脉输液、静脉注射、鼻饲、洗胃、灌肠、导尿术等。

(4)一般伤口的切开、缝合。

(5)烧伤和骨折的初步简单处理。

(6)孕期预防保健指导、围生期访视。

(7)五官、眼科的一般治疗(包括眼内异物和泪囊冲洗),取外耳道耵聍及异物。

(8)超声雾化吸入。

(9)各种慢性病的病情观察、家庭康复护理、临终护理等。

第四节　家庭访视与居家护理

一、家庭访视

(一)家庭访视的概念

家庭访视简称家访,是为了维护和促进个体和家庭的健康,社区护士深入服务对象的家庭进行有目的的交往活动。家庭访视是社区护士开展社区护理的重要形式。

(二)家庭访视的目的与内容

1. 家庭访视的目的　社区护士通过家庭访视,了解社区居民的健康状况,早期发现访视对象现存的或潜在的健康问题,确定影响家庭健康的危险因素,根据实际需求和现有的内在、外在资源合理地制订和实施家庭护理计划,帮助社区居民解决家庭问题,预防疾病和促进家庭健康。

2. 家庭访视的内容

(1)判断家庭存在的健康问题,按照援助计划落实。

(2)提供护理服务,是指实施的护理活动,如为居家病人伤口换药,为高血压病人提供生活和安全用药等方面的知识。

(3)社区护士寻求解决家庭内部问题的方法,同时应具备与相关部门进行协调和联络的能力,提供如何利用各种社会健康资源的咨询指导。

(4)为家庭提供知识信息,指导家庭成员有效应用各种保健知识,进行自我保健,内容包括有关家庭健康的行为。

(三)家庭访视的类型

根据访视的目的可分为以下 4 种类型。

1. 预防性家庭访视　目的是疾病预防和健康促进。主要用于妇幼保健性访视和计划免疫等。

2. 评估性家庭访视　评估个体、家庭的健康需求和状况,为制订护理计划提供依据。常用于有健康问题病人的评估,年老体弱者或残疾人的家庭环境评估。

3. 连续照顾性家庭访视　为有后续护理照顾需求的病人提供连续性的护理服务。主要用于慢性病病人、行动受限者、需要长期康复护理的病人及临终病人的家庭护理。

4. 急诊性家庭访视　解决临时的、紧急的情况或问题,多为随机性。如外伤、家庭暴力等。

(四)家庭访视的程序

家庭访视的程序可分为访视前准备、访视中工作、访视后工作。

1. 访视前准备　是访视工作成功与否的关键环节,准备的内容包括选择访视对象、查看访视对象资料、确定访视目标、准备访视用物、联络被访视家庭及安排访视路线等。

(1)选择访视对象:当需访视的家庭较多时,应在有限的时间、人力、物力情况下,有计划、有目的、有重点地安排访视对象的优先顺序。优先考虑健康问题影响人数多的家庭、健康问题对生命有严重影响的家庭、易产生后遗症的有健康问题的家庭、利用卫生资源能控制疾病的家庭。在实际工作中,既要参照优先原则安排访视顺序,也应根据具体情况进行适当调整。

(2)查看访视对象资料:选择家庭访视对象后,应先查看访视对象的家庭健康档案资料,对访视对象有初步了解。

(3)确定访视目标:进行家访前,社区护士分析收集到的访视对象资料,做出护理诊断,制订访视计划,确定访视目标。对需要连续性访视的家庭,每次访视前需了解以前的家庭护理记录及相关信息。

(4)准备访视用物:根据访视目的和家庭的具体情况准备访视用物,访视用物分为基本用物和增设用物。基本用物有:体温计、听诊器、血压计、棉签、纱布、剪刀、纸巾、压舌板、注射器、乙醇、手电筒、皮尺、口罩、帽子、工作衣、消毒手套、家庭护理手册、记录本等。增设用物一般根据访视目的临时增加,如对新生儿的访视要增加体重秤、预防接种和母乳喂养的宣传材料等。

(5)联络被访视家庭:原则上需事先与被访视家庭预约具体访视时间,一般通过电话预约。如果因预约可能使家庭有所准备而掩盖了想要了解的真实情况,如虐待儿童等特殊情况,可安排临时性突击访视。

(6)安排访视路线:一般个案的访视,路线安排可由远及近或者由近及远,节约时间。原则上将问题较重、有时间限制、易受感染的对象优先安排,如果没有特殊情况发生则按既定计划进行访视。

2. 访视中工作

(1)确定关系:访视目标的实现与服务对象及家庭成员的积极配合有密切关系,社区护士要与服务对象及家庭建立信任、友好、合作的关系。首次家访时,社区护士首先要自我介绍,说明来访的目的和所需要的时间。

(2)评估、计划与实施

①运用沟通技巧,全面、客观地收集访视家庭的资料,评估现存的健康问题。

②与访视对象一起制订或调整护理计划,以提高访视对象与其家庭的参与意识。

③实施护理干预,进行健康教育或护理操作。

(3)简要记录访视情况:记录的重点为护理人员提供的护理服务及病人的反应。

(4)结束访视:结束访视时需与访视对象一起复习总结,确认有无被遗漏的问题,征求家庭对此次访视的意见与建议。如有需要预约下次访视时间,社区护士将自己的姓名、社区服务站的地址、电话留给访视对象,以便随时咨询。

3. 访视后工作

(1)物品的处理:访视后,要及时检查、消毒、整理使用过的物品,对访视的基本用物补充完整。

(2)记录和总结:整理和补充访视记录。有家庭健康档案者,应更新信息;无家庭健康档案者,应及时建立。

（3）制定和完善护理计划：根据家庭访视中收集到的资料和新出现的问题,制定和完善护理计划。对已解决的健康问题,应及时终止护理计划。

（4）协调合作：针对家庭访视中出现的问题,可以与社区其他卫生人员协商,找到解决问题的办法,如个案讨论、汇报等。对于社区内现有资源不能解决的问题,在征得访视对象同意的情况下,应与其他卫生服务机构联系,为访视对象提供转诊服务。

(五)家庭访视的注意事项

1. 仪表端庄　着装得体、整洁,随身携带身份证、工作证便于工作。一般情况下,穿工作服比较容易开展访视工作。

2. 态度和蔼　说话要注意语速,注意专心倾听、行事合乎礼节。对访视对象关心、尊重,与访视对象交谈时要注意交流方式,不能以暗示的言语影响访视对象对问题的认识和判断,要保守被访视家庭的秘密。要保持中立的态度,客观、真实地收集访视家庭的资料,不以自己的态度、信仰、价值观等影响访视对象的判断与决策。

3. 观察仔细　发挥敏锐的观察能力,密切注意访视对象语言和非语言的表现,有助于发现细微问题,帮助社区护士做出明智的决定。

4. 方式得当　进入访视家庭后,说明来意和目的、所需要的时间等,取得访视对象的同意与配合。访视中,要引导访视对象尽快进入主题,切勿随意闲聊,偏离主题。

5. 时间合适　选择合适的时间,家访的时间不宜过早或过晚,避开吃饭、午休、会客的时间。家访时间控制在 0.5~1 小时为宜。最好在家庭成员都在的时候进行家访。

6. 项目明确　护患双方明确收费项目与免费项目,一般家访人员不直接参与收费。访视护士不应接受礼金、礼物等。

7. 注意安全

（1）家访前应事先与被访家庭电话联系,询问家庭地址、交通路线;特殊情况时社区护士可以要求陪同人员同行,如为单身的异性进行家访。

（2）避免去一些偏僻的场所进行家访,如地下室、小胡同、空旷的建筑或偏远的地区;在访视对象的家中看到一些不安全因素,如打架、酗酒、有武器、吸毒等,可立即离开,并与有关部门联系。

（3）护理包应在社区护士视线范围内,避免儿童接触而发生意外。

（4）家访前应做好路线安排并严格遵守,访视前尽可能用电话与访视对象取得联系。切忌为了节约时间而随意改变家访路线。途中遵守交通规则,做好自身防护,注意路途安全。

（5）家访时尽量要求护理对象的家属在场,遇到有敌意、情绪反常、发怒的访视对象,在提供急需的护理后,立刻离开现场。

二、居家护理

(一)居家护理概念

居家护理是指社区护士直接到病人家中,向慢性病病人、残障人士、偏瘫病人、老年人、精神障碍者及临终病人提供连续的、系统的基本医疗护理服务,是住院服务的院外补充。病人在家中可以减少家属来回照顾的奔波,节省费用,还可享受专业人士的照顾。

(二)居家护理的目的

1. 为病人提供持续性医疗护理,使其出院后仍能得到全面照顾。

2. 降低出院病人再住院率及急诊的求诊率。

3. 减少病人家属往返奔波医院之苦。

4. 减少家庭负担。

5. 扩展护理专业领域,促进护理专业发展。

6. 缩短病人住院日,增加病床利用率。

(三)居家护理提供的形式

居家护理主要有两种形式,包括家庭护理服务中心和家庭病床护理。

1. **家庭护理服务中心** 是目前发达国家正积极推广和使用的方式,是居家护理的发展方向,在美国称之为家庭服务中心,日本称为访问护理中心。它主要是对家庭中需要护理服务的人提供护理人员入户护理服务的机构。

(1)机构设计:由社会财团、医院或民间组织等设置,经费独立核算,来源于护理保险机构,少部分由服务对象承担。

(2)工作人员:固定工作人员,由主任 1 名,副主任 1 名,医师 1~2 名,社区护士数十名,护理员和家政服务员数十名,康复师数名,心理咨询师 1 名,营养师 1 名组成。主任和副主任可由社区医师担任,也可由地方医师担任。

(3)服务方式:到服务中心申请后,服务中心派社区护士到申请者家中访视、评估。评估满足条件包括家中必须有照顾责任人、护理费用纳入相关保险、有明确经营方向和资源管理方法、建立健全转诊制定。

2. **家庭病床护理**

(1)家庭病床护理概念:是指符合住院条件、需连续治疗,但因个人特殊情况不能住院的病人,由基层卫生服务机构在其家中设立病床,为其提供医疗、护理服务的过程。它以家庭作为治疗护理场所,让病人在熟悉的环境中接受治疗和护理,提高其生活质量及疾病恢复,有效降低入院率,减少家庭人力和经济负担。

(2)家庭病床的分类

①医疗型:以收治老年性疾病、慢性病、常见病、多发病、中晚期肿瘤等为主体。

②康复型:心血管疾病等老年性疾病的康复期,根据病情需进行以社区康复治疗为主的病人。

③综合服务型:已诊断明确且治疗方案单一,长期卧床,适宜家庭慢性病治疗的病人。

(3)收治对象:老年病、常见病、多发病病人,出院后恢复期仍需治疗、康复的病人;老弱病残到医院连续就诊困难的病人;适合家庭病床治疗的部分妇产科、传染病、职业病、精神病病人;晚期肿瘤需要支持治疗和减轻痛苦的病人。

(4)家庭病床建床程序:建立家庭病床的病员是定点社区卫生服务中心的签约病人,建立家庭病床须由病人或家属向社区卫生服务中心提出并填写申请表。建立家庭病床双方应签订建床协议,协议内容涉及建床因素、服务模式、医务人员责任、病人及家属的责任、查床及诊疗基本方案、收费及意外情况的发生。

(5)家庭病床诊疗规范:家庭病床一经建立,责任医师于 24 小时内上门检查病人,建立家庭病床病历,制定诊疗护理计划,交代注意事项,签订家床协议。家庭医生首诊制、全程负责制,定期查床,落实病程记录。同时医务人员应遵守法律法规,严格执行技术操作规范。

(6)护理规范:按照家庭病床分级管理的方法做好护理工作,书写护理记录,观测病情和心理变化,发现问题及时向责任医师报告。发现传染病病人应及时报告,做好疫情登记,并指导家属做好消毒隔离工作。严格执行护理操作常规、无菌技术操作流程和医院感染管理制度。需要在家中进行输液或其他特殊治疗的还应签订知情同情书。生活不能自理的病人在医务人员进行医疗服务时须具有完全民事行为能力的家属或看护人员在场。

(7)建床周期:家庭病床以3个月为1个有效治疗周期,3个月内应根据病情及时办理撤床手续及结算。确因病情需要继续治疗者,应先办理撤床手续,结清费用,再重新办理申请审批手续。

第8章

常见急症的社区急救

随着社区卫生事业的发展及功能定位,社区基层医生、护士的职责越来越重要。同时,社区急救任务也相应地摆在了社区医护人员面前。

第一节　社区急救护理

一、社区急救概念

社区急救又称社区紧急救护或院前救护,是社区对各种危及生命的急症、创伤、中毒、灾害事故、慢性病急性发作等病人在院前实施的抢救护理,包括现场紧急处理和监护运送至医院的过程等。

二、院前急救的重要性

当社区居民遇到意外创伤或急性疾病时,急救直接关系到病人的生命安危和预后。时间就是生命,在急救医学领域有"黄金1小时"和"白金10分钟"的急救理念。可见,快速有效的院前急救工作,对维护病人生命,减少院前伤残率和死亡率非常重要。

三、院前紧急救护的目的

1. 尽快将伤病员脱离危险环境,避免进一步伤害。
2. 及时正确处理危及病人生命的严重急症,如大出血、窒息、休克等。
3. 防止创伤感染及并发症的发生,减轻病人痛苦和不适。
4. 安全转运到医院。

四、院前急救的原则

1. 先救命再治伤(治病)。
2. 先重后轻。
3. 先排险后施救。
4. 先救活人后处置尸体。
5. 以抢救为主,维持伤病员的基本生命体征。

五、社区急救护理的工作范畴

1. 接受紧急就诊的各种病人。
2. 接受院前救护转运的伤病员。
3. 负责对危重病人的抢救。
4. 承担灾害性事故的急救工作。
5. 开展急救护理的科研和教学工作。
6. 培训急救护理人员和开展急救知识的宣传教育活动。

第二节　心搏骤停的院前急救与护理

一、概述

心搏骤停是指心脏射血功能突然终止,大动脉搏动停止与心音消失,重要器官严重缺血、缺氧,导致生命终止。及时、有效、正确的心肺复苏是抢救心搏骤停的关键措施。

二、原因

心搏骤停的原因很多,主要包括心脏因素和心外因素。

1. 心脏因素　与疾病相关,冠心病、急性心肌梗死、心肌炎、先天性心脏病、高血压心脏病、主动脉瘤破裂及其他各种心脏病引起的心律失常。

2. 心外因素

(1)非心源性骤停:包括呼吸道疾病、严重电解质紊乱。

(2)药物因素:一些药物毒性反应可致严重心律失常而心搏骤停,如平喘药、抗心律失常药、强心苷类药物、抗抑郁药及药物中毒。

(3)环境因素:电击伤、烧伤、烟雾致气道组织水肿、窒息等。

(4)其他:如溺水、长期熬夜、过度劳累、压力大、过敏、过饱饮食等。

三、临床表现

1. 突然意识丧失,病人可能突然倒地,呼之不应。
2. 大动脉搏动消失。
3. 出现晕厥,大、小便失禁,叹息样呼吸或呼吸停止,瞳孔散大,脉搏、血压消失,皮肤苍白、发绀等。

四、急救步骤与复苏指征

(一)急救步骤

1. 发现病人后,先评估周边环境,若在火灾、海边等危险地点,要先保证自身安全,然后将病人转移到安全地带施救。

2. 判断病人的意识是否丧失、大动脉搏动是否消失、呼吸是否停止,确定后再开始心肺复苏。

3. 立即呼救,在实施心肺复苏之前,让其他人迅速拨打急救电话,以免耽误最佳抢救时间。如有条件取来自动体外除颤仪。

4. 尽早实施心肺复苏:将病人仰卧置于地面或硬板上,头颈躯干呈直线,松开病人上衣及腰带。在两乳头连线中点(胸骨中下 1/3),以 100～120 次/分的频次,5～6cm 的深度,用力按压 30 次。清理口腔内分泌物,人工呼吸前保持气道畅通,吹气时间大于 1 秒,或应用简易呼吸器。持续 2 分钟高效 CPR,心脏按压与人工呼吸为 30∶2 的比例进行,操作 5 个周期,判断复苏效果。

5. 抢救成功后将病人置于平地,头偏向一侧,防止误吸。

6. 持续抢救,等待 120 救援人员抵达,进行进一步的转运。

(二)心脏复苏有效指征

1. 恢复自主循环,可触及大动脉搏动恢复,病人面色、口唇、甲床颜色由苍白、青紫变红润,收缩压≥60mmHg。

2. 自主呼吸恢复,意识恢复。

3. 散大的瞳孔缩小,对光反射恢复。

五、院前转运

待救护车赶到,和急救医生做好病情交接,简述病史、抢救经过、用药情况、目前病人生命体征,必要时随车前往救治医院。途中密切观察病人生命体征、意识,必要时进行持续心肺复苏。

第三节 外伤与骨折的急救

一、概述

外伤与骨折是指机械性致伤因素作用于机体所造成的组织结构完整性破坏或功能障碍。随着社会的发展,交通事故、工矿业事故、高空坠落、刀刺伤及挤压伤等机械性损伤时有发生,且伤势严重,病情变化迅速,致死率高。

二、机械性损伤的分类

1. **按致伤物性状** 钝器伤、锐器伤、火器伤。

2. **按损伤类型** 自杀伤、他杀伤、意外或灾害伤。

3. **按损伤程度** 重伤、轻伤、轻微伤。

4. **特殊类型损伤** 交通损伤、坠落伤、颅脑损伤。

三、机械性损伤的主要类型

1. **钝器伤** 为有钝圆、钝角、钝棱而无锐利的锋刃或尖端的物体(如铁锤、木棍、石块、皮带、拳头等)作用于人体所造成的损伤。

2. **表皮剥脱** 致伤物擦过皮肤表面,使表皮与真皮相剥离,真皮外露,或伴有真皮血管破裂的损伤,又称擦伤。表皮剥脱呈点状、条状、片状或其他不规则形状。

3. **皮下出血** 指钝器作用于人体表面,使皮内或皮下血管破裂出血的现象。按出血量的多少,皮下出血可呈点状、片状或聚积成皮下血肿。

4. 挫伤　受钝器的挫压作用,使皮下或深部软组织形成非开放性的损伤。挫伤处常有表皮剥脱,深部肌肉、结缔组织挫碎及出血。

5. 挫裂伤　是指某个部位的皮肤及软组织由于钝性损伤引起破裂而形成的损伤,常见于摔伤、压砸伤、挤压伤及碰伤等。挫裂伤的伤口大且深,涉及皮肤表层和深层。

6. 骨折　由于外力的直接或间接作用,使骨的完整性受到破坏。常见的是颅骨骨折,其次是肋骨骨折,也有四肢骨折、脊椎骨折和骨盆骨折。在社区日常生活中跌倒是骨折的主要原因。肋骨骨折可由直接或间接暴力引起,常合并发生血气胸。

7. 内脏损伤和脑损伤　暴力作用引起的内脏破裂、挫碎并发内出血称为内脏损伤。多见于肝、脾破裂,其次是胃肠、膀胱、心、肺等器官破裂。暴力作用于头部,往往造成脑损伤,如脑震荡、脑挫伤及颅内出血和脑出血等。

8. 肢体断离挫碎　巨大的外力作用,如爆炸、高空坠落、车辆碾压等,使人体躯干和四肢断离、内脏严重破裂或挫碎。

9. 锐器伤　有锐利刃口或尖端的物件,如菜刀、匕首、剪刀、玻璃碎片等作用于人体所造成的损伤。可分为砍创、切创、刺创和剪创等,特点是创缘整齐、创角尖锐。

四、机械性损伤的临床表现

1. 局部表现　一般有疼痛、皮下瘀斑、伤处肿胀等表现,骨折部位的体征为畸形、骨擦音或骨擦感、异常活动。

2. 全身表现　应激性体温升高、食欲缺乏、乏力、尿少,休克。骨折可以引起呼吸窘迫综合征和弥散性血管内凝血。骨骼和肌肉损伤所特有的全身改变主要有脂肪栓塞和挤压综合征,甚至多器官功能衰竭。

五、机械性损伤的现场救护

1. 判断伤情　在最短时间内初步检查或抢救,对心搏停止者现场实施心肺复苏,外伤者针对伤情实施救治,运用通气、止血、包扎、固定和搬运急救技术。

2. 解除窒息　及时清除呼吸道异物,窒息是现场和转送途中病人死亡的主要原因。

3. 有效止血　对出血多的伤口,应根据伤情选用止血方法。常用的方法有压迫止血、加压包扎、抬高患肢等,注意避免滥用止血带。使用止血带时应标注时间,每20分钟放松1次,以防肢体缺血、坏死。

4. 包扎、固定　减少疼痛刺激,避免再出血。包扎伤口时可用无菌敷料覆盖创面,若条件有限,可用清洁布单、毛巾等覆盖,外用绷带或布条包扎、固定。现场包扎时外露的骨折端、内脏,原则上不应在现场还纳,以免污染物带入伤口深部。就地取材固定骨折的肢体,防止骨折再损伤。

5. 抗休克　开放性骨折可有大量出血,应及时使用敷料加压包扎以止血。注意保温。对于严重创伤引起的休克,必要时建立静脉通道,给予抗休克治疗。

六、转运

转运是病人经现场急救后由救护人员安全运送至医院的过程,是现场救护中的重要环节。

1. 转运途中要注意动作轻稳,防止震动,减少疼痛刺激。上肢骨折伤口固定后可让其自行行走,下肢骨折者应用担架,脊椎骨折者应用硬板或担架,并将其固定在上面。转运途中应严密观察生命体征和伤情变化。

2. 保持呼吸道通畅,昏迷病人头部可稍高并转向一侧,防止误吸。继续进行抗休克等抢救,如输液、吸氧等。

3. 病人送到医院后,务必向接收医护人员提供现场及途中的详细情况。

由于大部分中老年人骨质疏松,所以在外力作用下容易引起骨折,医护人员应及时到达,果断地判断,及时、准确、有效地应用止血、包扎、固定的基本技术,防止病人病情恶化,减轻痛苦,以便快速转诊后得到进一步的有效救治。

第四节 急性脑血管意外的急救护理

一、概述

脑血管意外又叫急性脑血管病、脑卒中。是指急性起病,迅速出现由于脑部血液障碍所致的神经功能缺损的一组综合征。可分为缺血性脑卒中和出血性脑卒中,缺血性脑卒中又叫脑梗死(即日常所说的脑血栓),出血性脑卒中又叫脑出血。

二、病因

1. 家族遗传 有家族遗传倾向,父母死于脑血管病的人群发病率较普通人群高。

2. 环境因素 环境因素也可能诱发脑血管意外,紧张情绪和内分泌的失调可引起高血压、高血脂、血小板凝集功能异常等,都可加重脑血管意外的风险。

3. 不良生活习惯 长期吸烟、饮酒会对血管壁造成损伤,可诱发脑血管意外发生。

4. 年龄因素 年龄越大,脑血管意外发病率越高。老年人比年轻人更易患脑血管意外。

5. 其他因素 饮食结构不合理,进食过量的不健康的膳食(如高油、高糖、高脂)及肥胖,以及缺乏运动、免疫功能低下等均会增加脑血管意外发病的概率。

三、临床表现

1. 缺血性脑卒中(脑梗死) 通常起病急,常表现为突发性的发声障碍、脸部或肢体麻木、运动能力丧失、偏瘫、视觉改变、肢体抽动,情况较为严重的病人还会出现晕厥等严重意识障碍。

2. 出血性脑卒中(脑出血) 轻微脑出血和脑梗死症状类似,严重脑出血往往伴有头痛、呕吐,严重者可能突然昏迷。

四、社区急救护理

1. 当发现有人有脑血管意外的表现,家属或周围的人应保持安静,不可大声呼唤或摇晃病人,使其保持安静,采取平卧位,且头偏向一侧。及时拨打急救电话,切勿自行服药。

2. 基层医务人员到达现场后,应尽快对病人的生命体征、病史及临床症状进行简单有效的评估,并及时开展救护。首先要保持呼吸道通畅,及时清理呼吸道分泌物,如果昏迷、通气不足或者窒息,建议在有条件下尽早做气管插管。同时有条件时给予吸氧。

3. 快捷、安全地转运,将病人快速转运到医院。脑血管疾病必须有时间观念,越快治疗效果及预后越好。转运途中注意观察病情,给予对症处理。

4.建立静脉通道,第一瓶液体给予生理盐水。对疑似脑卒中者,如有条件,予以脑保护措施。

五、转运

1.搬运:采用安全轻巧的搬运术,在尽可能不改变病人体位的情况下,将病人平抬上担架。过程中尽可能地减少搬运时对脑部的搬动,以免增加脑部出血量,避免并发症的发生。搬运时随时观察病人的病情,一旦发现病人病情加重,立即就地抢救。

2.体位:上救护车后,应根据病情采取不同的体位。清醒病人采取半卧位,以利脑部静脉血回流,减轻脑水肿。脑出血病人头部稍垫高或采用斜坡位,固定头肩部,以防途中紧急刹车、剧烈颠簸等增加脑部出血量,防止脑疝形成。脑缺血病人采用平卧位,头稍后仰,以保证脑血液回流灌注。

3.转运途中应对病情进行观察及护理,同时给予家属心理疏导。

第五节　中　暑

一、概述

中暑是指在温度或湿度较高、不透风环境下,因体温调节中枢功能障碍、汗腺功能衰竭及水、电解质丢失过多,导致发生神经系统功能损害所致的急性疾病。中暑可分为先兆中暑、轻度中暑、重度中暑。

二、原因

1.机体自身热量产生增加　在高温、高湿、不透风或强辐射下,长时间从事劳动或剧烈活动,使机体代谢产热增多,容易发生热蓄积。常见于体力劳动、运动或进行军事训练的人群。也可因疾病状态导致热能增加而体温升高,如发热、惊厥等。

2.周围环境温度上升　一些易感人群,如年老体弱、患慢性疾病导致体温调节工作障碍,身体不能对自身体温进行良好调节,身体从环境当中获得热量增多。

3.散热障碍　机体散热障碍包括:①出汗减少,汗腺损伤或缺乏,如皮肤烧伤留下的瘢痕部位、汗腺缺乏症等。②中枢系统或心血管功能下降,饮酒、心功能障碍、老年人、服用影响出汗的药物。

4.其他因素　过度疲劳、肥胖等,对高温耐受力较差,易发生中暑。

三、临床表现

1.先兆中暑　暴露于高温环境时,出现大汗、四肢无力、头晕、口渴、头痛、注意力不集中、眼花、耳鸣、动作不协调等伴或不伴体温升高。若脱离高温环境,转移到阴凉的地方,及时通风、降温、补充冷盐水,短时间就可以恢复。

2.轻度中暑　先兆中暑症状继续加重,体温上升到38℃以上,有皮肤灼热、面色潮红或呼吸急促、脉搏增快、血压下降等脱水表现。

3. 重度中暑　包括热痉挛、热衰竭和热射病三种类型。

(1)热痉挛：表现为在高温环境下进行训练出现的短暂性、间歇发作的肌肉抽动,一般持续时间约为 3 分钟。

(2)热衰竭：多见于老年人、儿童和慢性疾病的人群。表现为多汗、疲劳、乏力、眩晕、头痛、判断力下降、恶心和呕吐等。此时病人体温升高,无明显神经系统损伤表现。

(3)热射病：分为劳力性热射病和非劳力性热射病两类。劳力性热射病多见于健康年轻人,表现为出现发热、头痛或忽然晕倒、神志不清等。继而体温迅速上升高达 40℃ 以上,出现谵妄、嗜睡、昏迷和多脏器功能衰竭等表现,病情恶化快,病死率极高。非劳力性热射病常发生于年老、体弱和慢性病人群,一般发病较慢,1～2 天发病,出现神志模糊、谵妄、昏迷等。体温可高达 40～42℃,皮肤常干燥无汗,可有心力衰竭、肾衰竭等表现。

四、急救护理

1. 立即脱离高温环境　将病人转移到阴凉通风处。有条件时,可用电扇通风或空调降温。

2. 促进散热　让病人平卧,必要时帮病人解开衣扣或脱去衣服,按摩躯干和四肢的皮肤与肌肉,加速外周血液循环,促进散热。

3. 物理降温　因中暑导致的高热,服解热镇痛药是无效的。可用冰袋置于病人的头、颈、腋下、腹股沟处,或用凉水喷洒、湿毛巾、酒精反复擦拭病人的头、颈、腋下、腹股沟等处,都可达到迅速降温的效果。

4. 补充液体和电解质　清醒病人可饮淡盐水或冰凉含盐饮料。对神志不清的病人,切忌喂水,以防误吸。可遵医嘱给予静脉输注 5% 葡萄糖生理盐水或复方氯化钠溶液,维持水、电解质及酸碱平衡,改善微循环。

5. 监测生命体征　降温过程中定时监测生命体征并记录,同时观察效果。防止并发症的发生。

6. 重度中暑　在采取上述措施的同时,应立即拨打"120",将病人迅速送往有条件的上级医院治疗。

7. 人工复苏　现场抢救和转运病人过程中,密切观测病人神志、呼吸和脉搏。对昏迷者将其头后仰,保持呼吸道通畅。一旦发现病人呼吸、心搏停止应立即进行胸外心脏按压,进行及时有效的复苏。

五、转运

对于严重中暑病人,必须立即转送至医院治疗。在转送途中要注意,有条件的给予吸氧,并尽可能地继续给予物理降温,保持静脉通路通畅,给予水电解质补充,保护心、脑、肺和其他器官。

第六节　烧伤和烫伤的急救护理

一、概述

烧伤和烫伤是由于热作用于人体所引起的损伤,不仅能引起皮肤及皮下组织、肌肉、骨骼的损伤,还会引起呼吸道等其他器官的损伤,严重时可危及生命。烧伤指由热力(火焰、热液、蒸汽及高温固体)、电能、放射线或化学物质等致伤因子作用于人体而引起的损伤。热液或蒸汽所引起的烧伤亦称烫伤。

烫伤单纯的指热力作用于人体所造成的损伤,如开水烫伤等。烧伤不仅包括热力造成的损伤,还包括放射性及化学物质(如强酸、强碱)造成的损伤,也包括火焰烧伤、酸烧伤、碱烧伤及电损伤等,故烫伤是烧伤的一部分。烧伤、烫伤者应及时治疗,以免造成更严重的后果。

二、原因

烧伤和(或)烫伤在日常生活、生产劳动中较为常见,家庭中老年人和儿童时有发生。究其烧伤原因是室内存放易燃物、电源老化、电褥子等起火,家用氧气罐、制氧机的不正确使用,热水袋、电熨斗、热水、沸油等都是烧伤、烫伤的诱因,包括火焰、热水、蒸汽、强酸、强碱、高压电等引起的损伤。伤情轻者,损伤仅局限于皮肤;伤情重者,损伤可深达肌肉、骨骼,引起全身性病理损害,甚至危及生命。

三、临床表现

1. 创面疼痛,在烧烫伤之后的 3～4 小时之内,疼痛比较明显。

2. 创面出现水疱及死皮,是由于热力对皮肤和皮下组织所造成的急性损伤而表现出水疱及腐皮的情况。

3. 如果烧伤部位位于头、面、颈部时,特别是口鼻周围出现深度烧伤时,病人会出现呼吸困难。

4. 口渴,由于烧烫伤之后创面出现大量的渗液,从而导致体内有效循环血容量严重不足,所以表现出口渴症状。

5. 其他症状,如神经系统的烦躁,甚至意识障碍等各方面的症状。

四、急救护理

1. 脱离致伤因素:无论何种烧烫伤,都要迅速脱离致伤现场。因火焰烧伤的,要立即脱去着火的衣物。身上着火者不要带火奔跑,无法在短时间内脱掉者应就地卧倒,慢慢翻滚灭火。化学物质烧伤的,迅速将残留化学物质清除,包括脱去被污染、浸渍的衣物,立即用大量清水反复快速冲洗,避免严重烧伤。

2. 保持呼吸道通畅:清除口、鼻腔分泌物和异物,注意有无呼吸道烧伤。

3. 保护创面:保护好创面是烧伤现场急救自救的重要环节。水疱不可自行挑破,对于二度以上的烧伤和烫伤,可用各种现成的敷料做初期包扎,如清洁的床单或布覆盖创面,避免再次污染或损伤。有皮肤破损者严禁自行涂抹药物。除掉烧烫伤者的戒指、项链、手表等物品。

4. 镇静与镇痛:烧伤后疼痛是剧烈的,必须及时给予镇痛药,遵医嘱给予口服镇痛片或注射哌替啶。呼吸道烧伤或颅脑损伤忌用吗啡,以免抑制呼吸。

5. 补充液体:应尽快给予盐水或糖盐水饮用,对神志不清者应尽早建立静脉通道,输入生理盐水、右旋糖酐、血浆等。切忌口服大量白开水和糖水或单纯输入大量 5% 葡萄糖溶液,以免加重组织水肿。

6. 病人经现场救护,伤口经过紧急处理后,需用无菌纱布包扎伤口,呼叫 120 迅速转至上级医疗单位或专科医院救治。

五、转运

1. 转运时机:大面积烧伤病人原则上早期应避免长途转运,应在当地度过休克期后再转运;如急需转运,应控制在伤后 2～3 小时内,以防休克加重。

2. 转送途中时间超过 1 小时者,转运前应建立静脉通路,保证按计划静脉输平衡液或生理盐水,忌单纯补给葡萄糖或口服开水。

3. 头面部、颈部深度烧伤或有吸入性损伤者,严防气道阻塞,保持呼吸道通畅。应备吸氧设备或做好气管切开再转送。

4. 转运工具应平稳,防止颠簸。转送途中烧烫伤者应平卧,呈足前头后位,以防止脑缺血而突然死亡。

5. 转送途中注意保暖,转送前禁用冬眠药物或其他血管扩张药,创面要简单包扎。

6. 整理医疗文件,及时记录病情。整理好医疗文件,与急救医生或收治医院交接。

第七节　溺　水

一、概述

溺水又称为淹溺,是人体淹没入水中或其他液体中,水与污泥、杂草堵塞呼吸道和肺泡,或因咽喉、气管发生反射性痉挛,引起窒息和缺氧,肺泡失去通气、换气功能,使机体处于危急状态。在我国,溺水是意外伤害致死的主要原因之一,大多数溺水者是男性青少年,多发生于夏季。

二、原因

溺水的原因主要还是安全意识缺乏,主要有以下方面。

1. 心理原因　部分人怕水心理严重,遇到水以后惊慌失措、四肢僵硬,容易导致溺水;还有些人好奇心重,不当心突然落入水中容易导致溺水。

2. 生理方面　会游泳的人潜水时间过长,产生缺氧窒息,容易导致溺水;体力不支、饱食、饥饿、酒后等原因去游泳而导致溺水;在水中,如果遇寒冷、疲劳和用力不当时容易发生肌肉痉挛,也容易导致溺水。

3. 病理原因　有心血管方面的疾病,如精神病、癫痫,下水之后疾病复发容易导致溺水。

4. 技术原因　人突然呛水之后不会调整呼吸也容易导致溺水;在水中打闹玩耍时,被人按压在水里时间过长,也容易导致溺水;入水的方式不对,意外受伤也容易溺水。

5. 误入深水或逆旋涡中　游泳场馆的管理不规范,设施存在不安全的隐患。

三、临床表现

1. 典型症状

(1)轻度溺水:落水片刻,溺水者可吸入或吞入少量的液体,有反射性呼吸暂停、神志清楚、血压升高、心率加快、肤色正常或稍苍白、结膜充血等表现。

（2）中度溺水：溺水 1～2 分钟，溺水者出现神志模糊或烦躁不安，呼吸不规则或表浅，有剧烈呛咳、呕吐。部分溺水者因呕吐物被重新吸入，或发生反射性喉痉挛而加重窒息和缺氧从而致使血压下降、心搏减慢、反射减弱，多数溺水者合并发生肺水肿。

（3）重度溺水：溺水 3～4 分钟，被救后已处于昏迷状态。由于窒息，溺水者面部肿胀、面色青紫或苍白、眼球充血、四肢厥冷，测不到血压，口腔、鼻腔和气管充满血性泡沫，可有抽搐。呼吸喘憋或微弱，心力衰竭或停止。

（4）呼吸衰竭：由于水、杂草或者其他物质导致呼吸道堵塞，常会造成肺通气和换气障碍，最终出现二氧化碳潴留，导致呼吸衰竭。

2. 其他症状

（1）胃内积水致胃扩张者，可见上腹部膨隆。

（2）溺水者常合并有脑外伤、脊髓损伤（跳水时）、空气栓塞（深水潜水时），从而出现相应的临床体征。

四、现场急救护理

溺水的急救在于抢救生命，首先需要判断溺水者的情况，再进行针对性的急救。

1. 判断意识　拍打溺水者双肩，并大声呼喊，判断其意识是否清醒。

（1）意识清醒：轻者可有呛咳、呼吸急促；重者可有面部青紫、肿胀，口腔和鼻腔充满泡沫和污泥，四肢冰凉等。安抚溺水者，安置其保持较为舒适的体位；守在溺水者身旁，密切观察其生命体征，直至急救人员赶到。如有条件，可为溺水者脱下湿衣物，盖上干净衣物以保暖。

（2）意识丧失，应立即呼喊他人拨打急救电话 120，需立即行心肺复苏，或就近取得 AED。

①开放气道：施救者跪在溺水者一侧，一手压前额，一手提下颌，打开气道，清除溺水者口鼻中的泥沙、水草、义齿等异物。

②人工呼吸：在呼吸道通畅的前提下，施救者用拇指和示指捏紧溺水者的鼻孔，口唇包住溺水者口唇，连续吹气 2～5 次（吹气 1 秒钟，放松 1 秒钟）。在进行人工呼吸时，施救者可使用衣物，有条件者可使用纱布、呼吸膜垫在患者口部，以便保护施救者。

③胸外按压：手掌根部放在两乳头连线中点，胸骨中下段，两手腕部重叠，十指交叉、相扣，两臂垂直，用身体重量向下压至少 5cm。每分钟按压 100～120 次，按压 30 次后进行口对口人工呼吸 2 次。

重复上述操作，每 5 个循环检查 1 次溺水者呼吸、意识恢复情况，直到急救人员赶到。

2. 判断呼吸　观察溺水者胸廓是否有起伏，以判断其是否有呼吸。清除口鼻内水、污泥及杂草等，予以倒水急救法，切忌倒水时间过长耽误心肺复苏。

五、转运

经处理，解除危及生命的情况并且稳定后，应迅速转运伤病员至医院。转运过程中应注意以下内容。

1. 搬运溺水者过程中，注意有无头颈部和其他外伤，要给予保护。

2. 冷水淹溺者要注意保暖，可给予干毛毯或棉被包裹全身。

3. 在转运过程中如果溺水者的呼吸、心搏没有恢复，心肺复苏应继续进行。有条件的给予吸氧。

4. 建立静脉通路,淡水淹溺者可给予 2%～3% 氯化钠溶液,海水淹溺者可给予 5% 葡萄糖溶液和碳酸氢钠溶液。同时要防止或处理休克、心力衰竭、心律失常、肺水肿等并发症。

第八节　一氧化碳中毒

一、概述

一氧化碳中毒俗称煤气中毒,是指含碳物质不完全燃烧产生无色、无味、无刺激的窒息性气体——一氧化碳,经呼吸道吸入机体后与血红蛋白结合,使血红蛋白携氧能力和作用丧失,从而引起机体不同程度的缺氧表现,造成组织窒息,对全身的组织细胞均有毒性作用,尤其是大脑,严重者可能危及生命。

二、原因

一氧化碳中毒常发生于相关的生产行业,如炼钢、炼焦和烧窑等。失火现场空气中一氧化碳浓度高达 10%,也可引起现场人员中毒。日常生活中一氧化碳中毒最常见的原因是家庭煤炉取暖及煤气泄漏。

1. 日常生活中家用煤炉取暖,其中炭未完全燃烧,屋内门窗紧闭,煤气管道漏气或开关不良,燃气热水器出故障,导致室内一氧化碳浓度升高,进而出现中毒。

2. 工业上高炉煤气或者水煤气都含有较高浓度的一氧化碳,在工业生产过程中,炉门、窑门关闭不严或者煤气管道泄漏均可导致一氧化碳中毒。

3. 有自杀倾向的人会因某些原因以吸入一氧化碳的方式轻生。

4. 汽车内通风不良:长时间在空调车内,由发动机产生的一氧化碳聚集,在达到一定浓度时可导致中毒。

三、临床表现

一氧化碳中毒分为轻度、中度和重度 3 种类型,其临床表现各异,具体如下。

1. 轻度中毒　病人会出现不同程度头晕、头痛、恶心、呕吐、四肢无力、视物模糊等脑缺氧症状。原有冠心病者可能出现心绞痛发作。

2. 中度中毒　病人出现面色潮红、多汗、胸闷气短、呼吸困难、幻觉、困倦乏力、运动失调、嗜睡或者浅昏迷。口唇可呈樱桃红色,还有患者对光反射迟钝。

3. 重度中毒　多迅速出现昏迷、呼吸抑制、肺水肿、呼吸衰竭或者心力衰竭,病人可表现为去皮质状态,可伴有高热、四肢肌张力增强和阵发性或强制性痉挛,皮肤受压出现红肿、水疱,眼底检查可发现视盘水肿(视乳头水肿)、发绀等。严重者可造成死亡。

四、现场急救护理

1. 一氧化碳中毒者都是在一个密闭的空间,要打开门窗,让室内通风,或迅速将其转移到空气新鲜处,脱离中毒环境。

2. 找到并关闭一氧化碳的源头,停止一氧化碳外漏。

3. 注意环境安全,不要出现明火。

4. 拨打120急救电话。

5. 如果中毒者是躺着并处于昏迷的状态而且无法叫醒,应解开其衣服,并清理口腔中的分泌物,持续呼叫中毒者,如果还是昏迷不醒应触摸其颈动脉,查看是否搏动,如果没有搏动要进行心肺复苏。

6. 120急救车到达现场后,应向急救医生交代做了哪些抢救措施,以便医生判断中毒者是否是一氧化碳中毒。

五、转运

迅速转运,做好预见性护理,防止脑水肿的发生。严密观察中毒者生命体征、神志、瞳孔、尿量、血氧饱和度及有无呕吐症状。保持呼吸道通畅,随时清除呼吸道分泌物,防止窒息。可使用呼吸兴奋药。途中注意中毒者的意识状态、呼吸频率、节律及深度、指甲和口唇颜色、瞳孔变化、肌张力、腱反射及病理体征,苏醒期间有无抽搐等症状,发现抽搐及时给予镇静类药物对症治疗。清醒中毒者要询问其有无胸闷、憋气、心悸等不适,指导其咳嗽、深呼吸,同时做好救护记录的相关工作并进行交接。

第九节　过敏性休克

一、概述

过敏性休克指机体接触过敏原后,突发的、严重的、危及生命的全身性变态反应(过敏反应),通常在病人接触过敏原数分钟至数小时内发作。

二、原因

1. 过敏性休克发生主要是因为接触到了过敏原导致的强烈的变态反应,使血管扩张、血压下降,对身体重要器官造成影响。

2. 食物引起的过敏性休克,如鱼、虾、海鲜、牛奶、花生、坚果引发的过敏性休克。

3. 药物过敏,如青霉素、头孢类抗生素、打疫苗、中药等这些药物也可能会引发过敏性休克。

三、临床表现

1. **休克的症状**　面色苍白、出冷汗、四肢湿冷、烦躁不安、脉搏细弱、血压急剧下降,甚至测不到血压。

2. **呼吸道过敏、阻塞的症状**　突发胸闷憋气、呼吸困难、哮喘、自觉咽喉部有堵塞感、窒息感。

3. **皮肤过敏症状**　如瘙痒、荨麻疹、水肿等。

4. **脑神经系统症状**　休克导致脑部缺血、缺氧,出现神志不清,甚至昏迷、抽搐、大小便失禁。

5. **消化道过敏**　恶心、呕吐、腹痛、腹泻等。

四、急救护理

1. **阻断过敏原** 首先要给予生命体征的监测,停止目前输注的可能引起过敏的药物,更换输液器并改生理盐水输注。

2. **药物治疗** 给予肾上腺素皮下或肌内注射,还要给予苯海拉明或异丙嗪等药物肌内注射,给予甲泼尼龙或者是地塞米松静脉滴注抗过敏治疗。监测生命体征,开通另外一组静脉通路,并给予患者吸氧,改善缺氧症状。如果病人休克且经过补液扩容之后未见明显改善,可给予血管活性药物升压治疗。密切观察病人生命体征、尿量及神志等变化,并记录。

3. **有创治疗** 如果病人呼吸表浅、心率减慢,应尽早行心肺复苏,呼吸受抑制时肌内注射尼可刹米或洛贝林等呼吸兴奋药。喉头水肿影响呼吸时,行经口气管插管或气管切开有创通气治疗。

五、转运

对病人进行现场救护后,快速将病人转至医院,在抬上救护车时,将病人头部朝车尾,以防行驶时加重头部缺氧,休克病人可保持身体担架水平位或头部稍低位,切忌头高足低位。转运过程中保持输液通畅,给予氧气吸入、心电监护,密切观察神志、瞳孔、血压、脉搏、血氧饱和度、呼吸、尿量、皮肤温度及颜色的变化。电话通知急诊科做好相应的准备,医护人员对于病人的病情要如实告诉家属,同时及时做好院前急救护理记录。

第十节 气道异物梗阻

一、概念

气道又称呼吸道,呼吸道是气体交换的通道,但当呼吸道被某些异物(果冻、硬币、果壳、玩具等)堵住,称为气道梗阻。气道异物梗阻是一种急症,如不及时处理治疗,数分钟内即可导致窒息甚至死亡。气道异物阻塞可发生在任何年龄段的人群,但多见于婴幼儿和老年人。

二、原因

1. **异物吸入** 常见于老年人和儿童,尤其儿童的发生概率更高一些,多在吃饭或玩耍时,不小心将异物吸入气管,表现为剧烈的咳嗽或呕吐,并伴有呼吸困难等症状。

2. **肿瘤** 当气管内有肿瘤时,如果肿瘤体积较大,就会对气管形成挤压,引起呼吸道阻塞等问题。

3. **呼吸道炎症** 如果病人患有慢性支气管炎、哮喘发作等,容易引起呼吸道梗阻。

三、临床表现

1. 误吸入异物时会有焦虑、恐慌、濒死感,同时汗液分泌增加、面色苍白,肢体上表现为身体向前倾,头颈前伸,会做出减轻痛苦的动作。

2. **特殊表现:**异物进入气管时会造成极度不适,苦不堪言,通常会自发地做出一手呈 V 形紧贴于颈前喉部的动作,或是双手交叉胸前、紧贴于颈部。

3. 气道不完全梗阻:一般发生剧烈呛咳。较小异物很可能贴附于气管内壁之上,随着呼吸运动,造成连续呛咳、喘气或咳嗽微弱无力。吸入异物者一般都出现呼吸短促、费力的现象,声音变得嘶哑。皮肤、甲床、口腔黏膜上可观察到发绀的现象。

4. 气道完全梗阻:面色灰暗、青紫,表现出"三个不能",即不能说话、不能咳嗽、不能呼吸。氧气无法吸入,肺泡内二氧化碳无法排出,继而失去知觉、昏迷倒地,很快发生窒息、心搏停止的现象。

5. 气管异物停留时间过长、长期嵌顿会引起肺部感染,出现肺气肿及肺不张等并发症。

四、急救护理

1. 成人急救法

(1)背部叩击法:适用于意识清楚、有严重气道梗阻症状者。具体操作步骤如下。

①操作者站到病人一边,稍靠近病人身后。

②用一只手支持胸部,排出异物时让病人前倾,使异物能从口中出来而不是顺呼吸道下滑。

③用另一只手的掌根部在两肩胛骨之间进行5次大力叩击。

④背部叩击法最多进行5次,但如果通过叩击减轻梗阻,不一定要做满5次。

(2)海姆立克急救法(互救腹部冲击法):适用于意识清醒,伴严重气道梗阻症状,5次背部叩击法不能解除气道梗阻的病人。具体操作步骤如下。

①病人立位或坐位。

②操作者站在病人身后,双臂环绕病人腰部,让病人弯腰,头部前倾(头低张口)。

③操作者一手握空心拳,握拳手的拇指侧紧抵病人剑突和脐之间。

④另一手握紧此拳头,用力快速向内、向上冲击。

⑤最多重复5次,如果梗阻没有解除,继续交替进行5次背部叩击和5次腹部冲击。

(3)胸部冲击法:适用于不宜采用腹部冲击法的病人,如孕妇和肥胖者等。具体操作步骤如下。

①操作者站在病人身后,两臂从病人腋下环绕其胸部。

②一手握空心拳,拇指置于病人胸骨中部,注意避开肋骨缘及剑突。

③另一只手紧握此拳向内、向上有节奏冲击5次。

2. 儿童 大于1岁的儿童急救法操作同成人。如果≤1岁的婴儿表现出轻度的气道梗阻症状,暂时不做治疗,继续观察症状变化。积极的拍背和胸外按压可能引起潜在并发症和使气道梗阻恶化。婴儿通常不能手指清理,除非在气道中看见固体异物时才用手指清除。

(1)背部叩击法:适用于意识清醒,严重气道梗阻症状。具体操作步骤如下。

①操作者取坐位或单膝跪地,将婴儿俯卧于操作者一侧手臂上,手要托住婴儿头及下颌,头部低于躯干。

②操作者将前臂靠在膝盖或大腿上,用另一只手的掌根部在婴儿背部肩胛之间,快速叩击5次。检查每次叩击背部是否已解除梗阻,如解除,不一定要做足5次。

(2)胸部冲击法:适用于意识清醒,严重气道梗阻症状,5次背部叩击无法解除梗阻。具体操作步骤如下。

①操作者用手固定婴儿头颈部,两前臂夹住婴儿躯干,小心将其翻转呈仰卧位,翻转过程

保持头部低于躯干。

②用两指快速、冲击性按压婴儿胸部正中、两乳头连线正下方 5 次,按压深度约为胸廓前后径 1/3。

③最多重复 5 次,如仍不能解除梗阻,继续交替进行 5 次背部叩击和 5 次胸部冲击。

五、转运

1. 病情达到相对稳定再转运。向病人及家属做好转运工作介绍,包括病情、途中可能出现的意外及危险,取得同意与配合,稳定病人及家属的情绪。

2. 转运中的护理:将病人置于救护车,给予心电监护仪、吸氧。密切观察病人生命体征、皮肤温度、四肢末梢循环情况。护理、病情变化情况应详细、完整、规范地记录,做好与医院医务人员的交接。

第9章

社区重点人群保健与护理

社区重点保健人群是指社区保健服务的特殊人群，包括儿童、青少年、妇女、老年人等。这些人群由于自身生理和心理特点，容易出现各种健康问题，故重点人群的社区护理应用临床护理理论、技术及全科医学的相关知识，以这些人群为重点对象，以促进和维护其健康为中心，满足其健康需求为目的所提供的以预防、保健、健康教育等全方位的服务，是社区保健服务的重点内容。

第一节　社区儿童保健与护理

一、社区儿童保健的概念

社区儿童保健是指社区卫生工作人员根据儿童不同时期生长发育的特点，以满足其健康需求为核心，以解决社区儿童的健康问题为核心，为他们所提供的系统化服务。保健内容主要通过儿童生长发育监测、预防接种、健康教育等措施，促使儿童身体和心理的正常发育，增强儿童身体素质，增加抵抗力，预防儿童常见病、多发病，降低儿童患病率和死亡率。社区儿童保健的重点对象主要为 7 岁以下儿童。

二、社区儿童保健的基本任务

社区护士是社区儿童保健的主要实施者，为了更好地保障社区儿童的健康，儿童保健工作应采取整体、连续、主动且系统的管理。基本任务包括如下。

1. **儿童保健系统管理**　以新生儿为重点，对新生儿、婴幼儿及体弱儿（早产儿及低体重儿、营养不良、佝偻病、缺铁性贫血等）建立系统管理卡片和访视制度。7 岁以下儿童要根据年龄定期体检，观察生长发育情况，早期发现和消除不利于儿童生长发育的因素，做到早发现、早治疗。

2. **预防接种和传染病管理**　做好儿童基础免疫工作，督促父母定时带儿童接种卡介苗、麻疹疫苗、乙肝疫苗等，有效控制相应传染病的流行。

3. **儿童常见病、多发病防治**　婴幼儿腹泻、小儿肺炎、维生素 D 缺乏性佝偻病、营养缺铁性贫血是影响婴幼儿健康的常见病，应及早发现，及时治疗。

4. **加强健康教育**　宣传科学育儿知识，指导做好产前检查、合理营养与平衡膳食、儿童心理发育、体格锻炼、早期教育、养成良好的生活和卫生习惯。

5. 做好儿童保健的统计管理　做好新生儿访视、儿童生长发育监测、定期健康检查及预防接种等记录和统计工作,为开展儿童保健与护理工作提供科学依据。

三、预防接种

(一)概念

1. 预防接种是指有针对性地将生物制品接种到人体内,使人体对某种传染病产生免疫能力,从而达到预防、控制乃至消灭传染病。

2. 国家免疫计划是按照国家或者省市确定的疫苗品种、免疫程序或接种方案,在人群中有计划地进行预防接种,有针对性地预防和控制传染病的发生与流行。

3. 冷链是指为保障疫苗质量,疫苗从生产企业到接种单位,均在规定的温度条件下储存、运输和使用的全过程。

(二)疫苗种类与社区疫苗接种程序

1. 疫苗种类　我国《疫苗流通和预防接种管理条例》规定疫苗分为两类。

(1)第一类疫苗:是指政府免费向公民提供,公民应当依照政府的规定受种疫苗,包括国家免疫规划确定的疫苗,省级人民政府在执行国家免疫规划时增加的疫苗,以及县级以上人民政府或者其卫生主管部门组织的应急接种或者群体性预防接种所使用的疫苗。

(2)第二类疫苗:是指由公民自费并且自愿受种的其他疫苗。

2. 预防接种管理与要求　按国家相关规定,负责预防接种的单位必须是区县级卫生行政部门指定的预防接种单位,具备《疫苗储存和运输管理规范》规定的冷藏设施、设备和冷链管理制度,按照要求进行疫苗的领发和冷链管理,确保疫苗质量。承担预防接种的人员应具备执业医师、执业护士资格,并经过县级或以上卫生行政部门的预防接种专业培训,考核合格后持证方可上岗。

3. 接种工作　社区护理人员应全面掌握所管社区的儿童免疫接种情况,为儿童建立预防接种卡片或手册,保证每位儿童能准确地得到预防接种。

(1)接种前工作:查验儿童预防接种证或电子档案,查对受种者姓名、性别、出生日期及接种记录、接种疫苗的品种,确保本次受种对象、接种疫苗的品种。询问受种者的健康状况及是否有接种禁忌等。告知受种者或者其监护人所接种疫苗的品种、作用、禁忌、不良反应及注意事项,如实记录告知和询问的情况。

(2)接种时工作:再次查验并核对受种者姓名。预防接种证、接种凭证和本次接种的疫苗品种,核对无误后严格按免疫程序予以接种。接种操作时再次进行"三查七对"。三查:受种者健康状况和接种禁忌证,预防接种卡与儿童预防接种证,疫苗、注射器外观与批号、效期。七对:受种者的姓名、年龄、疫苗品名、规格、剂量、接种部位、接种途径。

(3)接种后工作:接种后在预防接种证、簿或计算机上录入接种疫苗的年、月、日及批号。告知监护人,接种后留在观察室观察 15～30 分钟,如出现预防接种异常反应,及时报告接种工作人员。按医疗废物处理使用的注射器及空安瓿。及时在预防接种证、卡上进行记录,与监护人预约下次接种疫苗的种类、时间和地点。

(三)预防接种禁忌证

1. 过敏体质者　已知对该疫苗的任何成分(辅料、甲醛及抗生素)过敏者。

2. 正在患某些疾病者　如正在患有严重器质性疾病、急性病、严重慢性疾病、慢性疾病急性发作期、发热者,患感冒、腹泻、湿疹或其他皮肤疾病病人,需推迟接种。

3. 免疫功能不全者　免疫缺陷、免疫功能低下者,或正在进行放、化疗、接受免疫抑制治疗者。儿童患白血病、淋巴瘤、恶性肿瘤等疾病,以及反复发生细菌或病毒感染,均视其存在免疫功能不全。

4. 神经系统疾病　患有未控制的癫痫和其他进行性神经系统疾病者。

(四)预防接种的反应及护理措施

1. 局部反应　接种后数小时至 24 小时,局部出现红肿浸润、疼痛,或伴有局部淋巴结增大、淋巴结炎、疼痛。局部反应一般持续 24～48 小时逐步消退。处理:轻度局部反应一般不需要处理。较重的局部反应可用干净毛巾热敷,每日数次,每次 10～15 分钟(卡介苗引起的硬结不能热敷)。

2. 全身反应　接种灭活疫苗后 5～6 小时或 24 小时左右,减毒活疫苗在注射后 6～10 天出现中低度发热,可伴有头痛、眩晕、恶寒、乏力和周身不适。处理:发生轻度全身反应时加强观察,一般不需要处理,必要时适当休息,多喝开水,注意保暖,防止继发其他疾病。全身严重反应时可对症处理,密切观察病情变化,必要时紧急送医。

3. 过敏性休克　一般在接种后数分钟至 1 小时后发病。接种者出现胸闷、气急、面色潮红、皮肤发痒,全身皮疹,重者由于喉头水肿、支气管痉挛而导致呼吸困难、缺氧、发绀、面色苍白,四肢冰冷、脉搏细弱、血压下降,甚或昏迷。应立即使接种者平卧、头部放低,皮下注射 1∶1000 的肾上腺素,以及吸氧、保暖和其他抗过敏性休克的抢救措施。病情好转后立即转院,或至少留观 12 小时,以防晚期变态反应的出现。

4. 晕厥　在接种时、接种后数分钟或准备接种时发生。轻者有心慌,虚弱感,胃部不适伴轻度恶心,手足麻木等。稍重者出现面色苍白,恶心,呕吐,出冷汗、四肢冰冷。严重者面色更显苍白,瞳孔缩小,呼吸缓慢,收缩压降低、舒张压无变化或略低,脉搏缓慢、心率缓慢、肌肉舒张,并失去知觉。此时应保持安静,室内空气新鲜,平卧、头部放低,松解衣扣,注意保暖。轻者一般不需特殊处理,可给予喝温水或糖水,适当休息,短时间内可恢复。经处理仍不见好转者,按过敏性休克处理,立即送医治疗。

四、社区各年龄阶段儿童保健与护理

儿童的生长发育处于动态变化过程中,是人类生命周期中身心发育最快的特殊时期。随着身体形态与功能的逐渐完善,心理与社会行为也逐步发展。社区卫生工作人员应根据儿童各年龄阶段身心发育的特点进行儿童保健和护理工作。

(一)新生儿期保健与护理

自胎儿娩出、脐带结扎至出生 28 天,称新生儿期。新生儿刚脱离母体开始独立生存,所处的内外环境发生了根本变化,加之其各系统器官尚未发育完善,对外界变化的适应性差,免疫功能低下,是发病率和死亡率最高的时期。对新生儿进行有计划的家庭访视是新生儿保健与护理的重要措施,主要从以下几方面进行指导。

1. 日常保健

(1)保暖与衣着:新生儿体温调节中枢发育不完善,体温常受环境影响。居室应阳光充足,空气新鲜,适宜室温应保持在 22～24℃,相对湿度为 55%～65%,体温应保持在 36～37℃。冬季若室温过低,应注意保暖;夏季若室温过高,要预防脱水热。新生儿的衣着和尿布要选择清洁、柔软、宽松、吸水性好、颜色浅的布料,衣被不宜包裹过紧,以免影响新生儿自由活动和肢体的发育。

(2)抚触与沐浴:抚触是对婴儿进行全身按摩,一般在沐浴后进行。抚触可促进婴儿消化吸收,缓解胀气;刺激淋巴系统,增强抵抗力;婴儿皮肤娇嫩且排泄次数较多,应每日进行沐浴和抚触,沐浴前应洗净双手,预防交叉感染,脐带未脱落之前,洗澡时要保持脐部干燥清洁。沐浴后可对新生儿进行抚触,促进新生儿神经发育,刺激婴儿淋巴系统而增强抵抗力,促进并提高睡眠质量,增进母婴间情感交流及乳汁分泌。

2. **喂养与营养** 鼓励坚持母乳喂养。母乳是新生儿最理想的天然食物,纯母乳喂养满足婴儿6个月内所需的全部能量和营养成分。指导母亲的哺乳方法及技巧,及时评估乳汁分泌情况和乳房、乳头的保护与清洁。新生儿出生后,尽早开始吸吮母亲乳头可促使乳汁分泌,指导按需哺乳,不要过分强调哺乳次数与间隔时间,特别是3月龄以前的婴儿。婴儿出生后不能母乳喂养(因母乳不足或其他原因不能满足婴儿需要)可采取混合喂养,或用其他代乳品(如牛奶、配方奶粉等)进行人工喂养。

3. **排便护理** 新生儿期每日排便3~5次。母乳喂养大便为黄色、糊糊样、微带酸味。牛奶喂养的婴儿大便呈淡黄色,较母乳喂养儿的大便干燥。如有异常及时就诊,每次大便后要用温水清洗臀部,保持臀部清洁干燥,勤换尿布,预防新生儿尿布疹。

4. **常见健康问题的预防及护理**

(1)脐炎、尿布皮炎:沐浴后脐部处理不当,尿布使用不当。应正确使用尿布,注意尿布勿覆盖脐部;沐浴后用75%乙醇消毒脐带残端及其周围1~2次,应由内向外旋转式消毒,并保持脐部清洁、干燥。当发现脐轮与脐周皮肤轻度红肿,或伴有少量浆液脓性分泌物时,需密切观察并每日脐部消毒2~3次,如未见好转应及时就诊。尽量使用棉质尿布,并及时更换,便后及时用温水清洗并涂抹护臀膏。

(2)新生儿生理性黄疸:大多数新生儿在出生后2~3天出现不同程度的黄疸,4~5天达高峰,以后逐渐消退,多在2~3周消失,称生理性黄疸。提早哺乳可促进胎粪排出,有利于预防或减轻新生儿黄疸,不需特殊治疗。若黄疸出现过早或消退过晚,黄疸持续时间长或退而复现,应立即到医院就诊。

(3)新生儿窒息:是0-3个月婴儿常见的意外伤害。社区护士应指导母亲学会正确的哺乳方法,禁忌边睡边哺乳,提倡分床睡,防止母亲的身体、被褥等堵住婴儿口、鼻造成窒息。每次喂奶后应将婴儿竖立抱起,轻拍后背,待胃内空气排出后再使婴儿右侧卧位,以防溢乳引起窒息;注意不要捏鼻喂药;冬季要避免将婴儿包裹过紧、过厚、过严。

(二)婴幼儿期保健与护理

从出生后到满1周岁之前为婴儿期,自1周岁后到满3周岁前为幼儿期。婴幼儿期是儿童生长发育最迅速的时期,对各种营养物质的需求量高,但消化吸收功能发育还不完善,易发生消化和营养紊乱。加之从母亲获得的免疫力逐渐消失,自身免疫力弱,容易患各种感染性和传染性疾病。婴幼儿的自主运动能力发育很快,逐步学会爬、站、握持和行走等,但平衡能力较差且缺乏自我保护意识,容易发生意外。

1. **营养与喂养**

(1)婴儿食物转换:婴儿6月龄后,单纯母乳类喂养已不能完全满足其生长发育需求,此时应由纯乳类液体食物逐渐转换,进入转乳期,不应早于4月龄,一般为6月龄。添加辅食时需注意由少到多、由稀到稠、由细到粗、由流食到半流食再到软食,遵循循序渐进的原则。4—6个月开始添加蛋黄、水果汁(水果泥)、蔬菜汁(蔬菜泥)、鱼泥等,7—9个月添加粥、烂面条及鱼、肉、肝等碎末,10—12个月可添加软饭、面、碎菜、碎肉等。同时注意观察婴儿粪便,判断辅食添加是否合适等。

(2)断奶:指终止母乳喂养。断奶季节选择以春、秋季为宜。断奶时应采用渐进的方式,逐步减少母乳的次数直到完全断奶,避免由于突然断奶对婴儿心理造成不良影响。幼儿期断奶后,婴幼儿的主要食物仍然为奶类,应进食体积适宜、质地稍软、少盐、易消化的家常食物,避免给幼儿吃油炸食品,少吃快餐,少喝甜饮料,每日安排 3 餐主食、2～3 次乳类与营养点心,餐间控制零食。社区护士应指导家长掌握合理的喂养方法和技巧,合理安排膳食时间。

2. 早期教育

(1)独立能力:通过训练儿童自行进食、独自睡觉、自己穿衣服等,逐步培养儿童的独立能力。

(2)意志力与情绪控制能力:在日常生活、游戏、学习中应有意识地培养儿童克服困难的意志,增强其自觉、坚持、果断和自制的能力。

(3)语言与社交能力:应从小给予儿童积极愉悦的感受,锻炼幼儿丰富的语言表达能力,增强孩子与周围环境和谐一致的生活能力。

3. 体格锻炼　婴幼儿要多进行户外运动,并进行空气、日光、水"三浴"锻炼,可以提高身体素质,增强对外界环境的适应力和抗病能力。

4. 常见健康问题的预防及护理

(1)常见病预防:婴幼儿腹泻、小儿肺炎、缺铁性贫血、维生素 D 缺乏性佝偻病是婴幼儿常见病,需早期预防。通过体格锻炼、加强营养、养成良好卫生习惯等措施提高婴幼儿的体质,增强抗病能力。

(2)意外事故:由于婴幼儿运动能力逐渐增强,常通过触觉和味觉来探索周围的环境,且尚无危险意识,因此容易发生意外事故,如跌倒、溺水、烫伤、中毒、气管异物等。社区护士应指导家长注意妥善放置物品、药品及容易吞入的危险品等,不让婴幼儿单独留在屋里、车里或较高的位置,所有门、窗、阳台安装防护装置,让婴幼儿远离电源、火源、热源,不让孩子在吃饭时嬉戏与玩耍;户外游玩时不可将婴幼儿单独留在湖泊及水池附近,以保护婴幼儿的安全。

(三)学龄前期保健与护理

满 3 周岁后到 6—7 周岁入小学前为学龄前期。此期儿童语言发育已经基本形成,能讲述简单的故事;4 岁时听觉发育完善;开始有初步抽象思维,想象力萌芽,记忆力好,好发问;对周围人和环境的反应能力更趋于完善,机体抵抗力增强,免疫系统发育较快,此期也是性格形成的关键时期。

1. 营养与膳食　学龄前期儿童的膳食结构接近成人,除主餐外再加 1 次点心,引导儿童自主、规律进食。每日保证足量优质蛋白质的摄入,如饮用牛奶 200ml,培养儿童摄入多样化食物,养成良好的饮食习惯,以促进儿童正常的生长发育。

2. 社会适应能力的教育

(1)社交能力:注意培养儿童互相友爱、互相帮助,提倡善良的品德。在游戏中学习遵守规则,互相谦让,学习与人相处。

(2)创造力:通过书籍、游戏等开发智力,提高学习兴趣,培养想象力、思维创造力。

(3)独立生活能力:在日常生活中锻炼儿童的毅力与独立生活能力,多给予儿童肯定与赞美,培养自信、自尊、自强的良好品格及社会适应能力。

3. 安全教育 鼓励儿童经常参加户外游戏与活动,实现对其体能、智能的锻炼及培养,也能促进维生素 D 的吸收与利用。但学龄前期儿童好动、善模仿,好奇心强但缺乏实践经验,容易发生意外伤害。因此,要多加强安全教育指导,预防意外事故的发生。

4. 常见健康问题与护理

(1)常见传染病:培养学龄前儿童良好的卫生习惯,注意个人卫生,食品的清洁,吃饭前后洗手,预防各种腹泻、细菌性肠炎和肠道感染等疾病。少去人员密集的地方,预防水痘、手足口病、腮腺炎等的发生。

(2)口腔卫生:儿童口腔卫生是较为常见的儿童健康问题。随着生活水平的提高,糖类的摄入增加,以及不重视口腔卫生均会产生口腔问题。社区护士应对家长及儿童进行口腔卫生健康教育,指导每年进行 1~2 次牙齿检查,指导儿童正确的刷牙方法,使用含氟牙膏,注意口腔卫生,早期发现龋齿、早期治疗。

(3)视力下降:近视、弱视是儿童常见视力问题,社区护士指导儿童每半年检查 1 次视力。日常生活中看书、玩电子游戏和手机等电子产品,要保持距离及注意时间,养成良好的看、读、写的习惯,并注意用眼卫生。6 岁前是治疗弱视的最佳时机,以便早期发现视力问题,及时纠正治疗。

(4)小儿肥胖症:随着社会环境的变化,人们生活水平的提高,儿童肥胖的发生率不断增加。多数儿童的肥胖与膳食结构不合理、运动量不足等有关,社区护士应定期进行儿童肥胖的筛查,纠正家长不正确的营养观念,指导儿童合理膳食、加强体育锻炼,预防肥胖的发生。

(5)意外伤害:社区护士应联合幼儿园或学校,通过健康教育活动,有意识地对儿童进行安全教育,如跌落、宠物咬伤、溺水、交通意外等,为儿童提供足够空间的同时注意保护自己的安全,避免意外伤害的发生。

(6)心理行为障碍:常见心理问题有儿童孤独症、注意缺陷多动障碍、受虐待、幼儿期分离焦虑等。会出现咬指甲、过度依赖、退缩行为、精神性尿频等。社区护士应对适龄儿童家长进行相关知识宣教,以便及早发现症状并及早治疗。

(四)学龄期保健与护理

自入小学(6-7 周岁)到青春期来临前为学龄期。除生殖系统外,各器官外形均已接近成人,视觉发育完善,智能发育更成熟,能较好控制自己的注意力,并逐步学会综合分析、分类比较等抽象思维方法,具有进一步独立思考能力,可接受系统的科学文化知识。随着进入青春期,自我意识发展突出,性意识发展迅速。此时期也是培养社会交往能力和良好品质的关键时期。

1. 营养与饮食 保证足够的营养摄入,膳食中各营养成分必须满足其生长发育的需要。食物应多样化,注意主副食、荤素及粗细的搭配,使营养成分作用互补。应养成定时定餐的良好饮食卫生习惯,纠正偏食、吃零食、暴饮暴食等不良习惯。同时,也要注意节制饮食,避免营养过剩,预防肥胖症。

2. 心理保健与护理 首先家长和教师应树立正确的教育观念,关心儿童的心理成长,建立良好的亲子关系和师生关系,培养良好的学习态度、心理品质及广泛的兴趣爱好,也应该引导孩子形成正确的世界观、人生观和价值观,培养沟通交流能力,使其热爱生活与社会,另外还应对他们进行道德、法制和死亡教育。社区护士还应关注问题家庭,警惕虐待儿童事件的发生。

3. 性教育　社区护士应配合学校对青少年进行有关性生理、性心理、性道德、性学等方面的教育,使其了解生殖器官的解剖与生理、第二性征的发育、遗精、月经来潮等现象,正确对待青春期的各种表现,解除其对性发育的神秘感和对遗精、月经来潮的恐惧,明确自己的性别角色,帮助其建立对性问题的正确态度。

4. 日常健康问题与护理　定期进行体格检查,积极防治龋齿、近视等常见疾病。

第二节　社区妇女保健与护理

一、社区妇女保健的概念

社区妇女保健是以保健为中心、以保障生殖健康为核心、保健与临床相结合,面向群体和基层而开展的女性全生命周期健康保健,以及妇女常见健康问题的预防及保健。其目的是通过发挥妇女保健组织机构的作用来有效降低妇女患病率,消灭和控制某些疾病及遗传病的发生,控制性传播疾病的传播,降低孕产妇和围生儿死亡率,促进和维护妇女身心健康,提高人口素质。

二、社区妇女保健的基本任务

妇女保健工作要以保健为中心,提高管理水平、工作质量和社会效益,以保障妇女的健康。在现阶段,妇女保健工作的基本任务如下。

1. 做好社区妇女经期、围婚期、孕期、产褥期、哺乳期、围绝经期等特殊时期保健与护理,促进妇女身心健康。

2. 调查研究妇女整个生命周期中各阶段的生殖生理变化规律、社会心理特点及保健要求。

3. 定期进行妇女常见病、多发病的普查普治,降低发病率,提高治愈率。

4. 实行并推广科学接生,提高产科工作质量,防治并发症,保障母婴安全。

5. 做好妇女劳动保护,根据妇女生理特点,做好各年龄阶段职业妇女的劳动保健。

6. 开展计划生育咨询、普及生殖健康相关知识,帮助妇女正确认识和对待本身的生理性或病理性问题,促进身心健康发展。

7. 开展健康教育,指导妇女形成良好的生活行为、卫生行为和性行为。

8. 加强计划生育技术指导,主要内容如下。

(1)指导育龄夫妇知道并选择安全有效的节育方法。

(2)普及节育科学技术及避孕技术指导。

(3)加强节育手术质量管理,提供安全可靠的计划生育技术服务,防止并发症的发生。

9. 做好妇女保健的统计,为开展妇女保健工作提供科学依据。

三、社区妇女各期保健与护理

（一）围婚期保健指导

围婚期是指从确定婚配对象到婚后受孕为止的一段时期，包括婚前、新婚及孕前3个阶段。围婚期保健是为保障婚配双方及其子代健康所进行的保健服务措施，包括婚前医学检查、婚前卫生指导和婚前卫生咨询。

1. 婚前医学检查　是指对准备结婚的男女双方进行常规体格检查和生育疾病的医学检查，对于保证婚后的婚姻幸福，有利于双方和子代的健康具有重要意义。婚前检查的内容包括询问病史、体格检查、实验室辅助检查三大部分。

2. 婚前卫生指导　是以生殖健康为核心的性教育指导、生育保健指导和新婚避孕指导。

（1）性卫生指导包括性生活知识、男女生殖系统解剖知识、性心理、性反应周期、性经验、性卫生习惯等，以及如何逐渐建立和谐的性生活等内容。

（2）生育保健指导

①选择最佳生育年龄：我国婚姻法规定的结婚年龄是男性22岁，女性20岁。依据法律规定结婚后即可怀孕。但从医学角度看，女性最佳生育年龄为25－29岁，男性以25－35岁最好。

②选择最佳受孕时机：受孕计划应安排在双方工作或学习轻松，心理、生理都处于最佳状态，新婚夫妇最好延缓到婚后3～6个月受孕。受孕的季节最好是夏末秋初的7－9月份，此时期是蔬菜、瓜果的收获季节，有利于孕妇摄取足够的营养物质。并且在第二年4－6月份分娩，正值春末夏初，气候温和，有利于产妇顺利度过产褥期。

③避免危险因素：受孕前，注意工作与生活的环境，避免接触对胎儿有害的物质，如化学物质、放射线等。如有接触，应与有害物质隔离3～6个月后再受孕。受孕前3个月内停止接种疫苗。若服用避孕药者，应先停服药物，改用工具避孕半年后再受孕。受孕前必须戒烟和戒酒。

④新婚避孕指导：新婚阶段双方性交时紧张，又缺乏经验，因此避孕方法要求简便，同时，要求所用避孕方法停用后不影响生育功能和子代健康。避孕是指运用科学方法阻止精子与卵子的结合、抑制排卵，改变宫腔内的环境使其不适于受精卵的植入和发育，从而使妇女暂不受孕。避孕方法有工具避孕、安全期避孕、药物避孕、宫内节育器等。每位育龄妇女可选择适合自己的避孕方法。

3. 婚前卫生咨询

（1）暂缓结婚：精神病发作期、传染病传染期内、重要脏器疾病伴功能不全、生殖器官发育障碍或畸形的妇女，建议在专科医师的指导下接受治疗和随访。

（2）不宜生育：患有严重遗传性疾病、子代再发风险高、失去全部自主生活能力且无有效治疗方法的妇女，应采取长效避孕措施或者行结扎手术。

（二）围生期保健指导

围生期保健是指一次妊娠从孕前、孕期、分娩期、产褥期（哺乳期）、新生儿期为孕母和胎儿（婴儿）的健康所进行的一系列保健措施，以保障母婴安全、降低孕产妇死亡率及围生儿死亡率。

1. 孕前保健指导

（1）受孕时间选择：选择最佳受孕时机和年龄进行计划怀孕，以减少妊娠危险因素和降低高危妊娠。

(2)孕前健康评估:接受孕前慢性病和传染性疾病的评估与干预,可有效降低不良妊娠结局风险。

(3)健康生活方式:孕前3个月补充叶酸、合理营养、戒烟戒酒等。

(4)避免有害物质:避免接触有毒物质和放射线,使用长效避孕药物避孕者需改为工具避孕半年后再受孕。

(5)健康的心理与社会环境:避免高强度、高压力工作和家庭暴力,积极对待负性生活事件。

2. 孕期保健指导 指从确定妊娠起至临产前,为孕妇及胎儿提供的系列保健与服务。孕期分为3个时期:第13周末之前为妊娠早期,第14—27周末为妊娠中期,第28周及其后为妊娠晚期。

(1)妊娠早期保健指导:此期是胚胎、胎儿分化发育的关键时期,极易受外界因素及孕妇所患疾病的影响,从而导致胎儿畸形或流产。

①检查指导:早期、定期进行产前检查,及时建立《孕产妇保健手册》,进行高危妊娠初筛并及时治疗各种内科合并症。指导每日口服叶酸0.4~0.8mg至孕3个月。

②休息与睡眠:起居规律、睡眠充足,避免过度劳累。

③饮食指导:保证一定热量、蛋白质的摄入。多吃新鲜蔬菜与水果、避免油腻食物。

④避免有害物质:应戒烟、戒酒、戒毒,避免感染,避免接触放射线、宠物,慎用药物等。

⑤运动指导:保持适量运动,即一次活动不超过20分钟,脉搏和呼吸加快,但休息15分钟后恢复者为适宜。运动时不能空腹、多饮水,如有不适及时停止。

⑥心理指导:保持心情舒畅,如有心理不适及时咨询与就诊。

⑦常见健康问题的处理与指导

A. 恶心与呕吐:约半数孕妇在妊娠6周会出现早孕反应,12周左右消失。指导要点:应避免空腹,鼓励进食,少量多餐,食物宜清淡,避免刺激、不宜消化的食物;两餐之间进流质饮食。

B. 尿频:由于逐渐增大的子宫压迫膀胱,早期会出现尿频、尿急现象,属于正常现象,不必过分担心。应给予孕早期孕妇精神鼓励与支持,以减轻心理忧虑与困惑。

(2)妊娠中期保健指导:此期是胎儿生长迅速发育的时期。

①检查指导:按时进行超声检查、妊娠糖尿病筛查、出生缺陷筛查。

②休息与睡眠:保持充足的睡眠,夜间应有8~9小时,午间应有1~2小时,睡眠以左侧卧位为好。

③营养指导:营养充足,饮食多样化,粗细荤素搭配合理,不偏食、不挑食,少吃辛辣刺激食物,多吃新鲜蔬菜、水果、豆制品、牛奶、鱼、肉、海鲜等。

④运动指导:坚持每天做孕妇体操,活动关节、锻炼肌肉。最好安排在早晨和傍晚,但要避免剧烈的跑、跳等运动,锻炼前应先排尿、便,不宜进食,锻炼结束30分钟后再进食。

⑤胎动出现时间:初产妇通常在孕20周出现,经产妇在孕18周出现,但首次感觉胎动的时间往往因人而异。

⑥胎儿生长发育监测:测量宫底高度和腹围、胎心率。从耻骨联合到子宫底高度测量是反映胎儿生长发育情况较敏感指标。正常情况下,孕20—24周,宫底高度平均每周增加1.6cm,

而 34 周后增加速度减慢,子宫底高度≥30cm,表示胎儿已成熟,胎心率的正常值为 100～160 次/分。

⑦常见健康问题的处理与保健指导

A. 便秘:孕激素水平升高导致胃肠道蠕动缓慢,且运动量减少,从而导致便秘。指导要点:孕妇养成排便习惯,多食纤维素多的食物,多吃蔬菜、水果。

B. 腰背痛:在孕 5～7 个月时出现。指导要点:应注意保持良好的姿势,避免过度疲倦。保持上身直立,保持脊柱的平直。疼痛严重者,应卧床休息。

C. 静脉曲张:应避免长时间站立或行走,多抬高下肢以促进下肢血液回流。会阴部静脉曲张者,应臀部垫枕或抬高髋部休息。

(3)妊娠晚期保健指导:此期是胎儿生长发育最快的时期。

①营养指导:确保蛋白质、热量、维生素、微量元素等各方面均衡增加。监测血红蛋白是否正常,体重是否每周增加约 0.5g。

②胎儿生长发育监测:孕 28 周,胎儿体重平均每 4 周增加 700g,身长平均每 4 周增加 5cm。

③胎动监测:嘱孕妇每日早、中、晚各数胎动 1 小时,将 3 小时的胎动计数相加再乘以 4,以此作为 12 小时胎动次数。如胎动次数≥30 次为正常,而≤10 次,提示胎儿宫内缺氧,应及时就医。

④心理指导:妊娠晚期孕妇对即将面临的分娩感到紧张、恐惧,担心有无出生缺陷、是否母子平安、家人的关心照顾等,易出现情绪不稳定,精神压抑。社区护士应鼓励孕妇表达内心感受,有针对性地进行心理护理。

⑤母乳喂养准备指导:通过健康教育让孕妇及家属了解母乳喂养的好处及方法,树立其母乳喂养的信心。同时做好乳房准备,用毛巾蘸温开水以擦拭乳头、乳晕,按摩乳房。穿戴柔软棉布乳罩将乳房托起,以减少衣服对乳房的摩擦。

⑥先兆临产的识别:分娩发动前,孕妇出现假临产、胎儿下降感、见红。假临产的特点是宫缩持续时间短、不规律,宫缩强度不强,常在夜间出现、清晨消失。随着胎先露下降入盆,宫底随之下降,多数孕妇感觉上腹部变得舒适,呼吸轻快,常有尿频症状。见红是在分娩发动前 24～48 小时内,阴道排出少量血液。

⑦分娩准备:分娩准备是保证安全分娩的必要条件。指导产妇在心理上、身体上做好迎接新生儿诞生的准备;保证充足的睡眠时间;准备好分娩时所需母婴物品及相关医疗证件等。

⑧常见健康问题的处理与保健指导

A. 下肢水肿:孕妇易发生下肢水肿,休息后即可消退,属正常现象。但如果出现凹陷水肿或经休息后仍未消退者,则应警惕合并其他疾病并及时就医。指导要点:应采取左侧卧位,且抬高下肢 15°,以促进血液回流。

B. 下肢肌肉痉挛:常于夜间发作。指导要点:孕妇在饮食中增加钙的摄入,必要时按医嘱补钙,避免腿部疲劳、受凉。发生下肢肌肉痉挛时,孕妇应背屈肢体或站立前倾,以伸展痉挛的肌肉或局部热敷、按摩。

C. 胸闷:妊娠后期,增大的子宫上推膈肌,引起呼吸困难。指导要点:遇到这种情况,尽量卧床休息,头部多垫一个枕头。

D. 腰背痛:由于子宫增大,身体重心前移,脊柱过度前凸,背伸肌持续紧张加上关节松弛造成腰背痛。指导要点：走路、站立、坐位时，孕妇尽量腰背挺直；轻轻按摩酸痛肌肉；多休息，严重者应卧床休息。

3. **分娩期保健指导** 分娩保健的目的是确保顺利分娩、自然分娩。做到"五防一加强"："五防"即防滞产、防感染、防产伤、防产后出血、防新生儿窒息；"一加强"是指加强对高危妊娠的产时监护和产程处理，注意给予产妇生理、心理上的支持。

4. **产褥期保健指导** 为促进初产妇与新生儿的健康，社区护士应了解产妇产褥期康复的生理和心理过程、临床表现，并通过产后家庭访视等途径提供产褥期保健服务。对于正常产妇，产后家庭访视2～3次，分别在出院后3天、产后14天和28天；而对于高危或有异常情况产妇，则应酌情增加访视次数。

日常生活指导如下。

(1)休养环境：保持室内环境安静、冷暖适宜、空气新鲜、阳光充足，保持适宜的温度和湿度，避免过多探视。

(2)清洁卫生：产褥期出汗多，应勤换内衣裤及被褥，每日擦洗外阴，保持外阴清洁和干燥，预防感染。如伤口肿胀、疼痛，可用50%硫酸镁湿热敷。

(3)饮食营养：协助产妇制定适当和均衡的饮食计划，保证足够的热量，促进康复。应多食富含蛋白质的汤汁食物，少食多餐。

(4)休息与睡眠：应保证充分的休息和睡眠，促进组织恢复。社区护士应指导产妇学会与婴儿同步休息，生活作息规律。

(5)家庭与角色适应：随着宝宝的出生，即家庭新成员的加入，家庭任务发生了变化，为促进夫妻双方尽快适应为人父母的角色，指导夫妻双方与新生儿多进行语言交流、触摸、目光交流，促进亲子互动。

(6)产后活动及检查：产妇应根据自己身体状况尽早下床活动，活动量逐渐增加。社区护士可指导产妇在伤口愈合后做产后健身操，有助于体力恢复，防止尿失禁，并预防和矫正子宫后倾；产后检查包括产后访视及产后健康检查，目的是了解子宫、切口或剖宫产切口的愈合情况，检查乳房及母乳喂养情况、婴儿的健康状况等，及时给予正确指导。

(7)计划生育指导：产褥期禁止性生活。

5. **哺乳期保健指导** 社区护士在进行新生儿家庭访视时，讲解母乳喂养对婴儿生长发育的优点，并指导顺利进行母乳喂养。母乳喂养方法如下。

(1)哺乳时间：婴儿分娩后30分钟内即可开始哺乳，哺乳时间可由开始的3～5分钟，逐渐延长至15～20分钟。逐渐养成从最初的按需哺乳调整至每3～4小时哺乳1次的习惯。

(2)哺乳方法：哺乳时，母婴必须紧密相贴，婴儿下巴贴住母亲的乳房，头与双肩朝向乳房，嘴与乳头在相同水平上，每次喂奶应左右乳房轮流吸吮，并先吸空一侧乳房后再换另一侧，每侧乳房吸10分钟左右，不得超过30分钟。每次哺乳后，挤出乳房内多余乳汁，能避免发生乳房肿块，还能促进泌乳。

(三)围绝经期妇女保健

围绝经期是指妇女45岁左右出现的从卵巢功能逐渐衰退，生殖器官开始萎缩向衰退过渡的时期，是妇女正常的生理变化，是从接近绝经，出现与绝经有关的内分泌、生物学和临床特征起至最后1次月经后1年。该期妇女将发生一系列生理和心理改变。例如生理改变有泌尿生殖道变薄、缩短，出现月经紊乱、体重增加、骨质疏松、潮热出汗等，心理变化常引起一系列情绪和精神状态的改变,易产生注意力不集中、精神减退、烦躁、焦虑、抑郁、悲观、失落、多疑、头晕、失眠等症状。社区护士应对这一特殊时期进行保健指导,使妇女顺利度过围绝经期。主要措施如下。

1. **加强健康教育** 是进行围绝经期妇女保健的关键措施。社区护士利用家庭访视,使其了解到围绝经期是一个正常的生理阶段,正确认识由于卵巢功能衰退而产生的生理变化、心理特点及常见症状,指导其适度从事力所能及的劳动,坚持适当的体育锻炼,有助于分散注意力,保持良好的生活习惯。同时,对家属也提供健康教育。社区护士应使其了解女性围绝经期内分泌改变带来的不适,协助围绝经期妇女度过这一特殊时期。

2. **情绪失调指导** 社区护士利用家庭访视的机会,与绝经期妇女及家属建立互相信任、信赖的关系,有助于指导女性表达出自身的不适,有针对性地给予保健指导,让妇女正视此期的心理问题,保持愉快的心境和乐观开朗的精神状态,学会利用运动、音乐、社交活动等自己感兴趣的事情调整情绪,解除不必要的顾虑与烦恼,顺利度过围绝经期。

3. **饮食及运动健康指导** 注意合理营养、平衡膳食,应控制热能摄入,限制高脂肪、高胆固醇食物,多食蔬菜、水果,适量补充钙剂,避免高糖食物。食物选择可多样化,荤素搭配,多补充豆类、含膳食纤维及含维生素 E 丰富的食物。同时,围绝经期可进行适宜的活动,应循序渐进,动静适度,饭后 1~2 小时运动,运动前应热身。

4. **自我监测和健康检查** 学会自我监测的方法,指导妇女测量体重、腰围、乳房自我检查,提高自我监测能力;定期进行健康体检和妇科疾病普查。

5. **正确用药指导** 性激素替代疗法可预防雌激素缺乏导致围绝经期相关健康问题的发生,社区护士要指导其了解用药目的、药物剂量、用法及药物不良反应的发生。对长期使用性激素治疗妇女定期进行随访监测,并及时调节用药,确保服药的安全性和有效性。

6. **常见病预防与健康检查** 围绝经期妇女易并发泌尿生殖系统、心血管系统、骨骼系统等多种疾病,也是妇科常见肿瘤的好发时期。早期发现、早期诊断、早期治疗可提高疗效和生存率。因此,建议妇女每年进行一次定期体检,做好常见病的普查,有选择地进行宫颈细胞学检查、超声检查等,学会自查乳房,以便早期发现疾病和肿瘤。

四、计划生育技术

计划生育技术是指通过手术、药物、工具等技术手段,有目的地调节生育行为,并围绕生育、节育、不育开展相关的生殖保健服务技术。计划生育是我国的一项基本国策,实行计划生育要以避孕为主。社区护士应将计划生育技术的有关知识,避孕方法的选择结合育龄期妇女的具体情况进行指导,有计划地生育子女,使计划生育工作顺利进行。

(一)避孕

1. **工具避孕** 是指利用工具方法阻止精子与卵子结合、抑制排卵、改变宫腔内的环境,使其达到避孕的目的。

(1)安全套:为男性避免孕育的工具,使用安全、方便。用以套在阴茎上,性生活时,将精液排在套内,以达到避孕的目的。

(2)阴道隔膜:又称为阴道套,为女性避孕工具。使用时将阴道隔膜放入阴道,盖在子宫颈上,阻止精液进入宫腔。患有急性阴道炎、重度宫颈糜烂、子宫脱垂的妇女不宜使用。

(3)外用杀精剂:将避孕药放入阴道内,杀灭精子,以达到避孕目的。

(4)宫内节育器:俗称避孕环,将节育器安放在宫腔内,从多方面起到抗生育的作用。是一种安全、有效、简便、经济的可逆性节育方法,是一次放置能长效避孕,取出后可以很快恢复生育力的避孕工具。对于有生殖道急慢性炎症、子宫脱垂、月经过多或不规则出血等妇女不宜放置。

2. 药物避孕方法 由雌激素和孕激素配伍组成,包括长效口服避孕药、长效避孕针、缓释系统避孕药和避孕贴剂等。患有严重心血管疾病、肝肾功能损害、内分泌疾病和恶性肿瘤的妇女不宜服用。

3. 其他避孕法

(1)安全期避孕:指避免在排卵前后易受孕期进行性交。月经周期规律的育龄妇女,其排卵多发生在下次月经前14天左右,排卵前后4~5天内为易受孕期。采用安全期避孕法,应根据妇女的基础体温测定值、宫颈黏液检查或月经规律确定排卵日期。但排卵过程可受情绪、健康情况、性生活及外界环境等影响而发生额外排卵,因此安全期避孕法并不完全可靠。

(2)紧急避孕:是指在无保护性生活后或避孕失败后的几小时至3天内,为防止非意愿妊娠而采取的补救避孕方法。在无保护性性交后72小时内服用的紧急避孕药,主要有孕激素、雌激素抑制药和米非司酮。该方法对预防非意愿妊娠有一定作用,但不宜作为常规避孕方法,最好在医生指导下使用。

(二)人工终止妊娠术

人工终止妊娠只能作为避孕失败后的补救措施,反复实施会影响受术者的身体健康,应采取积极有效的避孕措施。包括早期妊娠药物流产、人工流产术、中期妊娠引产术。

1. 药物流产 亦称药物抗早孕,是用非手术措施终止早孕的一种方法,用药物的方法使早期妊娠终止称为药物流产,目前最常用的药物是米非司酮和前列腺素联合使用。适用于妊娠7周内18-40岁的健康孕妇,药物流产后出血时间过长和出血量过多是其主要不良反应。用药后应严密观察,出血量过多或确诊为不全流产时应及时行清宫术。

2. 人工流产术 妊娠14周以内,因疾病、防止先天性畸形儿出生、遗传病及非法妊娠等原因而采取人工终止妊娠的手术称人工流产术,是避孕失败后的补救方法。妊娠月份愈小,方法愈简便、安全,人工流产术按照受孕时间长短,可分为负压吸引术(适用于妊娠6-10周内)和钳刮术(适用于妊娠11-14周)。术后在观察室休息,并观察阴道出血和腹痛等情况。负压吸引术后休息2周,钳刮术后休息2~4周。1个月内禁止性生活和盆浴。

3. 中期妊娠引产术 妊娠13周至不足28周之间用人工方法终止妊娠称中期妊娠终止。妊娠13-14周采用钳刮术,妊娠15-28周采用中期妊娠引产术,需住院进行引产。

(三)输卵管绝育术

输卵管绝育术是经腹壁或经阴道通过切断、结扎、电凝输卵管或用药物粘堵输卵管管腔,使精子和卵子不能在输卵管相遇,以达永久性不孕的目的。目前最常用的是经腹输卵管结扎术,适用于已婚妇女自愿接受绝育手术。时间应选择在月经干净后3~4天,人工流产术后或分娩后48小时以内者,哺乳期或闭经者应排除早孕后再行绝育手术。急性生殖道炎症、身体较弱不能承担手术等女性则不宜手术。

第三节 社区老年人保健与护理

一、社区老年人保健的概述

1. 老年人 人的老化受遗传、环境和社会生活等各方面影响,存在较大个体差异。2013年我国颁布《中华人民共和国权益保障法》规定:60岁为老年人年龄的起点标准。

2. 人口老龄化 指总人口中因年轻人口数量减少、老年人口数量增多而导致的老年人口比例相应增长的动态过程。

3. 老年人口系数 又称人口比例,指达到既定年龄的老年人口数占总人口的百分比,是反映人口老龄化程度最直接、最常用,也最具代表性的重要指标。

4. 老龄化社会 老龄化社会是指老年人口占总人口达到或者超过一定的比例的人口结构模型。按照联合国的传统标准一个地区60岁以上老年人达到总人口的10%,新标准65岁老年人占总人口数的7%,该地区即为进入老龄化社会。

二、老年人的健康特点

老化或衰老,是指人体达到成熟期后,随着年龄的增长,出现的全身性、慢性、进行性、退行性的变化。

(一)老年人的生理特点

1. 外貌形态的变化 由于老年人骨质疏松及椎间盘脱水变薄,导致身高下降,身材呈现弯腰驼背;头面部及皮肤的改变是老年人身体特征性变化之一;须发变白、脱落,部分老年人出现眉毛白色化、鼻毛白色化,是评价衰老的指标之一;因皮下脂肪减少,弹性纤维退化、皮肤变薄、松弛、弹性差;关节活动不灵活;牙龈萎缩,牙齿松动、脱落;皮肤色素沉着,出现老年斑。

2. 器官功能的变化 随着年龄的增长,老年人各器官、组织功能均有不同程度的减退。视力、听觉下降,可出现老年性白内障、老年性耳聋;嗅觉减退;味觉敏感性降低;皮肤感觉迟钝;呼吸功能减退;心肌收缩力下降、动脉硬化、心功能减退;消化腺分泌减少,消化不良;药物代谢速度减慢,代偿功能降低,肾清除功能减退;脑组织萎缩;免疫系统功能减退;基础代谢率下降等。此外,老年人器官储备能力减弱,可出现各种慢性退行性疾病。

(二)老年人的心理特点

老年人心理变化的总趋势是衰退或下降,主要表现如下。

1. 记忆和思维的改变 由于学习和记忆有关的神经递质随着年龄的增加而减少,老年人记忆力下降,尤其是机械记忆能力下降明显,出现思维迟钝、强制性思维及思维逻辑障碍等表现。学习新鲜事物困难,记忆力差是老年人明显的特点。

2. 情绪和情感的变化 由于老年人社会角色的改变和一些生活事件的发生,如退休、子女"离巢"、丧偶、收入减少、疾病等,老年人较多地表现出消极的情绪和情感,如失落感、孤独感、焦虑、抑郁、自卑、疑虑、依赖。

3. 人格的改变 老年人的个性改变主要表现为小心、谨慎、固执、多疑、保守,习惯按自己的观点看问题,不易接受新事物和他人意见。

(三)老年人的患病特点

老年人由于其器官组织功能衰退,机体防御能力和对疾病的反应性均有不同程度的减弱,存在以下特点。

1. 患病率高,多种疾病并存。

2. 临床症状不典型。

3. 病程长、恢复慢、并发症多。

4. 易引起药物不良反应。

5. 病情进展迅速,易出现危象。

三、社区老年人保健的基本任务

1. 运用老年医学知识开展老年病的防治工作,加强老年病的监测,控制慢性病和伤残的发生。

2. 有害健康的各种因素和失用都可以加速老化。应通过健康教育提高老年人对预防有害因素,防止失用的认识,从而在生活中能自觉维护健康,增强自我保健意识,加强自我护理能力。

3. 建立老年人健康档案,做好老年人的保健工作。

四、社区老年人保健与护理

1. 心理保健

(1)培养健康的爱好:看书、练书法、下棋、读报、打牌、继续专业研究等都是很好的学习机会,可以预防或延缓老年痴呆的发生并增添生活情趣。

(2)调整老年人的心理状态:老年人应避免情绪激动,学会适宜的应对方法,树立"老有所为、老有所乐、老有所学"的生活目标,热心参与有利于家庭、社区的工作。

(3)创造有利于老年人身心健康的良好家庭氛围:与邻居、老朋友、老同事、老同学关系融洽,保持一定范围的人际关系有利于缓解或消除不良情绪。

(4)充分利用社区资源,开展社区服务体系:社区护士应重视老年人的心理健康教育,使老年人学会管理好情绪,保持开朗、乐观、热爱生命的生活态度。发生心理问题或心理障碍时,能及时通过心理咨询得以疏导。

2. 营养保健 老年人营养膳食宜"三定、三高、三低和两戒"。三定:定时、定量、定质。三高:高蛋白、高不饱和脂肪酸、高维生素。三低:低脂肪、低热量、低盐。两戒:戒烟、戒酒。

(1)限制热量的摄入。

(2)足量的优质蛋白:老年人每日蛋白质的摄入量 $1.0\sim1.2g/kg$ 体重,占总能量的 $10\%\sim15\%$ 为宜。如豆、奶、蛋、肉、鱼、虾等都是富含优质蛋白质的食物,其摄入量应占蛋白质总量的 50%。

(3)限制碳水化合物(糖类):碳水化合物的摄入应占每日总热量的 $60\%\sim70\%$,要以粮谷类为主。多食水果、蔬菜,补充膳食纤维。

(4)充足的维生素:绿色蔬菜、水果,每日 500g 左右。

(5)控制钠盐摄入:每人每日摄入量以 $5\sim6g$ 为宜。及时补充钙剂,每日 1200mg,多食用牛奶和豆制品,必要时服钙剂(每日 2g),预防或降低骨质疏松及贫血的发生。

(6)补充水分:每日饮水 1500～2000ml 为宜,饮水宜在白天进行,晚上可限制饮水量。

3. 适量运动 生命在于运动,参加适当的体育活动,可以有效预防老年性疾病、延缓衰老。

(1)安全第一:以步速、握力和其他身体活动能力作为衡量标准,循序渐进;适量运动;适合个体;持之以恒;形成规律。

(2)推荐多种形式的运动,包括逐步增加力量的抗阻训练,平衡、柔韧和有氧训练。最好的有氧运动为步行,宜晚饭后 1 小时左右以散步的形式进行,步行 20 分钟即可。

(3)运动注意事项:①避免空腹运动;②选择空气清新、污染少的运动环境和场地;③选用合适的运动衣和运动鞋;④运动中若出现不适,应立即停止运动。

4. 生活保健

(1)居家环境保持光线充足,空气清洁,通风良好,室温一般保持在冬季 20～22℃、夏季 24～26℃为宜,避免噪声、强光的刺激;室内布置尽量简洁,地面避免堆放过多的杂物,以便于老年人行走;常用物品摆放应高度合适,防止老年人跌倒;地面选用防滑的地砖和地板,马桶洗浴设备处安装扶手。

(2)保持合理的生活规律:合理安排作息时间,保证充足的睡眠,晚上应满足 8 小时睡眠时间,中午休息 1 小时左右。因老年人活动度相对较少,易发生失眠,应注重休息的质量。

(3)保持良好卫生习惯和生活方式:注意口腔卫生,每日早晚刷牙,义齿要定期清洁;晨起时主动咳嗽以防止肺部感染;定期去医院检查眼睛以预防白内障、青光眼;保持皮肤清洁,防止感染及外伤。社区护士应指导老年人养成良好的生活行为方式,不吸烟、不酗酒,活动有节制,劳逸结合,坚持户外活动等。

5. 日常安全指导

(1)自身安全防护措施:①行动安全,变换体位时动作不宜过快,防止意外事件发生;②洗浴安全,洗浴温度不宜过高,时间不宜过长,以坐式淋浴为宜。

(2)用药安全:①应遵从医嘱用药,少用药,勿滥用药,切忌自行停药,密切观察用药反应;②应关注降压药和胰岛素等所使用药物的注意事项。

6. 自我保健指导

(1)自我观察:生理指标。

(2)自我预防:为早期发现、早期诊断和治疗老年期常见疾病,老年人应进行定期健康检查,一般每年进行 1～2 次健康检查。

(3)自我治疗:对轻微损伤和慢性疾病病人的自我治疗,如患有心肺疾病的老年人在家中使用氧气袋、小氧气袋等吸氧;糖尿病病人自己皮下注射胰岛素。

(4)自我护理:增强生活自理能力。

(5)自我急救:老年人应熟知急救电话,外出时应随身携带自制急救卡,患有心绞痛的老年人应随身携带硝酸甘油等急救药,患有心、肺疾病的老年人,家中应常备氧气袋。

第10章

常见慢性病的社区护理与管理

　　随着人口老龄化进度日益加快,慢性病患病情况日趋严重,对居民的生活质量和身体健康产生巨大影响。慢性病不能仅仅依赖于医院治疗,更要注重社区的管理和预防。转变医学模式,充分发挥社区服务优势,在社区中开展慢性病病人的护理与管理,提高社区慢性病群体的自我健康管理能力,对控制慢性病的发病率,降低其致残率及死亡率,改善和提高病人的生活质量具有积极的作用。

第一节　慢性病概述

一、概念

　　慢性非传染性疾病,简称慢性病,是发病隐匿、病程长且病情迁延不愈、缺乏明确的传染性生物病因证据、病因复杂或病因未完全确认的一类疾病的概括性总称。WHO 将慢性病定义为病情持续时间长、发病缓慢的疾病。

二、特点

　　1. 病因复杂　与急性传染病不同,慢性非传染性疾病的病因较复杂,大多数是多因素联合致病,有些慢性非传染性疾病的病因至今不明。

　　2. 发病隐匿　潜伏期长的慢性病早期无明显症状,缺乏特征性,往往比较容易被忽视。慢性病病因复杂、没有明确的病因,常因遗传、年龄、不良的生活方式以及生态环境等多种因素共同作用、相互影响,器官损伤逐步积累,甚至某些症状急性发作、反复迁延并逐渐加重时就医才被确诊。

　　3. 病程长　大多数慢性非传染性疾病的病程长,可达数年或数十年,甚至是终身患病。

　　4. 可防可控、不可治愈　大多数慢性病的病因复杂或不明,治疗及预后也较为复杂与多样化,很难治愈,一般是终身患病。但通过对环境、生活方式等可改变因素的干预能够预防或减缓其发病。

　　5. 对生活质量影响大　因病程长、不可治愈,而且同时患多种慢性病,可致病人身体出现不同程度的功能障碍,使其日常生活自理能力降低,对病人的生活质量影响较大。

三、分类

　　1. 按照国际疾病系统分类法(ICD-10)的标准,慢性病分为以下 7 类。

(1)呼吸系统疾病,如慢性阻塞性肺疾病(COPD)等。

(2)循环系统疾病,如高血压、冠心病、脑血管病等。

(3)消化系统疾病,如脂肪肝等。

(4)内分泌、营养代谢疾病,如血脂异常、糖尿病等。

(5)肌肉骨骼系统和结缔组织疾病,如骨关节病、骨质疏松症等。

(6)恶性肿瘤,如食管癌、胃癌、肺癌等。

(7)精神和行为障碍,如老年痴呆、抑郁等。

2. 按影响程度分类。根据慢性病对病人产生影响的程度不同,可将慢性病分为 3 类:致命性慢性病、可能威胁生命的慢性病、非致命性慢性病。每类慢性病又按起病情况分为急发性和渐发性。

四、高危因素

1. **不良生活方式** 属于可改变的危险因素,主要包括不合理膳食、缺乏身体活动、使用烟草、过量饮酒等,其中使用烟草、不合理膳食和缺乏身体活动是世界卫生组织强调的慢性病的共同危险因素。

(1)不合理膳食:不合理膳食具体表现为饮食结构不合理、烹饪方法不当和不良饮食习惯等。饮食结构不合理包括高盐、高胆固醇、高热量饮食、低纤维素饮食;不当的烹饪方法包括长期食用烟熏和腌制的鱼、肉与咸菜等;不良饮食习惯表现为偏食、挑食、暴饮暴食、进食不规律。

(2)缺乏身体活动:运动可以加快血液循环,增加肺活量,促进机体新陈代谢,增强心肌收缩力,维持各器官的健康。缺乏身体活动是造成肥胖和超重的重要原因,也是高血压、冠心病、糖尿病、脑血管病、恶性肿瘤、骨质疏松等慢性病的主要危险因素。

(3)使用烟草及过量饮酒:烟草中含有苯和焦油,还有多种能致癌的物质。吸烟是恶性肿瘤、慢性阻塞性肺疾病、冠心病、脑卒中等疾病的危险因素;可导致不孕不育,孕妇吸烟可影响胎儿的正常发育。超出机体肝正常代谢能力的饮酒为过量饮酒,长期过量饮酒是肝硬化、脑萎缩、高血压、糖尿病、心肌梗死、恶性肿瘤、精神错乱等慢性病的重要危险因素。饮酒和吸烟的协同作用可使很多癌症的发病率明显增加。

2. **环境因素** 包括自然环境、社会环境、心理环境。

(1)自然环境:有害因素(如空气污染、土壤污染、水污染等)与恶性肿瘤、呼吸系统疾病、消化系统疾病等密切相关。

(2)社会环境:经济发展、医疗保障、文化教育、人口家庭等社会因素也影响着居民的健康。

(3)心理环境:长期处于应激状态、愤怒、恐惧、焦虑、忧愁、悲伤、痛苦等不良情绪,而且强度过大或时间过久,会使人的心理活动失去平衡,导致神经系统功能失调,对健康产生不良影响。如果这些消极情绪经常反复出现,引起长期或过度的精神紧张,还可产生如神经功能紊乱、内分泌失调、血压持续升高等病理改变,从而导致某些器官、系统的疾病。

3. **生物遗传因素** 慢性病可以发生于任何年龄,但发生的比例与年龄成正比。年龄越大,机体器官功能老化越明显,发生慢性病的概率也越大。家庭对个体健康行为和生活方式的影响较大,许多慢性病如高血压、糖尿病、乳腺癌、消化性溃疡、精神分裂症、动脉粥样硬化性心脏病等都有家族倾向,这可能与遗传因素或家庭共同的生活习惯有关。

五、流行病学特点

(一)慢性病发病率高、死亡率高

WHO 调查显示西太平洋区域 75％以上的死亡是由慢性非传染性疾病造成的,每年仅心血管病在西太平洋区域造成的死亡就不少于 300 万。我国城市前 4 位死亡原因依次是:恶性肿瘤、脑血管病、心脏病、呼吸系统疾病;农村依次是脑血管病、恶性肿瘤、呼吸系统疾病、心脏病。第 5 位是损伤和中毒。前 5 位的死亡原因累计占死亡总数的 85％。

(二)慢性病的相关危险因素流行日益严重

全球化和城市化对不健康生活方式与环境变化的发展起到推动作用,这些常见的危险因素可以表现或发展为慢性病更直接的危险因素或中间危险因素,如高血压、高血脂、高血糖、肥胖和肺功能障碍。中间危险因素又使个体易患"四种致命疾病",即心血管病、癌症、慢性呼吸道疾病和糖尿病。

(三)慢性病相关的医疗费用上升

慢性病通常是终身性疾患,病痛、伤残不仅严重影响到病人的健康和生活质量,而且加重家庭和社会的经济负担。慢性非传染性疾病的卫生服务需求与利用的增加直接导致我国医疗费用的迅速上升,其上升速度已经超过国民经济和居民收入的增长,增加了经济负担。

第二节　糖　尿　病

一、概述

糖尿病是由于胰岛素分泌绝对或相对不足而引起的一组以糖代谢紊乱为主的代谢紊乱综合征,临床以高血糖为主要特点,是一种慢性、终身性疾病。如果病情控制不好,可引起酮症酸中毒、高渗性高血糖状态等急性并发症,也可导致眼、肾、神经、血管、心脏等器官的慢性损害,重者可以致残、致死,给病人及其家属带来巨大的痛苦。

糖尿病分为胰岛素依赖型(1 型糖尿病)和非胰岛素依赖型(2 型糖尿病)两种类型。1 型糖尿病与遗传因素有关,起病早,多发生于儿童、青少年。2 型糖尿病与环境、生活方式等后天因素有关,起病晚,多发生于中老年人,2 型糖尿病占糖尿病的 90％以上。社区糖尿病以 2 型糖尿病多见。随着人口老龄化,老年糖尿病的患病率明显增加,老年糖尿病严重影响着老年人的生活质量和寿命,其并发症是老年人致残、致死的主要原因。糖尿病已成为继心脑血管疾病、恶性肿瘤之后的第 3 位"健康杀手"。

二、临床表现

1. 代谢紊乱综合征　糖尿病的典型症状就是俗称的"三多一少",即多尿、多饮、多食、体重下降,常伴有软弱、乏力,许多病人有皮肤瘙痒的伴发症状。多数病人起病隐匿,症状相对较轻,半数以上无任何症状,不少病人因慢性并发症、伴发病或仅于健康检查时发现。

2. 急性并发症

(1)低血糖:多由于进食过少、药物剂量过大、活动量过多等引起,轻者表现为心慌、大汗、无力、手足颤抖、极度饥饿感等;严重者可出现意识模糊、嗜睡、抽搐、昏迷;部分病人在多次低

血糖症发作后会出现无警觉性低血糖症,可无先兆直接进入昏迷状态。

(2)酮症酸中毒:是糖尿病的严重急性并发症,常见于1型糖尿病病人。主要表现为糖尿病症状加重,病人出现极度口渴、多饮、多尿、呕吐,伴头痛、头晕、烦躁,呼吸深快、有烂苹果气味等症状,后期出现严重失水、尿量减少、皮肤弹性差、眼球下陷、血压下降,血糖高于16.7mmol/L,尿酮(＋～＋＋＋)等。如果血糖没有及时得到控制,病情继续恶化,重者将出现意识不清、昏迷等症状,甚至死亡。

3. 慢性并发症

(1)心脑血管病:是最严重且突出的并发症,主要表现为动脉粥样硬化。

(2)微血管病变:是特异性并发症,可累及全身各组织器官,主要表现在视网膜、肾、神经和心肌组织,其中以糖尿病肾病和视网膜病变尤为重要。

(3)糖尿病肾病:早期一般没有症状,尿常规检查正常或只有微量蛋白尿,经过治疗大多数病人的蛋白尿消失,一旦出现大量蛋白尿、全身水肿、高血压、贫血等症状,提示已经进入晚期阶段,此时病情已不可逆转,最后导致肾衰竭。

(4)糖尿病眼病:糖尿病引起的眼部病变包括视网膜病变、白内障、青光眼等。糖尿病眼病的发病率高,对视力损害严重,重者可导致失明。据统计,糖尿病病人失明的发生率是一般人的25倍。

(5)糖尿病足:糖尿病足是指下肢远端神经异常和不同程度周围血管病变相关的足部溃疡、感染和(或)深层组织破坏。主要表现有下肢疼痛、皮肤溃疡、间歇性跛行和足部坏疽。创口久不愈合,严重者不得不截肢致残。足部溃疡和坏疽,是糖尿病病人致残的主要原因之一。

三、主要危险因素

1. 不可改变的危险因素　包括遗传因素、年龄、先天的子宫内营养不良等。

(1)遗传因素:国内外报道显示糖尿病具有遗传倾向性,表现为糖尿病有明显的家族聚集现象。有糖尿病家族史者的患病率显著高于无糖尿病家族史者,其中2型糖尿病的遗传倾向更为明显。

(2)年龄:由于身体各组织器官老化、功能下降,胰岛素分泌不足,加之运动、饮食和健康问题的积累等,糖尿病的发病率随着年龄增长而逐渐增加。

(3)先天的子宫内营养不良:子宫内营养不良可导致胎儿体重不足,低体重儿在成年后肥胖,则其发生糖尿病及胰岛素抵抗的概率增加。

2. 可改变的危险因素　包括不良的生活方式、生物源和化学因素等。

(1)不良的生活方式:不合理饮食(包括高热量、高脂肪、高胆固醇、高蛋白质、高糖、低纤维食物);长期不良的生活方式;酗酒;心态不良等。

(2)生物源和化学因素:病毒感染可启动胰岛素 B 细胞的自身免疫反应或直接损伤胰岛组织引起糖尿病,如1型糖尿病与柯萨奇 B 病毒、腮腺炎病毒、风疹病 EB 病毒等感染有关。有专家指出,持续性病毒感染可引起自身免疫反应,T 淋巴细胞亚群的改变与2型糖尿病的自身免疫疾病有关。化学毒物和某些药物可影响糖代谢并引起葡萄糖不耐受,对这类药物敏感者可导致糖尿病。

四、社区护理

(一)饮食治疗与护理

饮食治疗是所有糖尿病治疗的基础,是糖尿病病程中预防和控制必不可少的措施。社区护士应指导糖尿病病人平衡膳食,保证营养需要,达到和维持理想体重,以达到糖尿病病人限制饮食中总热量的摄入,改善胰岛素的敏感性,降低血糖。饮食治疗中的注意事项如下。

1. 严格按照医师制定的食谱,定时定量进食,避免随意增减食量,对于使用降糖药物的病人更应注意。

2. 严格控制总热量是饮食治疗的关键,如果病人因饮食控制而产生饥饿感,可增加碳水化合物含量小于5%的蔬菜,如小白菜、油菜、菠菜、芹菜、黄瓜、西红柿、冬瓜等。

3. 多食含膳食纤维素高的食物;严格限制各种甜食、油炸、油煎食物;烹调时宜用植物油,以清淡为主;少食动物内脏、蟹黄、虾子、鱼子等含胆固醇高的食物。

4. 每周测量体重1次,如果体重的变化超过2kg,应报告医师。

5. 患者若生活不规律,应随身携带一些方便食品,以预防低血糖的发生。

(二)运动指导

运动治疗是糖尿病治疗的另一基础措施,对糖尿病病人运动指导的具体内容如下。

1. 养成健康的生活习惯,培养活跃的生活方式,运动项目要与病人的年龄、病情及身体承受能力相适应,并定期评估,适时调整运动计划。

2. 选择合适的运动时间,不宜在空腹时进行运动,一般以饭后半小时或1小时为宜。运动过程中要注意安全,选择合适的运动场地、穿合适的服装和鞋子。注意及时补充水分,随身携带易于吸收的含糖食物,预防低血糖症的发生。

3. 血糖>14mmol/L,尿酮体阳性或血糖不稳定者,合并各种急性感染、严重糖尿病慢性并发症、有明显酮症或酮症酸中毒倾向、有较严重的周围神经病变、频繁低血糖、血糖波动较大者,禁忌使用运动疗法。

(三)药物治疗指导

糖尿病药物治疗主要包括口服降糖药物和胰岛素治疗。口服降糖药物主要用于2型糖尿病病人或由于肥胖等存在胰岛素抵抗情况的1型糖尿病病人。对于口服降糖药物治疗的病人,社区护士应指导病人遵医嘱服药,根据所服用药物的特点,掌握正确的服药方法,同时熟悉药物可能引起的不良反应,做好应对措施。使用胰岛素的病人,护士应教会病人或其家属正确的注射方法及注意事项,注射过早、过量很容易引起低血糖。如发生食欲缺乏、进食量少或呕吐、腹泻时,应相应减少药物剂量;活动量增加时,要减少胰岛素的用量并及时加餐。

(四)并发症的护理

1. **低血糖** 低血糖是糖尿病治疗过程中常见的并发症,尤其是接受长效磺脲类药物治疗的病人、老年病人及肾功能不全者容易发生低血糖。低血糖时会出现头晕、心慌、手抖、饥饿、出冷汗等表现,严重时会昏迷。预防原则包括:遵医嘱服药;定时定量,不要擅自加大药物剂量,也不要随意调整用药时间;病人饮食规律,应定时定量;运动要适时适量,餐后进行,选择强度适宜的运动;尽量减少饮酒。如出现上述低血糖症状,意识清醒的病人应尽快进食糖水、糖果等或静脉推注50%的葡萄糖注射液20~30ml,意识不清的病人应立即送医院治疗。要注意检查发生低血糖的原因,并予以纠正。

2. 糖尿病足 糖尿病病人因血管病变和神经病变造成足部供血不足,感觉缺失并伴有感染。预防糖尿病足要做到:经常检查双足;鞋袜要舒适;正确修剪趾甲;每天坚持小腿和足部运动 30~60 分钟;小心处理伤口。对于小伤口应先用消毒剂彻底清洁,然后用无菌纱布覆盖,避免使用强烈刺激性的消毒剂,不要使用鸡眼膏等腐蚀性药物,以免发生皮肤破溃。若伤口 2~3 天仍未愈合,应尽早就医。

(五)健康教育

糖尿病是一种慢性的终身性疾病,患病之初以及在长期治疗的过程中,病人常存在紧张、焦虑、愤怒、悲观、恐惧等心理,对生活及治疗缺乏信心,不配合治疗和护理。社区护理人员应关心体贴病人,及时对病人及家属进行健康教育。健康教育能提高病人对糖尿病的认识,了解持久高血糖的危害性以及控制高血糖的可能性和重要性,加强自我监护和自我保健能力,主动与医务人员配合治疗,控制糖尿病。同时社区护理人员要取得病人家属的支持,需要病人、家属和医务人员的密切配合,为每一位病人制定一份个性化的健康处方,使病人获得亲情温暖,鼓励病人树立战胜疾病的信心。

五、社区管理

根据《国家基本公共卫生服务规范(2017 年版)》的要求,糖尿病病人社区管理包括以下内容:筛查、随访评估、分类干预和健康体检 4 个方面。

1. 筛查 对工作中发现的 2 型糖尿病高危人群进行有针对性的健康教育,建议每年至少测量 1 次空腹血糖,并接受医务人员的健康指导。

2. 随访评估 对确诊 2 型糖尿病病人,每年提供 4 次免费空腹血糖监测,至少进行 4 次面对面的随访。

(1)测量空腹血糖和血压,并评估是否存在危急情况,如出现血糖≥16.7 mmol/L 或血糖≤3.9 mmol/L;收缩压≥180mmHg 或舒张压≥110mmHg;意识或行为改变、呼气有烂苹果样丙酮味、心悸、出汗、食欲减退、恶心、呕吐、多饮、多尿、腹痛、有深大呼吸、皮肤潮红;持续性心动过速(心率超过 100 次/分);体温超过 39℃或有其他的突发异常情况,如视力突然骤降、妊娠期及哺乳期血糖高于正常值等危险情况之一,或存在不能处理的其他疾病时,须在处理后紧急转诊。对于紧急转诊者,乡镇卫生院、村卫生室、社区卫生服务中心(站)应在 2 周内主动随访转诊情况。

(2)若不需紧急转诊,询问上次随访到此次随访期间的症状。

(3)测量体重,计算体重指数(BMI),检查足背动脉搏动。

(4)询问病人疾病情况和生活方式,包括心脑血管疾病、吸烟、饮酒、运动、主食摄入情况等。

(5)了解病人服药情况。

3. 分类干预

(1)对血糖控制满意(空腹血糖值<7.0mmol/L),无药物不良反应、无新发并发症或原有并发症无加重的病人,预约进行下一次随访。

(2)对第一次出现空腹血糖控制不满意(空腹血糖值≥7.0mmol/L)或药物不良反应的病人,结合其服药依从情况进行指导,必要时增加现有药物剂量、更换或增加不同类的降糖药物,2 周内随访。

（3）对连续两次出现空腹血糖控制不满意或药物不良反应难以控制，以及出现新的并发症或原有并发症加重的病人，建议其转诊到上级医院，2周内主动随访转诊情况。

（4）对所有的病人进行针对性的健康教育，与病人一起制订生活方式及改进目标，并在下次随访时评估进展。告诉病人出现哪些异常时应立即就诊。

4. 健康体检　对确诊的2型糖尿病病人，每年进行1次较全面的健康体检，体检可与随访相结合。内容包括体温、脉搏、呼吸、血压、空腹血糖、身高、体重、腰围、皮肤、浅表淋巴结、心脏、肺部、腹部等常规体格检查，并对口腔、视力、听力和运动功能等进行判断。

第三节　高血压

一、概述

高血压是指以体循环动脉血压增高[收缩压≥140mmHg和（或）舒张压≥90mmHg]为主要特征的一种临床综合征。病因不明的血压升高称为原发性高血压，也称为高血压病，以血压升高为主要临床表现。其病因尚未明确，占所有高血压病人90%以上，是社区居民中最常见的高血压类型。血压升高仅是某些疾病的一种症状，称为继发性高血压，又称症状性高血压，常见病因为肾脏疾病、内分泌疾病及神经性疾病等。作为危害社区人群健康最严重的疾病之一，高血压被列为我国社区慢性病预防和管理的重点疾病。

流行病学：我国高血压人群患病率高、致残率高、病死率高、知晓率低、治疗率低、控制率低。

诊断依据：首次发现血压升高的病人，应在不同的时点多次测量血压，在未服用抗高血压药物的情况下，非同日3次测量血压，收缩压≥140mmHg和（或）舒张压≥90mmHg，即可诊断为高血压。如若既往有高血压史，目前正在使用抗高血压药，血压虽然低于140/90mmHg，也可诊断为高血压。

高血压的分级标准，见表10-1。

表 10-1　高血压的分级标准

级别	收缩压（mmHg）		舒张压（mmHg）
正常血压	<120	和	<80
正常高值血压	120~139	和（或）	80~89
高血压	≥140	和（或）	≥90
1级高血压（轻度）	140~159	和（或）	90~99
2级高血压（中度）	160~179	和（或）	100~109
3级高血压（重度）	≥180	和（或）	≥110
单纯收缩期高血压	≥140	和	<90

注：若病人的收缩压与舒张压处于不同的级别时，则以较高的级别作为标准；单纯收缩期高血压也可按照收缩压水平分为1、2、3级。

二、临床表现

早期病人的临床症状往往不很明显,最早病人的血压上升,一般是收缩压和舒张压同时升高,并且大部分病人的波动性较大,常受精神和劳累等因素影响,在适当休息后可恢复到正常范围。临床上常见的症状有头痛、头晕、耳鸣、健忘、失眠、乏力、心悸等一系列神经功能失调的表现。当病情不断发展,至中、晚期时,以舒张压增高更为明显。由于全身细小动脉长期反复痉挛,以及脂类物质在管壁沉着引起管壁硬化,可造成心、脑、肾等重要脏器的缺血性病变。由于这些脏器损害及代偿功能的程度不同,除以上早期的一般症状外,还可出现如下一个或几个脏器相应的临床表现。

1. **心脏**　血压长期升高,左心室出现代偿性肥厚,当此种高血压性心脏病进一步发展时,可导致左心功能不全,既而出现右心肥厚和右心功能不全。

2. **肾**　主要因为肾小动脉硬化,使肾功能逐渐减退,出现多尿、夜尿,尿检时可有少量红细胞、管型、蛋白,尿比重减轻。随着病情的不断发展,最终还可导致肾衰竭,而出现氮质血症或尿毒症。

3. **脑**　如脑血管有硬化或间歇性痉挛时,常导致脑组织缺血、缺氧,产生不同程度的头痛、头晕、眼花、肢体麻木或暂时性失语、瘫痪等症状。脑血管在以上的病理基础上,可进一步发展而引起脑卒中,其中以脑出血及脑动脉血栓形成最常见。

4. **眼底**　在早期可见眼底视网膜细小动脉痉挛或轻、中度硬化,到晚期可见有出血及渗出物,视神经盘水肿,视力下降。

5. **外周血管**　高血压病人因外周血管病变可出现肢端发冷、间歇性跛行。

三、主要危险因素

原发性高血压的病因尚未阐明,目前认为病因为多因素,可分为遗传和环境因素两个方面。通俗地讲,高血压危险因素可分为不可改变因素和可改变因素。

1. **不可改变因素**　遗传、年龄和性别是高血压病不可改变的危险因素。

(1)遗传:高血压有明显的家族聚集性,父母有高血压,其子女的高血压发病概率高达46%,约60%的病人有高血压家族史。但并不是每个子女都会患高血压,环境因素也起到重要作用。

(2)年龄:高血压病发病的危险度随年龄而升高,老年人心血管发病率高,绝对危险值很高。

(3)性别:总体上男女性别患病率差别不大,青年期男性略高于女性,中年后女性稍高于男性。

2. **可改变的危险因素**　体重、饮食、吸烟、活动、社会心理因素是高血压可改变的危险因素。

(1)体重超重和肥胖(特别是腹型肥胖):是血压升高的重要危险因素,同时也是其他多种慢性病的独立危险因素。体重指数(BMI)与血压水平呈正相关,BMI 每增加 $3kg/m^2$,腹部脂肪聚集越多,血压水平就越高。男性腰围达到或超过 85cm 或女性腰围达到或超过 80cm,发生高血压的风险是腰围正常者的 2.3 倍以上。因此,在加强对高血压控制的同时,也应强化对超重和肥胖者的管理,减轻体重,减少高血压发病的概率。

(2)饮食:我国大部分地区,人均每天钠盐摄入量 12～15g,钠盐的摄入量与血压水平和高血压患病率呈正相关,而钾盐摄入量与血压呈负关系。人群中平均每人每天摄入食盐增加2g,收缩压和舒张压分别升高 2.0mmHg 和 1.2mmHg。保持足量的钾盐摄入可使血压降低,也可以降低心血管疾病的发病率和死亡率。另外,高蛋白质饮食、高饱和脂肪酸饮食均会升高血压。

(3)饮酒:长期大量饮酒是高血压的重要危险因素之一。人群高血压患病率随饮酒量增加而升高。过量饮酒则使血压明显升高,且血压上升幅度随着饮酒量增加而增大。若每日饮酒两次或两次以上,可使收缩压上升 1mmHg。

(4)吸烟:是心血管病和癌症的主要危险因素之一。被动吸烟也会显著增加心血管疾病危险。香烟中的尼古丁可使血压一过性升高,也会导致服药后降压效果不好,应强烈建议并督促高血压病人戒烟。

(5)活动:缺少体力活动是造成超重/肥胖的重要原因之一。它可增加高血压病人发生心血管病的危险。

(6)社会心理因素:长期劳累、精神紧张、睡眠不足、焦虑、恐惧和抑郁,长期的噪声及视觉刺激都可引起高血压。

四、社区护理

1. **生活方式指导** 对正常人群、高危个体、正常高值以及所有高血压病人,不论是否接受药物治疗,均需针对危险因素进行改变不良行为和生活方式的指导。《中国高血压防治指南》指出,高血压防治的 3 个措施是减重、限酒和低盐。超重者应注意限制热量和脂类的摄入,并增加体育锻炼。有饮酒习惯的高血压病人最好戒酒,特别是超重的高血压病人更应戒酒。食盐摄入量每日应低于 5g。此外,高血压病人生活方式指导的内容还包括合理膳食、戒烟、平衡心理、预防便秘、提高服药的依从性、规范监测血压等,并持之以恒,以达到预防和控制高血压及其他心血管疾病的发病危险。

2. **药物治疗的指导** 常用的降压药物包括钙通道阻滞药、血管紧张素转换酶抑制药(ACEI)、血管紧张素受体阻滞药(ARB)、利尿药和受体阻滞药 5 类,以及由上述药物组成的固定配比复方制剂。药物使用一般从小剂量开始,2～3 周后如血压未能得到满意的控制,可遵医嘱调整剂量或换用其他类药物,必要时可用 2 种或 2 种以上药物联合治疗。不可自行增减或突然撤换药物,多数病人需长期服药。注意降压不宜过快、过低,尤其是老年病人。

3. **健康教育指导** 提倡高血压病人的自我管理,要认识高血压的危害,学会自测血压。社区护理人员指导病人血压监测的时间、降压目标及注意事项。上午 6—10 点和下午 4—8 点是一天中血压较高的时段,可测出血压的高峰值。服药后测量血压应根据药效长短确定监测时间,如短效药物服药后 2 小时测量、中效药物服药后 3 小时测量、长效药物服药后 4 小时测量等。降压目标应因人而异,普通病人血压降至 140/90mmHg 以下即可,年轻病人、糖尿病及肾病病人血压要降至 130/80mmHg 以下。

4. **直立性低血压的预防和处理指导** 直立性低血压的表现为乏力、头晕、心悸、出汗、恶心、呕吐等,在联合用药、服首剂药物或加量时应特别注意。指导病人预防的方法:避免长时间站立,尤其在服药后最初几个小时;改变姿势、特别是从卧位、坐位到起立时动作宜缓慢;服药时间可选在平静休息时,服药后继续休息一段时间再下床活动;如在睡前服药,夜间起床排尿时应注意;避免用过热的水洗澡,更不宜大量饮酒。还应指导病人在直立性低血压发生时应取头低足高位平卧,可抬高下肢超过头部,屈曲腿部肌肉和活动足趾,以促进下肢血液回流。

5. 心理护理　大多数高血压病人存在着不同程度的情绪激动和焦虑或郁闷,有些病人虽然无并发症,但生活质量明显下降。社区护理人员应根据病人的年龄、文化程度和个体特征,进行针对性的耐心细致地心理护理,向病人讲解高血压的特点,帮助病人正确对待疾病,保持乐观的情绪及平静的心境。提倡病人选择适合自己的体育、娱乐等文化生活,减轻精神压力,保持心理平衡,提高应激能力,避免突然的情绪激动,以免造成血管收缩而使血压升高。

五、社区管理

根据《国家基本公共卫生服务规范(2017 年版)》的要求,对高血压病人社区健康管理服务内容包括筛查、随访评估、分类干预和健康体检四个方面。

1. 筛查

(1)对辖区内 35 岁及以上的常住居民,每年为其免费测量 1 次血压。

(2)对第一次发现收缩压≥140 mmHg 和(或)舒张压≥90mmHg 的居民在去除可能引起血压升高的因素后预约其复查,非同日 3 次测量血压高于正常,可初步诊断为高血压,建议转诊到有条件的上级医院确诊并取得治疗方案,2 周内随访转诊结果。对已确诊的原发性高血压病人纳入高血压病人健康管理,对可疑继发性高血压病人及时转诊。

(3)如有以下 6 项指标中的任一项高危因素,建议每半年至少测量 1 次血压,并接受医务人员的生活方式指导。

①血压高值(收缩压 130～139mmHg 和/舒张压 85～89mmHg)。

②超重或肥胖和(或)腹型肥胖。超重:24kg/m^2≤BMI<28kg/m^2;肥胖:BMI≥28kg/m^2。腰围:男性≥90cm(2.7 尺),女性≥85cm(2.6 尺)为腹型肥胖。

③高血压家族史(一、二级亲属)。

④长期膳食高盐。

⑤长期过度饮酒(每日饮白酒≥100ml)。

⑥年龄≥55 岁。

2. 随访评估　对原发性高血压病人,每年要提供至少 4 次面对面的随访。

(1)测量血压并评估是否存在危急情况,如出现收缩压≥180mmHg 和(或)舒张压≥110mmHg;意识改变、剧烈头痛或头晕、恶心、呕吐、视物模糊、眼痛、心悸、胸闷、喘憋不能平卧及处于妊娠期或哺乳期同时血压高于正常等危急情况之一,或存在不能处理的其他疾病时须在处理后紧急转诊。对于紧急转诊者,乡镇卫生院、村卫生室、社区卫生服务中心(站)应在 2 周内主动随访转诊情况。

(2)若不需紧急转诊,询问上次随访到此次随访期间的症状。

(3)测量体重、心率,计算体重指数(BMI)。

(4)询问病人疾病情况和生活方式,包括心脑血管疾病、糖尿病、吸烟、饮酒、运动、摄盐情况等。

(5)了解病人服药情况。

3. 分类干预

(1)对血压控制满意(一般高血压病人血压降至 140/90mmHg;65 岁及以上老年高血压病

人的血压降至 150/90mmHg 以下，如果能耐受，可进一步降至 140/90mmHg 以下；一般糖尿病或慢性肾病病人的血压目标可以在 140/90mmHg 基础上再适当降低)、无药物不良反应、无新发并发症或原有并发症无加重的病人，预约下一次随访时间。

（2）对第一次出现血压控制不满意，或出现药物不良反应的病人，结合其服药依从性，必要时增加现用药物剂量、更换或增加不同类的降压药物，2 周内随访。

（3）对连续两次出现血压控制不满意或药物不良反应难以控制以及出现新的并发症或原有并发症加重的病人，建议其转诊到上级医院，2 周内主动随访转诊情况。

（4）对所有病人进行有针对性的健康教育，与病人一起制订生活方式及改进目标，并在下一次随访时评估进展。告诉病人出现哪些异常时应立即就诊。

4. 健康体检　对原发性高血压病人，每年进行 1 次较全面的健康检查，可与随访相结合。内容包括体温、脉搏、呼吸、血压、身高、体重、腰围、皮肤、浅表淋巴结、心脏、肺部、腹部等常规体格检查，并对口腔、视力、听力和运动功能等进行判断。

第四节　冠心病

一、概述

冠心病是冠状动脉粥样硬化性心脏病的简称，又称为缺血性心脏病，是指冠状动脉粥样硬化使血管腔狭窄或阻塞和（或）冠状动脉功能改变（痉挛）导致心肌缺血、缺氧，甚至坏死而引起的心脏病。冠心病分为无症状性心肌缺血、心绞痛、心肌梗死、缺血性心肌病和猝死 5 种类型，临床以心绞痛、心肌梗死型最为常见。

二、临床表现

1. 疼痛

（1）心绞痛：常由于体力劳动、情绪激动、饱食、寒冷、吸烟、心动过速等因素诱发，大部分心绞痛位于胸骨后左胸前区、咽部，常表现为压迫、紧缩、发闷、堵塞、烧灼感样疼痛。胸骨后疼痛是心绞痛的典型临床表现，可放射至左手臂、颈部、下颌、上腹部，多休息后或口含硝酸甘油后 3~5 分钟缓解（一般不超过 15~20 分钟）。多伴有面色苍白、焦虑、血压升高、胸闷、憋气、出汗、心律失常等体征。

（2）心肌梗死：为多数病人在起病前数日或数周的先兆症状，表现为无明显诱发因素、发作次数增加、症状程度严重、持续时间延长、口服硝酸甘油疗效不明显；剧烈胸痛是最突出的症状，病人有放射性痛，疼痛部位、性质相似于心绞痛，疼痛程度更严重，并伴有呼吸困难、恶心、呕吐、大汗、烦躁不安、恐惧和濒死感。

2. 心律失常　见于 75%~95% 的病人，多发生在起病 1~2 天内，尤以 24h 内最多见。前壁心肌梗死易发生室性心律失常，下壁心肌梗死易发生房室传导阻滞。可伴有乏力、头晕、晕厥等症状。以室性心律失常最多见，尤其是室性期前收缩。冠心病病人如发生急性心肌梗死常伴有心律失常，这些都是导致急性心肌梗死病人死亡的主要原因。

3. 心力衰竭　发生率为 32%~48%。主要是急性左侧心力衰竭，可发生于最初几天内，或在疼痛、休克好转阶段出现。突然出现呼吸困难、咳嗽、发绀、烦躁等严重者可发生肺水肿，随后可发生右侧心力衰竭表现。

4. 低血压和休克　心肌梗死的病人多在起病后数小时至 1 周内出现疼痛引起的血压下降,休克的发生率约为 20%,主要为心源性休克,为心肌广泛(40% 以上)坏死,心排血量急剧下降所致。若疼痛缓解而收缩压仍低于 80mmHg,有烦躁不安、面色苍白、皮肤湿冷、脉搏细数、大汗淋漓、尿量减少(每小时少于 20ml)、神志迟钝,甚至晕厥,则为出现休克表现。

5. 全身症状　急性心肌梗死的病人在发病后 24～48 小时可出现中等热度的发热,持续时间在 20 分钟以上,应用硝酸甘油治疗症状不能缓解。有发热、白细胞增高和红细胞沉降率加快表现,体温多在 38℃,持续 1 周左右。

三、主要危险因素

1. 不可干预的因素

(1)年龄与性别:40 岁后冠心病发病率升高,女性绝经期前发病率低于男性,绝经期后与男性相等。

(2)遗传史:父母均患有冠心病的子女比父母无冠心病的子女发病率高 4 倍,父母一方有冠心病的子女比父母无冠心病的子女发病率高 2 倍。

2. 可干预的因素

(1)高血压:高血压与冠状动脉粥样硬化的形成和发展关系密切,收缩期血压比舒张期血压更能预测冠心病事件。140～149mmHg 的收缩期血压比 90～94mmHg 的舒张期血压更能增加冠心病死亡的危险。

(2)高脂血症:脂质代谢紊乱是冠心病最重要的预测因素。总胆固醇(TC)和低密度脂蛋白胆固醇(LDLC)水平与冠心病事件的危险性之间存在着密切的关系。LDLC 水平每升高 1%,则患冠心病的危险性增加 2%～3%。三酰甘油(TG)是冠心病的独立预测因子,往往伴随低高密度脂蛋白(HDLC)和糖耐量异常,后两者也是冠心病的危险因素。

(3)糖尿病:冠心病是未成年糖尿病病人首要的死因,冠心病占糖尿病病人所有死亡原因和住院率的近 80%。

(4)肥胖:体重超重的肥胖者,易患冠心病,尤其是体重迅速增加者,动脉粥样硬化可能会急剧恶化。

(5)吸烟:吸烟对机体有许多反作用,这些反作用是由于烟雾中所含的烟碱、尼古丁、一氧化碳而引起的。吸烟是冠心病的重要危险因素,是唯一最可避免的死亡原因。吸烟者与不吸烟者比较,冠心病的发病率和死亡率高 2～6 倍,且与每日吸烟的支数成正比。被动吸烟也是发病的危险因素。

(6)其他:缺乏锻炼、饮食不当、长期精神紧张等。

四、社区护理

1. 疼痛发作时的护理　当心绞痛发作时,指导病人及家属立即采取有效的控制方法。首先稳定病人的情绪,让病人卧床休息,保持环境安静,并迅速舌下含服硝酸甘油 0.5～1mg,3～5 分钟后疼痛不缓解,可再服一片,对剧烈疼痛病人应遵医嘱注射吗啡 5～10mg;有条件的给予氧气吸入。心绞痛反复或持续发作者,或有心肌梗死的及时送医院治疗。

2. 家庭用药指导　社区护士指导冠心病病人及家属,提高服药的依从性,督促病人按时服药,提醒病人外出时随身携带硝酸甘油、速效救心丸等药物;在胸痛发作时每隔 5 分钟含服硝酸甘油 0.5mg,直至疼痛缓解,并注意用药后应平卧休息,防止发生低血压;疼痛如果持续15~30 分钟不能缓解,应立即就诊。

3. 建立良好的生活方式　要帮助病人改变不良的生活方式,建立良好的生活方式。

(1)改变不良饮食习惯:宜摄入低热量、低盐、低脂、低胆固醇、富含维生素和纤维素的食物,提倡清淡饮食,多吃新鲜蔬菜、水果及粗纤维食物,减少脂肪摄入,控制膳食总热量[男性40kcal/(kg·d),女性 38kcal/(kg·d)];避免暴饮暴食,宜定时定量、少食多餐,忌食兴奋及刺激性食物或饮料。

(2)控制体重:肥胖、超重者要改变饮食结构,适当控制饮食量,增加体力活动,减轻体重。

(3)增加运动:在病情平稳期间,指导病人每周活动率≥3~5 次,每日活动时间≤30 分钟,运动前后避免情绪紧张和激动、不宜饱餐;避免在过冷或过热环境中运动,运动后不要进行冷水浴和桑拿浴,病情不稳定者不宜室外运动;要循序渐进、持之以恒。

(4)控制血压、血脂、糖尿病:高危病人的血压应控制在<140/90mmHg;心肌梗死后和糖尿病病人血压应控制在<130/90mmHg,定期监测血压。对于有冠状动脉粥样硬化性心脏病或有糖尿病的病人,血脂要严格控制在总胆固醇<180mg/dl;通过饮食控制和药物治疗达到空腹血糖≤110mg/dl,餐后血糖≤180mg/dl。

(5)心理指导:指导病人保持乐观、平和、舒畅的心情,正确对待疾病。指导家属要积极支持和配合病人,为病人创造一个良好的身心休养环境。

(6)日常生活指导:向病人及家属宣教戒烟的重要性,鼓励病人加入社区内的戒烟活动,并监督实施戒烟计划,同时也要防止病人被动吸烟,限制饮酒。指导病人洗澡时水温要适中,不宜过高或过低,洗澡的时间要适宜,一般不超过半小时,以免加重心脏负担。卧床病人要观察排便情况,解释床上排便对控制病情的意义和用力排便加重病情的危险,指导病人正确采取通便措施;要注意休息,避免劳累。

五、社区管理

冠心病病人的管理包括冠心病的早诊、早治,规范管理和监测。

1. 筛查建档　对社区筛查发现的冠心病病人及时登记,建立冠心病病人健康档案,统一管理,保证管理的连续性。

2. 实施冠心病三级预防管理

(1)一级预防:一级预防是预防动脉粥样硬化和减少冠心病总体负担的基石。通过体检、门诊检查等找出人群中有危险因素的个体,如高血压、高血脂、糖尿病、长期吸烟和体重超重者,针对危险因素,通过药物和非药物方法控制高血压、高血糖、高血脂。体重超重的人要通过限制热量摄入、增加体力活动,限制脂肪摄入、低盐饮食、补充足够的钾、保证充足的膳食纤维来减轻体重。预防冠心病要从儿童和青少年入手,培养良好的生活习惯,合理膳食、坚持运动、不吸烟、不酗酒、防止肥胖及高血脂。在成年人中宣传吸烟对人体的危害,做到不吸烟,主动戒烟。避免长期精神紧张和情绪过分激动。

(2)二级预防:二级预防的重点是社区人群的检查和发病筛查,做到早发现、早治疗。已出现心绞痛及心肌梗死的病人应采取药物或非药物方法预防冠心病复发或加重,如高血脂合并冠心病,首先应治疗原发病,控制高血脂,然后才是治疗冠心病。冠心病的治疗原则是改善冠状动脉的供血,减轻心肌耗氧,同时治疗动脉粥样硬化。

(3)三级预防:三级预防目标是控制和减少心肌梗死等危险因素,延长或逆转病情发展,防止急性冠状动脉事件的发生。对危重病人应配合医生进行抢救,预防并发症的发生和病人的死亡,其中也包括康复治疗。对已确诊的病人,通过健康教育和指导,并坚持药物治疗,控制病情,最大限度地改善生活质量。

3. 随访方式　冠心病社区随访可采用多种方式同时进行,常用的方式有病人到医院诊疗、定期到社区随访、病人自我管理教育后的电话随访、对行动不便病人的入户随访,以及对中青年高血压人群的网络随访。符合成本效益的是电话随访,注意在电话随访前病人应当先接受血压监测方法的培训。

第五节　脑血管病

一、概述

脑血管疾病是严重危害社区居民健康的常见慢性病之一,是致残和死亡的重要原因,是指脑部血液供应障碍引起的脑部疾病。临床上以急性发病居多,多见于中、老年病人,表现为瘫痪、言语障碍等。急性脑血管病一般分为缺血性和出血性两类,最多见的是脑出血和脑血栓。在社区中主要为脑卒中缓解期或有后遗症的病人,如脑卒中后偏瘫、失语、意识障碍等。

二、临床表现

1. 脑卒中的预兆症状　头晕,特别是突然感到眩晕;肢体麻木,突然感到一侧面部或手足麻木,有的为舌麻、唇麻;暂时性吐字不清或讲话不灵;肢体无力或活动不灵;与平时不同的头痛;不明原因突然跌倒或晕倒;短暂意识丧失或个性和智力的突然变化;全身明显乏力,肢体软弱无力;恶心、呕吐或血压波动;整天昏昏欲睡,处于嗜睡状态;一侧或某一侧肢体不自主地抽动;双眼突感一时看不清眼前出现的事物。

2. 出血性脑卒中　起病常较突然,病前一般无预感,少数病人在出血前数小时或数日可有头痛、头晕、短暂意识模糊、嗜睡、精神症状、一过性肢体运动、感觉异常或言语不清等脑部症状。持续性出血致血肿扩大是病情加重的原因之一,表现为病人突然或逐渐发生意识障碍加深和血压持续升高。绝大多数病例血压增高。病程中有不同表现,如头痛、头晕、恶心、呕吐、意识障碍、瞳孔改变,其他如眼底检查可见动脉硬化、视网膜出血及视神经盘水肿;出血进入蛛网膜下隙出现脑膜刺激征;血肿占位与破坏脑组织导致偏瘫、失语及眼位的改变等。

3. 缺血性脑卒中　缺血性脑卒中多见于中老年。常在安静或睡眠时发病,一般表现为头痛、头晕、眩晕、恶心、呕吐、运动性和(或)感觉性失语,甚至昏迷。双眼向病灶侧凝视、中枢性面瘫及舌瘫、假性延髓性麻痹如饮水呛咳和吞咽困难。严重者病情呈进行性加重,易出现明显的脑水肿和颅内压增高征象,引起头痛、意识障碍甚至休克的表现,可发生脑疝死亡。

4. 功能障碍　由于病变的部位、性质和大小的不同,病人可能发生一种或同时发生几种功能障碍。①运动障碍,为最常见的障碍,多表现为一侧肢体的瘫痪,即偏瘫。②共济障碍,四肢协调动作和行走时的身体平衡发生障碍。③感觉障碍,痛觉、触觉、温度觉、视觉、本体觉出现减退或丧失。④言语障碍,可出现失语症、构音障碍等。⑤认知障碍,主要包括意识障碍,记忆力障碍,智力障碍,失认症,失用症等。⑥日常生活活动能力障碍,脑卒中病人由于出现多种功能障碍,常导致日常生活活动能力严重障碍。⑦心理障碍。⑧自主神经功能障碍等。

三、主要危险因素

1. 不可控制因素

(1)年龄:55岁以上,每增加10岁,脑卒中的发病率就增加1倍左右。

(2)性别:男性脑卒中发病率是女性的1.1～6.2倍。

(3)遗传:家族史。

(4)种族:通常黑种人比白种人更容易发生脑卒中,中国人和日本人也是发生脑卒中的常见民族。

(5)季节、温度、气候也容易诱发脑卒中,突然降温比较容易诱发脑卒中。

2. 可控制因素

(1)高血压:是中国人群卒中发病的最重要危险因素,尤其是清晨血压异常升高。研究发现清晨高血压是卒中事件最强的独立预测因子,缺血性卒中在清晨时段发生的风险是其他时段的4倍,清晨血压每升高10mmHg,卒中风险增加44%。

(2)高胆固醇和高脂血症:高脂血症可增加血液黏稠度,加速脑动脉硬化的发生。高胆固醇血症,特别是低密度脂蛋白水平增加,与缺血性脑卒中发生有关。

(3)不良生活方式:吸烟、饮酒、代谢综合征、高同型半胱氨酸血症、偏头痛、肥胖、超重,缺乏体育锻炼、营养摄入不足等因素也可以引起脑卒中。生活中一定要注意这些危险因素,并且要积极控制。

四、社区护理

1. 家庭日常生活护理　长期卧床病人要定时翻身、按摩,对突出易受压部位使用气圈、气垫等,床铺要保持清洁干燥,防止压力性损伤的发生。口腔护理:保持口腔清洁,饭后及时漱口,及时清除呼吸道分泌物,并定时翻身、拍背,促进排痰,预防呼吸道感染及肺炎的发生。指导病人使用方便的生活用具,如拐杖、轮椅,吃饭时可选用汤勺。

2. 饮食护理　适当地控制热能脂肪,限制食盐;充足的维生素和无机盐,清淡易消化的饮食;经常吃一些奶类、豆制品,大豆蛋白质能降低血压,减少脑卒中的发病率。进食时进行专业吞咽评估,合并吞咽呛咳、吞咽不能者,进行饮食指导,必要时插鼻饲管。

3. 康复护理

(1)运动康复训练:疾病初期就应保持良好的肢体功能位置,指导病人进行大小便训练,指导照顾者对病人进行被动关节运动;鼓励病人床上运动,但应防止坠床、受伤;指导病人床上翻身、床上坐起、床边行走、步行训练、日常生活能力训练、手指小关节的精细运动练习,鼓励病人主动训练,身体条件允许的病人可以到社区医院的康复室进行训练,对病人定期进行评估并制订新的康复计划。

(2)语言功能锻炼:指导家属与失语病人说话时要有耐心,不要催促病人,给其充分的思考和反应时间。与病人讲话时,语言尽量简练、易懂,不要过于复杂,一次只说一件事情。要与病人交谈其最感兴趣的话题,鼓励病人讲话。在交流过程中,要保持双目接触,也可利用手势等身体语言进行沟通,病人在回答问题时可以用最简单的词语回答,如"是"或"否",并多鼓励病人,减轻其挫折感,增加病人的自信心。对失语病人可采用发声训练,可从字、词,然后句子来强化刺激,反复矫正直至病人理解。

4. 心理护理　脑卒中后多数病人通常伴有抑郁、焦虑情绪,表现为少言、淡漠、缺乏主动性,对治疗和训练持怀疑态度,郁郁寡欢,个别的甚至产生轻生的念头。脑卒中后的神经功能恢复通常在病后 3 个月内最快。在这一时期对病人进行积极的心理疏导,则可促进康复疗效的速率。病人的康复训练是一个长期的持续过程,特别是病人在急性期后出院回到社区,只有病人坚持积极主动参与并配合康复训练才能收到良好的康复效果。

五、社区管理

1. 脑卒中病人的管理　加强三级预防,减少发病、患病、残疾和死亡人数,提高社区人群的生活和生命质量。

(1)一级预防:是指发病前的预防,即在发病前针对已知危险因素,进行健康教育和健康管理,积极主动地控制各种危险因素,从而达到使脑血管病不发生或推迟发病年龄的目的。从流行病学角度看,只有一级预防才能降低疾病的人群发病率。对于病死率及致残率很高的脑血管病来说,重视并加强开展一级预防的意义远远大于二级预防。通过定期测量血压、血糖、血脂等,做到早期发现脑血管疾病的高危人群,及早采取有效的干预措施,减少脑卒中的发生。具体措施:①普查、普治高血压;②积极发现短暂性脑缺血发作病人并治疗;③积极发现其他"脑卒中倾向个体",并采取相应的措施,以减少危险因素的损害;④保持健康的生活方式。

(2)二级预防:疾病发生后积极治疗,防止病情加重,预防器官或系统出现残疾和功能障碍。积极治疗危险因素,预防或降低再次发生脑卒中的危险,减轻残疾程度。

(3)三级预防:在疾病发生且造成残疾后,进行功能康复训练,同时积极控制原发病的复发。采取科学合理的方法或结合一些康复手法(针灸、推拿),尽量恢复脑卒中致残者的功能。

2. 高危人群的干预　高血压是脑卒中疾病的重要危险因素,控制血压是预防脑卒中的重要措施之一。冠心病、糖尿病、吸烟和高脂血症也是脑卒中的高危因素,社区管理中要定期测量血压、血脂、血糖及体重,做到早发现、早诊断、早治疗,做好脑卒中二级预防。

3. 病人随访与指导　对已发生的脑卒中病人建立健康及家庭档案,做到定期随访,树立治疗信心并制订康复计划,尽量减少并发症及后遗症的发生。需要定期评估病人的各项功能状况、精神情况及用药情况,并与病人家属共同为病人制订训练计划及掌握常用护理技能,鼓励病人坚持治疗及康复,预防复发,便于提高生活质量,做好脑卒中的三级预防。

第六节　癌　症

一、概述

肿瘤是机体在各种致瘤因素的作用下,局部组织的细胞异常增生而形成的新生物。肿瘤细胞生长旺盛,呈持续性生长,常表现为局部肿块,有良性和恶性之分。良性肿瘤通常不侵蚀破坏邻近组织,也不向远处转移,危害性比较小。恶性肿瘤(也称癌症)则往往向周围组织浸润并会转移。恶性肿瘤严重威胁着人类健康和生命,与心血管疾病构成全世界死亡原因的前两位。早期发现、早期诊断、早期治疗在肿瘤治疗上具有重要的意义。

二、临床表现

大多数的癌症早期无特殊症状,不易察觉,晚期癌症病人根据癌症原发及转移部位不同会出现各种局部症状,同时伴随有一些全身症状,如疼痛、疲乏、恶病质等。几种常见恶性肿瘤的发病特点及早期症状如下。

1. 肺癌 是最常见的恶性肿瘤之一,40 岁以上多发,男女之比为(3～5):1。发病与长期大量吸烟、化学和放射性物质有直接关系。典型症状有:咳嗽、痰中带血、胸痛、气促等肺部表现,经抗生素、止咳药治疗不能很好缓解,且逐渐加重。

2. 食管癌 发病年龄常在 40 岁以上,男性多于女性。早期症状多不明显,偶有咽下食物哽咽感、停滞感或异物感;胸痛后闷胀不适或隐痛、刺痛;中晚期会出现典型症状——进行性吞咽困难。随着病情发展,肿瘤侵及邻近器官并出现相应症状,晚期病人可出现不同程度脱水、消瘦、贫血和低蛋白血症等恶病质表现。

3. 胃癌 是人类常见的恶性肿瘤,居全球肿瘤发病和癌症死亡率的第 2 位,男性发病率高于女性,55－70 岁为高发年龄。早期无明显症状,如出现上腹部不适和疼痛、消瘦、食欲缺乏,应建议病人做进一步检查。

4. 原发性肝癌 肝癌流行于我国东南沿海地区,好发年龄段为 40－50 岁,男性比女性多见。常表现为肝区疼痛、食欲缺乏、腹胀、恶心、呕吐或腹泻,晚期肝癌会出现肝大、黄疸和腹水。

5. 宫颈癌 我国宫颈癌死亡率占总癌症死亡率的第 4 位,占女性癌症的第 2 位。我国宫颈癌病人的平均发病年龄以 40－50 岁为最多,60－70 岁又有一高峰出现,20 岁以前少见。早期一般无特殊表现,能引起患者注意的有:不规则阴道出血、性交后出血、阴道分泌物增多等,尤其发生在绝经后,应怀疑宫颈癌。妇女应定期做宫颈检查,此检查是发现早期宫颈癌的有效方法。

6. 乳腺癌 乳腺癌主要发生于女性,是妇女中最常见的恶性肿瘤。月经初潮前很少见,在 20 岁以后发病率逐年上升。最常见于乳房的外上象限,早期可表现为无痛、单发、质硬、不光滑、不易滑动、不易推动,一般无全身症状。逐渐侵犯周围组织可出现皮肤凹陷、毛囊处出现凹陷,皮肤溃疡可形成菜花状。乳头向患侧牵拉、左右不对称、乳头凹陷。周围淋巴结肿大,出现上肢淋巴水肿;血行转移,可出现胸痛、咳嗽、腰背痛等受累器官症状。

7. 急性白血病 约占癌症总发病率 5%,在我国白血病发病率约为 2.76/10 万,接近于其他亚洲国家,但低于欧美国家,男性高于女性。起病急缓不一,急性者多为高热或严重出血,病人为面色苍白、疲乏或轻度出血。少数病人因皮肤紫癜、月经过多或拔牙后出血不止而就医后被发现。

8. 胰腺癌 发病年龄多在 45 岁以后,男性多见。早期无症状,有症状时往往已到了中晚期。持续中上腹疼痛、腰背剧痛常是首发症状。吸烟、高油脂饮食、肥胖等是胰腺癌的高危因素。

9. 大肠癌 发病年龄多在 40 岁以后。出现下列情况应怀疑大肠癌:近期出现便血、腹痛、体重下降、贫血、肠梗阻。通常左半大肠癌更多出现血便和肠梗阻,直肠病变更易有里急后重感。右半大肠癌更多出现腹部包块、贫血、消瘦、乏力等表现。

10. 子宫内膜癌 不规则阴道出血,晚期合并感染则出现恶臭、脓性或脓血性排液、腹痛。

三、主要危险因素

1. 生活习惯和方式

(1)饮食习惯：研究发现，食用含化学物质（如亚硝胺类、偶氮芥类）食物和被黄曲霉素污染的食物可致肝癌；喜食过烫食物、过硬食物者胃癌发病率高；喜食肉类、动物脂肪者结肠癌发病率高。

(2)吸烟：是导致恶性肿瘤发病的因素之一。有研究表明，吸烟者肺癌的患病率与死亡率较不吸烟者高 6~10 倍。

(3)大量饮酒或酗酒：与肝癌、胃癌、食管癌、口腔癌、乳腺癌均有密切关系。

2. 环境因素　工业生产中产生的废水、废气、废渣是公认的致癌物；家庭中的空气污染（厨房油烟、装修材料中的甲醛等）是肺癌、白血病的重要致病因素；地域中缺乏或富含某种微量元素也可导致癌症的发生。

3. 遗传因素　临床资料表明有些癌症的发病与遗传因素有关或称为有遗传倾向，如大肠癌的发病与遗传有关，而且为常染色体遗传。

4. 职业因素　调查发现，某些癌症的发病与所从事的职业密切相关。如矿山工人、纺织厂女工、汽车司机等人群中肺癌、鼻咽癌的发病率远远高于其他职业的人群。

5. 心理社会因素　大量的临床病例以及动物实验资料证明，心理社会因素在癌症的发病过程中起着非常重要的作用。如美国医学会报道指出：内向性格、不良心理和社会刺激、长期精神压抑以及家庭不和睦是引起癌症的因素。

四、社区护理

1. 癌症病人的日常生活护理　保持病人房间干净整洁；鼓励摄取足够的营养，高蛋白、高维生素、高热量、易消化饮食。食欲缺乏、进食困难者宜少量多餐、少渣饮食，必要时给予静脉高营养支持。放疗期间忌食辛辣刺激等刺激性食物；鼓励病人坚持运动和训练，体弱者可进行床上活动，包括主动运动和被动运动；帮助病人正确对待疾病及治疗的作用，协助家属鼓励病人坚持治疗。

2. 手术后病人的护理　社区护士要了解病人所接受手术方式、范围，监测生命体征及病情变化，做好引流管、切口和皮肤护理，预防感染。术后如无禁忌证，可在 1~7 天后早期下床活动，可先在床上进行肢体运动和翻身动作。部分处于化疗间歇期的病人可能带有深静脉插管或静脉高营养管路回家休养，社区护理人员要定时进行管路护理，教会病人及照顾者观察感染征象，注意保持局部干燥。

3. 化疗和放疗病人的护理　社区护理人员应了解病人放化疗方案、常见不良反应及其出现时间。胃肠道的不适症状，如恶心、呕吐、腹泻等症状；溃疡的发生，如口腔溃疡、消化道溃疡引起的疼痛；多数病人会出现脱发；化疗后出现骨髓抑制的情况。因此，病人在做完化疗以后，应该定期复查血常规、肝功能等。另外，病人在放疗和化疗以后，一定要注意补充营养，要均衡膳食。病人的饮食，应该以优质蛋白质为主，再辅以富含纤维素和各种维生素的蔬菜。同时，也要尽量保持心情愉快。加强放疗照射部位的皮肤护理，避免搔抓和搓擦，不用肥皂，不涂化妆品和难以清洗的软膏、红汞等。教会病人及家属观察放化疗的副作用，并掌握应对措施，不良反应严重时指导病人及时就医。

4. **预防感染**　由于病人免疫力低下，应保持口腔、皮肤清洁，定时漱口，减少与外界接触和会客，勤换内衣。久卧床者应勤翻身，定时做上下肢活动。有呼吸道感染者应学会深呼吸、有效咳嗽。定时做胸部叩击，进餐饮水要慢，以免发生误吸，防止下肢静脉血栓形成和坠积性肺炎的发生。

5. **癌症病人的康复护理**　一些术后病人需要进行康复，如乳腺癌病人需要进行上肢功能的锻炼；喉癌术后病人需要接受人工喉发声的训练。社区护士要了解病人的需要，制订个体化的康复护理计划，协助病人恢复功能，必要时为病人联系专业康复师。

6. **临终病人的护理**　对终末期病人的护理是社区肿瘤护理工作的重要任务。社区护理人员在晚期癌症病人临终护理的工作中，采取各种切实有效的治疗措施，控制病人的症状，同时进行心理护理，尽可能地减轻病人的精神痛苦，使其在生命的最后阶段能够生活得舒适、欣慰、有尊严。鼓励与支持病人树立战胜疾病的信心，积极配合护理；利用现有的各种治疗手段的同时，也要充分调动病人家属、社会的积极作用，使病人无痛苦地走完人生的最后阶段。要指导家属协助完成基础护理，以实际行动让病人感受到亲人的真情，使病人有受重视感、被关心感。根据病人的性格特点和承受能力，婉转地向病人解释生与死的意义，说明死亡是不可抗拒的自然规律，人人难逃死亡的命运。面对病人家属不能接受亲人死亡的事实，护士应用亲切的语言和灵活的专业技巧支持病人家属，减轻其悲伤，缩短悲痛过程。

五、社区管理

目前虽然还没有根治癌症的方法，但是国内外的经验证明 1/3 的癌症可以预防；1/3 的癌症如能及早诊断，则可能治愈；合理而有效的姑息治疗可使剩余的 1/3 癌症病人的生存质量得到改善。要实现这三个"1/3"，做好社区癌症管理工作对于癌症病人非常重要。

1. **一级预防**　目的是认识危险因素，采取各种有效措施，减少和消除各种致癌因素对人体产生的致癌作用，治疗癌前病变，防止癌症发生。如评估社区、家庭及个人的危险因素，在社区开展各种形式的活动，教育和帮助居民改变不健康的生活习惯和行为(戒烟、限酒，少吃或不吃油炸及烟熏食物)，合理膳食，积极接种乙肝疫苗、控制环境污染，改变生活和工作环境等，防治与肿瘤形成有关的感染性疾病，积极治疗癌前病变，从而做到有效降低恶性肿瘤的发病率。

2. **二级预防**　目的是早发现、早诊断、早治疗。社区护士的主要任务是通过各种形式的健康教育帮助居民掌握癌症的一些早期表现及自我检查的方法。组织特定人群的癌症普查工作。

3. **三级预防**　目的是延长生存时间，提高生活质量。癌症病人接受手术、放疗或化疗后，要设法预防复发和转移，防止并发症和后遗症。出院回到社区生活，社区护士要根据病人的情况，进行伤口护理、造口护理、管道护理，对照顾者进行必要的居家护理指导，使病人能够尽快地回归社会。对于那些选择在社区临终关怀病房或家中度过人生最后阶段的病人，社区护士要与其他专业人员一起制订姑息治疗计划，采取有效措施，控制症状，减轻病人的痛苦。

第七节　慢性阻塞性肺部疾病

一、概述

慢性阻塞性肺部疾病(COPD)是慢性气道阻塞性疾病的简称，是呼吸系统疾病中的常见病和多发病,其患病率和死亡率高,是一种具有气流受限特征的肺部疾病。这种气流受限不完全可逆,且呈进行性发展,它的发生与肺部对有害气体或有害颗粒的异常炎症反应有关。随着病情反复发作、急性加重,导致肺功能逐渐下降,出现日常活动甚至休息时也感到气短。尤其是吸烟的老年男性,大部分都患有此病,表现为咳嗽、咳痰、呼吸困难等。COPD 主要累及肺部,但也可以引起肺外各器官的损害。COPD 的治疗只有起点没有终点,病人只要确诊,就需要终身治疗,与高血压、糖尿病的治疗概念完全一致。

二、临床表现

1. 慢性咳嗽　可终身伴随,常在晨间咳嗽明显,夜间可发生阵发性咳嗽,偶尔可闻及喘鸣音。

2. 咳痰　多见白色黏液或浆液泡沫样痰,偶尔可见痰中带血丝,多在清晨排痰。若伴有肺部感染时,可见痰量增多、脓性痰。

3. 气短或呼吸困难　进行性加重的呼吸困难是 COPD 的标志性症状,早期可在剧烈运动时出现,之后会逐渐加重,在日常活动甚至休息时也可有气短、呼吸困难的发生。

4. 喘息和胸闷　部分 COPD 病人,尤其是重度病人或症状急性加重时,会出现喘息(呼吸急促)、胸闷。

5. 肺气肿的体征　桶状胸,呼吸浅快,触觉、语颤减弱或消失;叩诊过清音,心浊音界缩小,肺下界和肝浊音界下降;两肺呼吸音减弱,呼气延长,可闻及干啰音和(或)湿啰音。

6. 其他表现　病人随病情发展可出现桶状胸、缩唇呼吸、语颤减弱或消失,叩诊过清音,肝下界及肺下界下移,部分可闻及干啰音或湿啰音。病情晚期有疲劳、体重下降、食欲缺乏等。

三、主要危险因素

COPD 发病是遗传因素与环境因素共同作用的结果。

1. 遗传因素　已知的遗传因素为 α_1-抗胰蛋白酶缺乏。

2. 环境因素

(1)吸烟:吸烟是发生 COPD 最常见的危险因素。吸烟者呼吸道症状、肺功能受损程度及患病后病死率均明显高于非吸烟者。被动吸烟亦可引起 COPD 的发生。

(2)职业性粉尘和化学物质:当吸入职业性粉尘(包括有机粉尘、无机粉尘),化学剂和其他有害烟雾的浓度过大或接触时间过长,可引起 COPD 的发生。

(3)室内、室外空气污染:在通风欠佳的居所中采用生物燃料烹饪和取暖所致的室内空气污染是 COPD 发生的危险因素之一。室外空气污染与 COPD 发病的关系尚待明确。

(4)感染:儿童期严重的呼吸道感染与成年后肺功能的下降及呼吸道症状有关。既往肺结核病史与 40 岁以上成人呼吸道气流受限相关。

(5)社会经济状况:COPD 发病与社会经济状况相关。这可能与低社会阶层存在室内、室外空气污染暴露,居住环境拥挤,营养不良等状况有关。

四、社区护理

1. 一般护理

(1)环境:休息室内环境安静、舒适、空气洁净,保持室温在 18～20℃,相对湿度为 50%～

70％，避免粉尘、烟雾及刺激性气体的吸入；戒烟、戒酒；避免和呼吸道感染病人接触；冬季注意保暖。病情较轻者可适当下地活动，以不感到疲劳、不加重症状为宜；较重者应卧床休息，取卧位或半卧位时应使膝半屈，立位时上半身可略向前倾，使腹肌放松。

（2）饮食：向病人及家属说明合理饮食的重要性，保证每日足够的热量、蛋白质，适宜的水分、纤维素；避免进食产气、易引起便秘及辛辣的食物。病人饭前至少休息 30 分钟，少食多餐，细嚼慢咽，必要时可应用管喂饮食或胃肠外营养。

2. 病情观察

（1）观察病人咳嗽、咳痰情况，以及痰液的性质、颜色、量。

（2）观察呼吸困难程度，能否平卧，与活动的关系。

（3）定期监测动脉血气分析变化，有无呼吸衰竭。检测动脉血气分析和水、电解质、酸碱平衡情况及病人营养状况。

（4）有无心悸、胸闷、水肿及少尿、肺源性心脏病发生。

3. 康复训练

（1）有效排痰技术训练

①胸部叩击：指导家人或照顾者将五指并拢，掌心呈杯状，用前臂带动腕部力量在引流部位的胸壁上叩击 30～45 秒，按压病人胸部嘱其深呼吸并进行震颤，连续 3～5 次，如此反复 2～3 次。

②咳嗽训练：嘱病人先缓慢深呼吸后屏气，前倾躯干，屈曲手臂向两肋下加压，突然咳嗽 2～3 声，咳嗽时使腹壁内陷，咳嗽后缩唇将余气量排出。

（2）呼吸肌训练：加强胸、膈呼吸肌肌力和耐力，改善呼吸功能。呼吸操对于慢性阻塞性肺部疾病病人的康复很有帮助，现介绍 3 组常用的呼吸操如下。

①腹式呼吸：加强膈肌活动，增加肺通气量。病人取立位，体弱者亦可取坐位或半卧位。左右手分别放在腹部和胸前，吸气时用鼻吸入，尽量挺腹，呼气时用口呼出，同时收缩腹部，胸廓保持最小活动幅度，缓呼深吸。每分钟 7～8 次，每次 10～20 分钟，每日 2 次，反复训练。

②缩唇呼吸：用鼻吸气，用口呼气，呼与吸时间比例为 1:2 或 1:3。

③屏住呼吸：可延长肺内氧气和二氧化碳交换的时间，使更多氧气进入血液。

4. 家庭氧疗的指导 长期家庭氧疗可提高病人的生活质量，延长寿命。要指导病人进行家庭氧疗，向病人讲明长期家庭氧疗的目的、作用和注意事项。采用鼻导管持续低流量、低浓度吸氧，氧流量 1～2L/min，浓度在 25％～29％，每天持续 15 小时以上，保持流量和浓度恒定。用氧要注意安全，严格做到防火、防热、防油、防震，防止发生意外。鼻导管要每天更换，防止阻塞。氧气装置定期更换、清洗、消毒，防止感染。

5. 用药护理 遵医嘱应用抗生素、支气管舒张药、祛痰药等，注意饭后服用药物，尤其是用含有甘草的药物时。酊剂、合剂药物服用后，不要立刻饮水，止咳作用会更好。注意观察疗效及副作用，并指导病人及家属学会观察。

6. 心理护理 COPD 病人因病程长、社会活动减少等极易形成焦虑、压抑的心理问题。病人有可能拒绝服用，或无能力按照医嘱常规使用某些药物，只有在疾病加重期才使用。护理人员应详细了解病人及其家庭对疾病的态度，关心体贴病人，与其共同制订和实施康复计划，消除诱因，减轻症状，增强战胜疾病的信心。对焦虑、情绪不稳定病人，教会其放松的方法。

7. 健康教育 健康知识缺乏所致的不良行为方式、生活方式是导致慢性病发病率与死亡率增高的主要原因之一,解决该问题需普及必要的健康知识。

(1)组织普及活动,通过讲解使病人了解 COPD 的病因、危害,以及吸烟、出入污染公共场所等诱发因素,改变不良生活方式。

(2)建立病人档案,根据病情变化调整护理计划。

(3)设立卫生服务热线,由护理人员随时解答问题。

(4)加强病人间沟通,达到互相帮助、互相促进、共同提高的目的。

五、社区管理

对有慢性咳嗽、咳痰、呼吸困难、喘息或胸闷症状,或 35 岁及以上有吸烟史的人群,或 35 岁及以上有职业粉尘暴露史、化学物质接触史、生物燃料烟雾接触史的人群,首次就诊时进行肺通气功能检测。以后每年进行 1 次肺通气功能检测。

1. 一级预防　在社区健康人群中开展针对 COPD 病因和危险因素的控制活动。控制烟草、反对吸烟和被动吸烟是最简单有效的方法。可采取多种手段,开展系统的烟草危害宣传与健康教育,改变社会敬烟送烟的陋习,提高人群烟草危害知识水平。此外,提倡绿色出行,低碳生活,减少空气污染,营造有利于健康的生活环境和工作环境,也是 COPD 一级预防的重要内容。

2. 二级预防　通过对危险因素的筛查发现 COPD 的高危人群,及时进行管理。建立居民健康档案和二级预防监测资料,分析高危人群的危险因素,确定可干预措施,如针对吸烟、职业接触、环境污染等,实施有针对性的干预策略。提高高危人群自我保健能力,减少呼吸道感染的发生和进展。

3. 三级预防　主要是通过健康教育,提高病人对疾病的认识,改变态度,纠正不良生活方式,积极配合药物治疗和肺康复治疗,减轻症状,控制病情发展,提高病人生活质量。

第11章

传染病的社区护理与管理

第一节 传染病概述

一、概念

传染病是指由病原微生物,如朊毒体、病毒、衣原体、立克次体、支原体、细菌、真菌、螺旋体和寄生虫,如原虫、蠕虫、医学昆虫感染人体后产生的有传染性、在一定条件下可造成流行的疾病。

二、分类

目前《中华人民共和国传染病防治法》规定的传染病按甲类、乙类和丙类三种类型实行分类。

1. 甲类传染病 包括 2 种,鼠疫、霍乱。

2. 乙类传染病 包括 26 种,传染性非典型肺炎(严重急性呼吸综合征)、艾滋病、病毒性肝炎、脊髓灰质炎、人感染高致病性禽流感、麻疹、流行性出血热、狂犬病、流行性乙型脑炎、登革热、炭疽、细菌性和阿米巴性痢疾、肺结核、伤寒和副伤寒、流行性脑脊髓膜炎、百日咳、白喉、新生儿破伤风、猩红热、布鲁菌病、淋病、梅毒、钩端螺旋体病、血吸虫病、疟疾、人感染 H7N9 禽流感、新型冠状病毒肺炎。

3. 丙类传染病 包括流行性感冒、流行性腮腺炎、风疹、急性出血性结膜炎、麻风病、流行性和地方性斑疹伤寒、黑热病、棘球蚴病(包虫病)、丝虫病,以及除霍乱、细菌性和阿米巴性痢疾、伤寒和副伤寒以外的感染性腹泻病,手足口病。

4. 其他法定管理以及重点监测传染病 非淋菌性尿道炎、尖锐湿疣、生殖性疱疹、水痘、肝吸虫病、不明原因肺炎等。

三、流行过程

传染病在人群中的发生、传播和终止的过程,称为传染病的流行过程。传染病的流行必须具备 3 个基本环节,包括传染源、传播途径和人群易感性。这 3 个环节必须同时存在,才能构成传染病流行,缺少其中的任何一个环节,新的传染不会发生,就不可能形成流行。传染病的流行过程还受自然因素和社会因素的影响。

(一)传染源

传染源是指体内有病原体生长繁殖并能排出病原体的人和动物,包括传染病病人、病原携带者和受感染的动物。

1. 传染病病人　是重要的传染源。作为传染源的意义不仅取决于排出病原体的数量和时间,更为重要的是与他们的职业、社会活动范围、个人卫生习惯及卫生防疫措施等因素关系密切。病人体内存在大量病原体,消化系统传染病的腹泻,麻疹、白喉等呼吸系统传染病的咳嗽等,均可排出大量病原体,增加易感者受感染的机会。另有某些传染病,如麻疹、水痘,无病原携带者,病人是唯一的传染源。

2. 病原携带者　是指没有任何症状,但能长期排出病原体的人。在某些传染病(如伤寒、细菌性痢疾)中有重要的流行病学意义。

3. 受感染的动物　作为传染源的危险程度,主要取决于人与受感染动物接触机会和接触的密切程度,与动物种类和密度等因素有关。人感染以动物作为传染源的疾病称为人畜共患病。

(二)传播途径

传播途径是指病原体离开传染源后,到达另一个感染者所经历的途径称传播途径。

1. 经空气传播　病原体可以通过飞沫、飞沫核、尘埃三种形式传播,是所有呼吸道传染病的重要传播途径,如麻疹、白喉、流行性脑脊髓膜炎等。经空气传播的传染病特点如下。

(1)冬春季节高发。

(2)传播广泛,传播途径易于实现、发病率高。

(3)少年、儿童多见。

(4)受人群免疫水平的影响,在未经免疫预防的人群中周期性升高。

(5)居住拥挤、卫生条件差和人口密度大的地区高发。

2. 经水传播　包括经饮用水传播和经疫水传播。

(1)经饮用水传播是消化道传染病最常见的传播途径之一。

(2)经疫水传播是指在疫水中游泳、劳动时,血吸虫尾蚴、钩端螺旋体等通过皮肤、黏膜侵入机体引起感染。

3. 经食物传播　经食物传播可因食物本身含有病原体或食物在生产、加工、运输储存、销售、烹调等各个环节,若卫生设施不良及管理不当等原因造成食物污染,可导致某些肠道传染病和某些寄生虫病的发生与流行。

4. 接触传播

(1)直接接触传播是指传染源与易感者直接接触而未经任何外界因素所造成的传播。例如性病、狂犬病等。

(2)间接接触传播又称日常生活接触传播,是指易感者接触了被传染源的排出物或分泌物污染的日常生活用品所造成的传播。常见于肠道传染病和某些呼吸道传染病、人畜共患病、皮肤传染病等。被污染的手在此传播中起着重要作用。

5. 经媒介节肢动物传播　又称虫媒传播,是指以节肢动物叮咬或机械携带而传播的传染病。

(1)机械性传播:苍蝇、蟑螂等节肢动物可携带病原体,通过反吐、粪便等排出病原体,污染食物或食具,使接触者感染。

(2)生物学传播:病原体进入蚊子、蜱等节肢动物体内经过发育或繁殖后,才具有感染性,传给易感者。

6. 经土壤传播 土壤受污染的机会很多,如人粪施肥使肠道病原体或寄生虫虫卵污染土壤,如钩虫卵、蛔虫卵等;某些细菌的芽胞可以长期在土壤中生存,如破伤风、炭疽、气性坏疽等,若遇皮肤破损,可以经土壤引起感染。经土壤传播的病原体的意义大小取决于病原体在土壤中的存活力、人与土壤的接触机会及个人卫生习惯。

7. 医源性传播 在医疗与预防工作中,未能严格执行操作规程和规章制度,人为地造成某些传染病的传播。

8. 垂直传播 是指在产前期内将病原体传给其后代的传播,又称母婴传播。

(三)易感人群

易感人群是指对某种传染病缺乏特异性免疫力的人群。人群作为一个整体对传染病的易感程度,称人群易感性。人群易感性的高低取决于全部人口中易感人口所占的比例。

1. 使人群易感性升高的主要因素

(1)新生儿增加,出生6个月以后未经人工免疫的婴儿,对许多传染病都易感。

(2)易感人口迁入,非流行区居民大量迁入流行区。

(3)免疫人口减少,免疫人口死亡或免疫人口免疫力的自然消退。

(4)新型病原体出现或病原体的变异,当新的病原体出现或某些病原体发生变异后,由于人群普遍对其缺乏免疫力,可导致人群易感性升高。

2. 使人群易感性降低的主要因素

(1)计划免疫。

(2)传染病流行后免疫人口增加。

(3)隐性感染后免疫人口增加。

(四)影响传染病流行过程的因素

1. 自然因素 自然因素中对流行过程影响最明显的是气候因素和地理因素。有些传染病有明显的地区性和季节性特点,某些地区的气候条件和地理环境适合病原体生长繁殖或有利于媒介节肢动物生长和活动,如森林脑炎经吸血节肢动物蜱叮咬传播。自然因素还能影响人体受感染的机会和机体抵抗力,如冬季寒冷,人们多在室内活动,使某些呼吸道传染病呈现季节性高峰;夏季炎热,人们喜食生冷食品,易发生肠道传染病。

2. 社会因素 社会因素包括社会制度、经济状况、文化水平、风俗习惯等,既可能促进流行过程及扩大传染病的流行,也可能阻止传染病的发生流行,甚至消灭传染病。通过改善饮水质量、加强食品卫生监督、消毒、杀虫等措施切断传播途径,可以有效控制肠道传染病、虫媒传染病的流行。通过预防接种,尤其是实施儿童计划免疫程序,使传染病得到很好的控制。

第二节 社区常见传染病的护理与管理

一、肺结核

肺结核是由结核分枝杆菌引起的肺部传染病,主要通过呼吸道传染,其次通过被结核杆菌污染的食物或餐具引起肠道感染。典型临床表现有低热、盗汗、乏力、食欲缺乏等全身中毒症状,以及咳嗽、咳痰、胸痛、咯血等呼吸系统症状。

传染源主要来源于排菌的肺结核病人,病人在咳嗽或打喷嚏时,带菌的飞沫漂浮于空气中,或痰干燥后结核分枝杆菌随尘埃漂浮于空气中,被易感者吸入是常见途径;其次是通过被结核分枝杆菌污染的食物或餐具而肠道感染。在我国乙类传染病发病率报道中仅次于病毒性肝炎。

(一)社区护理

1. 隔离消毒 采取呼吸道隔离,室内保持通风,有条件者每日可用紫外线消毒。咳嗽和打喷嚏时用手帕捂住口鼻;病人的痰应吐在有盖的专用容器内,加入 1000mg/L 含氯消毒剂 2 小时后再倾倒。痰液少时最好吐在纸内,然后焚烧,切忌随地吐痰;病人不宜到公共场所活动,以免病菌扩散传染,影响他人健康;病人外出时应戴口罩;病人的被服应经常在阳光下暴晒;餐具单独使用并每日煮沸消毒,煮沸时间不低于 30 分钟。

2. 生活护理

(1)休息与活动:结核活动期酌情适当休息或卧床休息,轻症及恢复期病人则不必限制活动,进行适量的户外活动,呼吸新鲜空气,如散步、打太极拳、做保健操等。保证充足睡眠和休息,做到劳逸结合。

(2)合理饮食:肺结核是一种慢性消耗性疾病,饮食宜高热量、高蛋白质、富含维生素,以增强机体抵抗力,促进病灶愈合。多食牛奶、豆浆、鸡蛋、鱼、肉、水果及蔬菜等,忌油腻、生冷、煎炸及刺激性食物;如有大咯血时要禁食,咯血停止后可给予半流质饮食。每周测 1 次体重并记录,判断病人营养状况是否改善。

3. 用药护理 肺结核治疗原则为早期、规律、联合、适量、全程。向病人及家属介绍抗结核药物的治疗知识,并指出按医嘱合理用药、坚持全程用药的重要性;督促病人按医嘱服药和建立按时服药的习惯,并注意观察药物的不良反应。一旦出现药物不良反应不能自行停药,应及时与医生沟通后按医嘱进行调整。

4. 病情观察 观察痰液的性状、颜色、量,及时留送痰标本。观察有无并发症发生,如自发性气胸、咯血等,使用皮质激素时注意有无出现精神症状及消化道出血。

5. 心理护理 肺结核病程长、恢复慢、有传染性,且病情易反复,使病人易产生急躁、焦虑、恐惧、抑郁等心理反应。社区护士要耐心向病人及其家属讲解疾病知识,并给予帮助与支持,使其坚持正规治疗;建立良好的休养心态,使其配合治疗,争取早日康复。

6. 健康指导

(1)指导用药、配合治疗。肺结核的治疗至少需要半年甚至更长,病人往往难以坚持,而只有坚持合理、全程用药,才有可能完全康复。

(2)帮助病人正确认识疾病,消除精神紧张、忧虑、恐惧等情绪反应,促进疾病的恢复。

(3)向病人及家属宣传肺结核防治知识,增强自我保健能力和防止传染。

(4)接种卡介苗,对儿童的健康成长很有好处,在预防结核病,特别是可能危及儿童生命的严重类型结核病,如结核性脑膜炎、粟粒性结核病方面具有明显的作用。

(二)社区管理

1. 病人管理 社区卫生服务机构应设立专职人员负责结核病防治工作。咳嗽、咳痰＞2 周,咯血或血痰是肺结核的主要症状,具有以上任何一项症状为肺结核可疑症状者,是肺结核病人的筛查对象;推荐肺结核可疑症状者到县(区)级结核病防治机构就诊,协助开展肺结核或疑似肺结核病人的转诊和追踪;及时向县(区)级结核病防治机构报告外出及失访肺结核病人的信息。

2. 疫情报告　肺结核或疑似肺结核病例诊断后，实行网络直报的责任报告单位应于 24 小时内进行网络报告；未实行网络直报的责任报告单位应于 24 小时内寄送出《传染病报告卡》给属地疾病预防控制中心。

3. 督导治疗　每次督导病人服药后按要求填写《肺结核病人治疗记录卡》。病人如未按时服药应及时采取补救措施，防止病人中断服药。一旦发现病人出现不良反应或中断用药等情况，应及时报告上级主管医师并采取相应措施。督促病人定期复查，协助收集痰标本。在实施督导治疗有困难的地区可选择具备一定文化水平的志愿者（如村干部、教师、学生等）或家庭成员进行培训，实施督导治疗。

4. 家庭访视　社区卫生服务机构对每位病人全疗程至少访视 4 次。建立统一的访视记录，社区医护人员接到新的治疗病人报告后 3 天内随访，药物治疗开始后至少每月随访 1 次。内容包括健康教育、核实服药情况、核查剩余药品量、抽查尿液，督促按期门诊取药和复查。督促病人做好痰结核菌的定期检查工作，治疗期间按规定时间送痰标本进行复查。

5. 督导员培训　对实施督导治疗的志愿者或病人家属进行培训和技术指导。①结核病防治基本知识，如防止结核病传染的方法、治疗疗程等。②病人所用药品的名称、每次用药剂量和方法。③做到送药到手、看服到口，按照治疗方案每日或隔日服药。病人误期未服，每日服药者应顺延服药时间，隔日服药者应在 24 小时内补上。④如果出现药品常见不良反应，应及时督促病人就诊。⑤在病人服药期间，原则上在治疗满 2 个月、5 个月、6 个月（复治 8 个月）时，督促病人带晨痰和夜间痰到结核病防治机构复查。⑥做好病人每次服药的记录。

6. 健康教育　通过健康教育提高人群对结核病防治政策和防治知识的认识，采取正确行为或改变不正确行为，有助于政府和卫生机构实施有效的现代结核病防治策略，有效控制结核病的流行，提高人群健康水平。如在病人就诊场所张贴结核病防治宣传材料，向就诊的病人宣传结核病基本知识，定期宣传结核病控制政策和基本知识等。

二、病毒性肝炎

病毒性肝炎是由多种肝炎病毒引起的以肝的病变为主的全身性传染病。主要通过血液和血制品、母婴及性途径传播，按病原学分类目前已确定的有甲、乙、丙、丁、戊、己、庚型肝炎，是我国乙类传染病报道发病人数最多的传染病类型。在社区中甲型和乙型肝炎较常见。各类型肝炎虽病原不同，但临床表现基本相似。

甲型病毒性肝炎又称短潜伏期肝炎，是由甲型肝炎病毒（HAV）引起的以肝损害为主的传染病。传染源主要为病人和病原携带者。经粪-口途径传播。

乙型病毒性肝炎又称血清性肝炎或长潜伏期肝炎，乙型肝炎病毒（HBV）存在于病人血液及粪便中，通过各种体液排出体外，如血液、精液、阴道分泌物、唾液、乳汁等。传染源主要是急、慢性病人或无症状慢性 HBV 携带者。传播途径主要通过日常生活密切接触及血液传播、医源性传播、母婴传播。

（一）社区护理

1. 评估皮肤、黏膜、巩膜颜色，观察其尿液、粪便颜色，以了解黄疸情况。监测生命体征及神志状况。

2. 隔离：急性甲型病毒性肝炎应隔离至起病后 3 周。乙型病毒性肝炎潜伏期 60～90 天，最长 160 天,最短 30 天。对于急性乙型肝炎感染来说,最好应隔离至乙肝病毒表面抗原(HBsAg)转阴。恢复期、不转阴的病人应按照 HBsAg 携带者处理。有 HBV 复制指标阳性的病人,应尽量避免或减少接触食品、自来水等,由于乙肝病人血中的 HBV 含量很高,微量污染血进入人体即可造成感染,因此病人应避免献血,从而切断其传播途径。

3. **休息**:在肝炎症状明显期,应嘱病人卧床休息至症状明显消退,可逐步增加活动,采用动静结合的疗养措施。急性肝炎病人应全休 3 个月,半年内不应参加体力劳动,恢复工作后 1~2 年定期复查;慢性肝炎病人症状消失、肝功能正常 3 个月以上,可恢复工作,但仍需随访 1~2 年。

4. **饮食**:急性期病人给予低脂易消化的清淡食物;慢性肝炎有肝硬化倾向时应保证蛋白质摄入;有糖尿病倾向及肥胖病人,不宜高糖、高热量饮食,防止诱发糖尿病及脂肪肝;腹胀时减少产气食品(如牛奶、豆制品)的摄入;各型肝炎病人绝对禁止饮酒。

(二)社区管理

1. **管理传染源** 做好疫情报告、各类病人的隔离和消毒工作。特殊行业(如饮食、托幼和水源管理等)人员应定期体检,发现感染后即对其进行隔离;早期发现隐性感染者,从事餐饮业、托幼机构、集中式供水等工作的人员定期去指定的医疗机构进行体格检查,感染者必须暂时调离工作;对和病人接触者进行 6 周的医学观察;患过病毒性肝炎者不宜献血。

2. **切断传播途径** 甲型和戊型病毒性肝炎经粪-口途径传播,应做好水源管理、饮水消毒、粪便管理,加强食品卫生监督,防止病从口入。病人食具、洗漱刮面用具专用。餐具、水杯等定期煮沸消毒 15~30 分钟,接触病人后用肥皂和流动水洗手。乙型、丙型、丁型病毒性肝炎主要经血液、体液、母婴等途径传播,因此各种医疗用具应实行"一人一针一消毒",加强血液制品管理,做好血制品 HBsAg 和抗 HCV 监测,防止医源性传播。尤其对乙型、丙型病毒性肝炎病人及病原携带者的育龄妇女应宣讲防止母婴传播的知识,做好产前检查,进行母婴阻断。

3. **保护易感人群** 除做好卫生宣教外,还应进行预防接种。预防甲型病毒性肝炎,易感者应接种甲型病毒性肝炎减毒活疫苗;对于病人的接触者,可在接触感染后 7~10 天接种人血清蛋白或胎盘球蛋白以防止发病,阻断甲型肝炎传播。按照我国计划免疫程序对适龄儿童进行乙肝疫苗的预防接种,HBsAg 阳性母亲的新生儿应在出生后立即注射乙肝高效价免疫球蛋白,同时进行乙肝疫苗接种,新生儿进行人工喂养。

三、艾滋病

艾滋病是获得性免疫缺陷综合征(AIDS)的简称,是由人类免疫缺陷病毒(HIV)所引起的一种慢性致命性传染病。HIV 主要破坏辅助性 T 淋巴细胞,导致机体细胞免疫功能受损,大量细胞被破坏。机体感染 HIV 后经过一段无症状期,逐步发展为持续性全身淋巴结增大,直至免疫系统被破坏而出现各种严重机会性感染和恶性肿瘤。目前尚无有效的治疗方法,病死率极高。病人及无症状带病毒者为传染源。HIV 主要存在于血液、精液、子宫和阴道分泌物中,其他体液如唾液、乳汁、眼泪中也有少量病毒。主要传播途径有性接触传播、血液传播、医源性传播和母婴传播。

(一)社区护理

1. **坚持遵医嘱药物治疗与医学监测** 目前尚不能治愈 HIV 感染者,但有些治疗方法可以控制疾病发展,推迟艾滋病发病期的到来。常联合使用 2~3 种抗 HIV 药物,应严格按照医嘱服用药物。保证营养供给,增强机体抵抗力。应加强基础护理,如口腔及皮肤护理等,以预防或减少感染。

2. 健康教育 开展艾滋病相关知识宣传教育,教育群众了解 HIV 传播途径,减少对该病的恐惧心理。加强有关性知识和性行为的健康教育,教育群众要洁身自爱,正确使用安全套、远离毒品、杜绝不洁注射。艾滋病不会通过共同进餐、握手、谈话、礼节性拥抱等方式传播,要正确对待和尊重艾滋病病人。关注、了解艾滋病,善待自己,关爱他人,建立并保持健康的生活方式。

(二)社区管理

1. 管理传染源 及时发现和合理管理 HIV 感染者。加强高危人群的监测,受到公安机关处理的性工作者、性交易者、性病病人及吸毒者应做 HIV 血清检查。对新发现病人及 HIV 感染者应依法报告。HIV 感染者每半年左右到指定医院检查健康状况。禁止感染者献血、捐精液及捐器官。

2. 切断传播途径

(1)对密切接触者要进行医学观察,观察期间接触者应积极配合医务人员,如实客观地提供密切接触过程中的有关情况。

(2)限制及严格管理一切进口的血制品。凡进入人体的治疗、美容等器械均要严格消毒,做到一人一用一消毒。

(3)为减少母婴传播,已感染的育龄妇女应避免妊娠、哺乳。

(4)社区内的宾馆等涉外单位要做好床上用品、用具消毒。

3. 保护易感人群 目前尚无有效的疫苗,对密切接触者应给予具体的医学指导,加强个人防护。密切接触者或怀疑接触艾滋病者要做病毒感染检查,定期(3 个月、6 个月、1 年)进行血液检测。医疗机构应建立完善的制度,对群众进行健康教育和有效的消毒隔离措施,以保障医护人员的安全。

四、手足口病

手足口病又叫发疹性口腔炎,是由多种人肠道病毒引起的以口腔、手、足等部位疱疹为特点的一种常见传染病,是我国法定管理的丙类传染病。多发生于 5 岁以下儿童,症状轻微,以发热和手、足、口腔等部位的皮疹或疱疹为主要症状,多数患儿 1 周左右自愈,少数患儿可引起心肌炎、肺水肿、无菌性脑膜脑炎等并发症。发病高峰主要为 5—7 月,冬季发病较为少见。流行期间,可发生幼儿园集体感染和家庭聚集发病现象。引起手足口病的肠道病毒包括 71 型(EV71)和 A 组柯萨奇(CoxA)、埃可病毒(Echo)的某些血清型。个别重症患儿病情进展快,可导致死亡。目前缺乏有效治疗药物,以对症治疗为主。

(一)社区护理

1. 隔离消毒 一旦发现感染了手足口病,应及时就医,避免与外界接触,一般需要隔离 2 周。居室要定时开窗通风,保持空气新鲜,温度适宜。病人物品、排泄物、分泌物、呕吐物等需进行消毒处理。

2. 饮食护理 以清淡、易消化、富含维生素的流质或半流质饮食为主,多饮温开水,少量多餐,对于拒食、拒水的患儿及时给予静脉补液,以纠正水、电解质紊乱。禁食冰冷、刺激、过咸的食物,不要让患儿喝生水、吃生冷食物。患儿要单独使用水杯、餐具。

3. 病情观察　密切关注患儿的病情变化,如发现神经系统、呼吸系统、循环系统等相关症状时,应立即送医院就诊。

4. 对症护理　发热时注意休息,鼓励患儿多饮水,监测体温。降温措施以物理降温为主,药物降温为辅。保持皮肤清洁卫生,患儿衣服、被褥要保持清洁,衣服要舒适、柔软,并经常更换;勤剪指甲,避免抓破皮疹;臀部有皮疹的患儿要保持臀部的清洁卫生;若疱疹微破可涂抗生素软膏,防止感染。保持口腔清洁卫生,进食前后要用温水或生理盐水漱口,对不会漱口的患儿,可以用棉棒蘸取生理盐水轻轻清洁口腔。

5. 健康指导

(1)向家长讲解疾病的病因、传播途径、临床表现等,缓解其焦虑情绪,配合治疗。

(2)患儿在家休息、治疗,不要接触其他儿童。不带患儿到人群聚集、空气流通差的公共场所,避免交叉感染。

(3)指导家长观察患儿病情变化,发现异常及时到医院就诊。

(4)宣传疾病防治知识,做好婴幼儿的保健。

(二)社区管理

1. 疾病监测　手足口病患儿到社区卫生服务机构就诊后,首诊医生应及时依法报告并指导患儿到上级医疗机构就诊。实行网络直报的机构应于 24 小时内进行网络直报,未实行网络直报的机构应于 24 小时之内寄送出《传染病报告卡》。加强重点机构的疫情监测,如托幼机构每日进行晨检时,发现可疑患儿要立即采取送诊、居家观察等措施,对患儿所用的物品要立即进行消毒处理。

2. 隔离消毒　为降低人群手足口病的发病率,减少聚集性病例,应对患儿实行隔离治疗,严格管理传染源。隔离时限自患儿被发现起至症状消失后 1 周。

(1)散居儿童:教育患儿及家长自觉居家隔离,不要外出,避免交叉感染。家庭成员及孩子养成勤洗手、勤通风、勤晒被褥、吃熟食、喝热水的良好卫生习惯;家长外出回家后先洗手、换衣服再接触儿童;指导隔离期间要随时消毒,消毒重点为患儿居室、用具、餐具、玩具和粪便等排泄物。

(2)托幼机构、小学教室和宿舍等场所要保持良好通风,定期对玩具、儿童个人卫生用具(水杯、毛巾等)、餐具等物品进行清洗消毒,定期对活动室、寝室、教室、门把手、楼梯扶手、桌面等物体表面进行擦拭消毒,每日对厕所进行清扫、消毒。

3. 家庭访视　做好随访工作,掌握居家治疗患儿的病情进展情况。首次访视要求在接到病例居家隔离治疗的通知后 24 小时之内完成。首次访视需了解患儿的体温、脉搏和呼吸,掌握患儿的主要症状和体征;告知患儿家长或监护人居家治疗的隔离、消毒、护理要求和病情观察内容及患儿病情加重时的处置方法。发病后 7 日内社区护士应进行第 2 次访视,重点询问患儿病情转归情况,消毒隔离落实情况,有无并发症等,患儿情况是否良好,家庭消毒是否到位。

4. 健康教育　对患儿及家长进行相关健康教育。

五、新型冠状病毒肺炎

新型冠状病毒肺炎,简称"新冠肺炎"。新型冠状病毒肺炎以发热、干咳、乏力等为主要表现,少数病人伴有鼻塞、流涕、腹泻等上呼吸道和消化道症状。重症病例多在 1 周后出现呼吸困难,严重者快速进展为急性呼吸窘迫综合征、脓毒症休克、难以纠正的代谢性酸中毒和出凝血功能障碍及多器官功能衰竭等。传播途径主要为直接传播、气溶胶传播和接触传播。直接传播是指病人喷嚏、咳嗽、说话的飞沫、呼出的气体,近距离直接吸入导致的感染;气溶胶传播是指飞沫混合在空气中,形成气溶胶,吸入后导致感染;接触传播是指飞沫沉积在物品表面,接触污染手后,再接触口腔、鼻腔、眼等黏膜,导致感染。

(一)社区护理

1. 自我监测

(1)判断何时就医:新型冠状病毒感染的肺炎病人主要临床表现为发热、乏力,呼吸道症状以干咳为主,并逐渐出现呼吸困难,严重者表现为急性呼吸窘迫综合征、脓毒症休克、难以纠正的代谢性酸中毒和出凝血功能障碍。部分病人起病症状轻微,可无发热。多数病人为中轻症,预后良好,少数病人病情危重,甚至死亡。如出现发热、乏力、干咳表现,并不意味着已经被感染了。高龄合并基础疾病等重症风险较高的感染者(60 岁及以上老年人、有基础性疾病、未完成新冠病毒疫苗全程接种等重症风险较高的感染者),应尽快前往定点医院就诊。感染者如出现以下情况,可通过自驾车、120 救护车等方式转至相关医院进行治疗。

①呼吸困难或气促。

②经药物治疗后体温仍持续高于 38.5℃,超过 3 天。

③原有基础疾病明显加重且不能控制。

④儿童出现嗜睡、持续拒食、喂养困难、持续腹泻或呕吐等情况。

⑤孕妇出现头痛、头晕、心慌、憋气等症状,或出现腹痛、阴道出血或流液、胎动异常等情况。

(2)轻症发热病例的居家隔离建议:将病人安置在通风良好的单人房间;限制看护人数,尽量安排一位健康状况良好且没有慢性疾病的人进行护理。拒绝一切探访;家庭成员应住在不同房间,如条件不允许,和病人至少保持 1m 距离;限制病人活动,病人和家庭成员活动共享区域最小化。确保共享区域(厨房、浴室等)通风良好(开窗);看护人员与病人共处一室应戴好口罩,口罩紧贴面部,佩戴过程禁止触碰和调整。口罩因分泌物变湿、变脏,必须立即更换。摘下及丢弃口罩之后,进行双手清洗;与病人有任何直接接触或进入病人隔离空间后,进行双手清洁。

(3)消毒:家庭物品及家具消毒可用 0.1% 过氧乙酸或 500mg/L 有效氯消毒剂浸泡、擦拭 15 分钟,硬性物体表面也可按一般物体表面进行消毒处理。病人居住场所及新型冠状病毒感染的肺炎病人产生的有关的垃圾按感染性废物处理,疫区的可燃物质尽量焚烧,也可喷洒 1000mg/L 含氯消毒溶液,作用 60 分钟以上,消毒后深埋。

2. 健康教育 "预防千万条,口罩第一条,回家勤洗手,不要凑热闹",加强卫生防范,勤洗手,注意手卫生,注意保持家庭和工作场所开窗通风、环境清洁;不去人群密闭场所,外出务必戴口罩,减少外出、聚餐;避免与感染者在未防护状态下密切接触,尽量避免与养殖或野生动物近距离接触;注意饮食安全,提醒广大群众不要食用野生动物,肉、蛋类食物彻底煮熟后再食用,处理生食和熟食之间要勤洗手。

(二)社区管理

1. 疫情监测 各级各类医疗机构要加强流行病学史采集和发热、干咳、乏力、咽痛、嗅(味)觉减退、腹泻等症状监测,加强对密切接触者、密切接触者的密切接触者、入境人员、风险职业人群、重点机构和场所人员、纳入社区管理人群的健康监测和核酸检测,做到早发现。对进口冷链食品及其加工、运输、存储等场所及环境适当开展抽样核酸检测;对口岸中来自高风险国家和低温运输环境的进口货物及其货舱、货柜、车厢、集装箱和货物存放场所开展抽样核酸检测,冬季低温条件下可增加检测频次和抽样数量。对城市中有冷链食品批发销售的大型农贸(集贸)市场的环境定期开展核酸检测。对大型海运进口冷冻物品加工处理场所可定期开展污水监测。出现本土疫情后,辖区药店应对购买退热、止咳、抗病毒、抗生素、感冒等药物的人员进行实名登记并将信息推送辖区街道(社区)管理,及时督促用药者开展核酸检测,必要时可先开展一次抗原检测。

2. **控制传染源** 确诊后应在 2 小时内转运至定点医疗机构或方舱医院。病人治愈出院后,应当进行 7 天居家健康监测;发现疑似病例,应立即采集标本进行核酸检测复核,期间单人单间隔离,连续两次新冠病毒核酸检测阴性(采样时间至少间隔 24 小时),可排除疑似病例诊断;无症状感染者居家进行 7 天集中隔离医学观察,集中隔离医学观察期间,做好病情监测,符合确诊病例诊断标准后,及时订正为确诊病例。解除集中隔离医学观察后,应继续进行 7 天居家健康监测。

3. **隔离管理** 合理选择集中隔离场所,按照"三区两通道",即隔离区、工作准备区(生活区与物资保障区)、缓冲区,工作人员通道、隔离人员通道的标准设置并规范管理,隔离场所工作人员应规范培训后上岗,落实疫苗接种、健康监测、核酸检测、个人防护和闭环管理措施。严格按照标准做好隔离场所医疗废物的处置和垃圾清运等工作。严格做到单人单间,防范交叉感染。解除隔离时,对"人、物、环境"同时采样进行核酸检测,如结果均为阴性可解除集中隔离;如物品或环境核酸检测阳性,在排除隔离人员感染的可能后,方可解除集中隔离。原则上由隔离点医务人员负责隔离人员采样工作。集中隔离点检出阳性时,及时排查隔离点交叉感染风险。居家隔离医学观察应在社区医务人员指导下进行,单独居住或单间居住,尽量使用单独卫生间,做好个人防护,尽量减少与其他家庭成员接触,居家隔离医学观察期间本人及共同居住人不得外出。居家健康监测期间不外出,如因就医等特殊情况必须外出时应做好个人防护,尽量避免乘坐公共交通工具。

4. **保护易感人群** 充分发挥互联网、微博、微信、客户端等新媒体和广播、电视、报纸、宣传品等传统媒体作用,全方位、多渠道开展新型冠状病毒肺炎防控知识宣传教育,强调每个人是自己健康的第一责任人,倡导公众遵守防疫基本行为准则,坚持勤洗手、戴口罩、常通风、公筷制、"一米线"、咳嗽礼仪、清洁消毒等良好卫生习惯和合理膳食、适量运动等健康生活方式,自觉提高健康素养和自我防护能力;疫情期间减少聚集、聚餐和聚会,配合做好风险排查、核酸检测等防控措施,保持自我健康管理意识,提高身体免疫力,出现可疑症状及时就医。加强疫情防控工作人员新冠肺炎防控知识和策略措施培训,消除恐慌心理,科学精准落实各项防控措施。

5. **加强疫苗接种宣教**

(1)新冠病毒疫苗接种人群范围扩大至 3 岁以上,坚持知情、同意、自愿原则,鼓励 3 岁以上适龄无接种禁忌人群应接尽接。

(2)对于符合条件的 18 岁以上目标人群进行 1 次同源或序贯加强免疫接种,不可同时接受同源加强免疫和序贯加强免疫接种。

(3)重点提高 60 岁及以上老年人群等重症高风险人群的全程接种率和加强免疫接种率。

(4)根据疫苗研发进展和临床试验结果,进一步完善疫苗接种策略。

第三节　传染病的社区管理

一、传染病的疫情管理

在疾病预防控制机构和其他专业机构指导下,社区卫生服务中心(站)协助开展传染病疫情排查、收集和提供风险信息,参与风险评估和应急预案制(修)订。

二、传染病的发现、登记

社区卫生服务中心(站)应规范填写门诊日志、入/出院登记本、X线检查和实验室检测结果登记本。首诊医生在诊疗过程中发现传染病病人及疑似病人后,按要求填写《中华人民共和国传染病报告书》(以下简称《传染病报告卡》)。

三、传染病的报告制度

传染病报告是我国的法定制度,是早期发现传染病的重要措施,是传染病监测、控制和消除的重要措施,也称疫情报告。

1. 责任疫情报告人　各级各类医疗机构、疾病预防控制机构、采供血机构均为责任报告单位;其执行职务的人员和乡村医生、个体医生皆为疫情责任报告人。

2. 报告时限

(1)发现甲类传染病和乙类传染病中的肺炭疽、传染性非典型肺炎、脊髓灰质炎、人感染高致病性禽流感的病人或疑似病人,或发现其他传染病和不明原因疾病暴发时,应按有关要求于2小时内报告。发现其他乙类、丙类传染病病人、疑似病人和规定报告的传染病病原携带者,应于24小时内报告;发现传染病暴发流行应以最快的通讯方式向属地疾病预防控制机构报告疫情。

(2)对其他乙类、丙类传染病的病人、疑似病人和规定报告的传染病病原携带者在诊断后,实行网络直报的责任报告单位应于24小时内进行网络报告;未实行网络直报的应于24小时内寄送出传染病报告卡。

(3)县级疾病预防控制机构收到无网络直报条件责任报告单位报送的传染病报告卡后,应于2小时内通过网络直报。

3. 报告程序与方式　具备网络直报条件的机构,在规定时间内进行传染病相关信息的网络直报;不具备网络直报条件的,按相关要求通过电话、传真等方式进行报告,同时向辖区县级疾病预防控制机构报送《传染病报告卡》。

4. 订正报告和补报　发现报告错误,或报告病例转归或诊断情况发生变化时,应及时对《传染病报告卡》进行订正;对漏报的传染病病例,应及时进行补报。

5. 疫情报告的病种　《中华人民共和国传染病防治法》规定,法定报告的传染病分为甲、乙、丙三类(详见传染病分类)。

四、传染病的防疫措施

防疫措施是指疫情发生后,为了防止疫情扩散,尽快平息疫情所采取的措施。

1. 病人医疗救治和管理　按照有关规范要求,对传染病病人、疑似病人采取隔离医学观察等措施,及时转诊,书写医学记录及其他有关资料并妥善保管。

2. 传染病密切接触者和健康危害暴露人员的管理　开展传染病接触者或其他健康危害暴露人员的追踪、查找,对集中或居家医学观察者提供必要的基本医疗和预防服务。

3. 流行病学调查协助　对本辖区病人、疑似病人开展流行病学调查,收集和提供病人、密切接触者、其他健康危害暴露人员的相关信息。

4. 疫点疫区处理　做好医疗机构内现场控制、消毒隔离、个人防护、医疗垃圾和污水的处理工作。协助对被污染的场所进行卫生处理,开展杀虫、灭鼠等工作。

5. 应急接种和预防性服药　协助开展应急接种、预防性服药、应急药品和防护用品分发等工作,并提供指导。

6. 宣传教育　根据辖区传染病的性质和特点,开展相关知识、技能和法律法规的宣传。

第四节　社区突发传染病的应急管理

社区卫生服务中心是医疗卫生服务工作的基层单位,在传染病领域对传染病的预防、治疗、报告、康复指导与统计等,承担重要防疫职能和指导服务工作。在突发公共卫生事件及疫情防控期间,及时报告与控制蔓延亦是社区卫生服务工作中的重中之重。

一、传染病报告

传染病报告是传染病管理的重要内容之一。在发现规定的某些传染病后,医务工作者有责任向卫生防疫部门报告。传染病报告要求迅速、准确、无遗漏。

二、重大公共卫生实践报告

各社区卫生机构(含农村卫生院、个体诊所)应于2小时内将传染病报告卡直接通过网络报告。有以下情形之一均属于特别重大公共卫生事件。

发生或可能发生传染病暴发、流行的,如发现甲类传染病和乙类传染病中的肺炭疽、传染性非典型肺炎、脊髓灰质炎、人感染高致病性禽流感病人或疑似病人时,或发现其他传染病和不明原因疾病暴发。

发生或发现不明原因的群体性疾病。

发生传染病菌种、毒种丢失。

发生或者可能发生重大食物和职业中毒事件。

三、传染性疾病的病例报告

各级各类医疗卫生机构发现疑似病例、确诊病例时,应当于2小时内通过中国疾病预防控制信息系统进行网络直报。疾病控制机构在接到报告后应当立即调查核实,于2小时内通过网络直报系统完成报告信息的三级确认审核。不具备网络直报条件的医疗机构,应当立即向当地县(区)级疾病控制机构报告,并于2小时内将填写完成的《传染病报告卡》寄出;县(区)级疾病控制机构接到报告后,应当立即进行网络直报,并做好后续信息的订正。

例如:各县(区)出现首例新型冠状病毒肺炎确诊病例,辖区的疾病控制中心应当通过突发公共卫生事件报告管理信息系统在2小时内进行网络直报,事件级别选择"未分级"。根据对事件的调查评估,及时进行调整并报告。疑似病例确诊或排除后应当及时订正。所有病例根据病情变化 24 小时内订正临床严重程度。病例出院后,在 24 小时内填报出院日期。病例死亡后,在 24 小时内填报死亡日期。

四、传染病分类管理

《中华人民共和国传染病防治法》规定,传染病分为甲、乙、丙三类(参见本章第一节二、的相应内容)。

国务院卫生行政部门根据传染病暴发、流行情况和危害程度,可以决定增加、减少或者调整乙类、丙类传染病病种并予以公布。

传染病施行分类管理。除甲类传染病外,《中华人民共和国传染病防治法》规定,对乙类传染病中传染性非典型肺炎、炭疽中的肺炭疽和人感染高致病性禽流感,采取甲类传染病的预防、控制措施。其他乙类传染病和突发原因不明的传染病需要采取甲类传染病的预防、控制措施的,由国务院卫生行政部门及时报经国务院批准后予以公布、实施。需要解除依照上述规定采取的甲类传染病预防、控制措施的,由国务院卫生行政部门报经国务院批准后予以公布。省、自治区、直辖市人民政府对本行政区域内常见、多发的其他地方性传染病,可以根据情况决定按照乙类或者丙类传染病管理并予以公布,报国务院卫生行政部门备案。

2008 年 5 月 2 日,卫生部决定将手口足病列入《中华人民共和国传染病防治法》规定的丙类传染病进行管理。2009 年 4 月 30 日,经国务院批准,卫生部发布公告甲型 H1N1 流感纳入乙类传染病,并采取甲类传染病的预防、控制措施。2013 年 10 月 28 日,国家卫生和计划生育委员会发布《关于调整部分法定传染病病种管理工作的通知》,将人感染 H7N9 禽流感纳入法定乙类传染病;将甲型 H1N1 流感从乙类调整为丙类,并纳入现有流行性感冒进行管理;解除对人感染高致病性禽流感采取的《中华人民共和国传染病防治法》规定的甲类传染病的预防、控制措施。2020 年 1 月 20 日,经国务院批准,国家卫生健康委员会发布公告将新型冠状病毒肺炎纳入乙类传染病管理,并采取甲类传染病的预防、控制措施。

五、社区突发传染病的防控与应急管理

传染性疾病预防和控制是社区传染病管理和疫情防控最重要的环节,充分发挥社会、社区联动与协同,切实做好传染病的监测、宣传教育等工作,全面做好社区联防联控、群防群治。

1. 基本原则与措施

(1)基本原则:坚持"预防为主、防治结合、依法科学、分级分类"的原则,坚持常态化精准防控和局部应急处置有机结合,按照"及时发现、快速处置、精准管控、有效救治"的工作要求,全力做好常态化疫情防控工作。

(2)基本措施:做好"四早"措施落实。即开展"早发现、早报告、早隔离、早治疗"的措施,加强社区精准防控,扩大检测范围,及时发现散发病例和聚集性疫情,不断巩固疫情防控成果,切实维护人民群众生命安全和身体健康。

2. 社区传染病监测与管理

(1)病例发现监测类型

①医疗机构监测:各种各类医疗机构应当提高医务人员对新型冠状病毒肺炎病例的诊断和鉴别诊断。要加强对以下重点人员的检测:发热、干咳等呼吸道症状病例,尤其是具有新型

冠状病毒肺炎流行病学史者;不明原因肺炎和住院病人中出现严重急性呼吸道感染病例;接诊发热或感染性疾病的医务人员,从事冷链食品加工和销售人员,来自农贸市场、养老福利机构、精神专科医院、监管机构、托幼机构和学校等重点场所且出现发热、干咳等呼吸道症状的就诊病人。

②社区重点人群监测:对纳入社区中来自高风险地区人员、解除医学观察人员、新型冠状病毒肺炎出院病人、入境人员等,做好健康监测,出现发热、干咳、乏力、腹泻等症状者,要督促其及时到就近的具有发热门诊(诊室)的医疗机构就诊和检测。

③密切接触者监测:对密切接触者开展健康监测,如出现发热、干咳、乏力、腹泻等症状,及时转运至定点医疗机构进行诊治并监测。

(2)社区疑似病例的管理

①疑似病例的诊断:有流行病学史中的任何一条,且符合临床表现任意2条;或无明确流行病学史的,符合临床表现中的3条;或符合临床表现中任意2条,同时新型冠状病毒特异性IgM抗体阳性。

②疑似病例的管理。疑似病例的流行病学调查内容:发病期14天内有病例或无症状感染者报告社区的旅行史或居住史;发病期14天内与病例或无症状感染者有接触史;发病期14天内曾接触过来自由病例或无症状感染者报告社区的发热和(或)有呼吸道症状的病人;聚集性发病,14天内在小范围内(如家庭、办公室、学校班级等场所),出现2例及以上发热和(或)相关疾病症状的病例。

例如:新型冠状病毒肺炎感染疑似病例管理:必须在定点医疗机构单人单间隔离治疗;连续两次新型冠状病毒核酸检测阴性(采样时间至少间隔24小时);发病7天后新型冠状病毒特异性抗体IgM和IgG仍为阴性,可排除疑似病例诊断。

(3)传染病确诊病例的管理

①确诊病例定义:当疑似病例同时具备病原学或血清学、临床症状。例如新型冠状病毒肺炎感染确诊诊断:检测新型冠状病毒核酸阳性;病毒基因测序,与已知的新型冠状病毒高度同源;新型冠状病毒特异性IgM抗体和IgG抗体均为阳性;新型冠状病毒特异性IgG抗体由阴性转为阳性或恢复期IgG抗体滴度较急性期显著升高。

②隔离治疗:一旦确诊传染病,应立即隔离并积极治疗。需在定点医疗机构进行隔离治疗,病人治愈出院,还需居家继续隔离,医学观察并做好个人防护等相关工作。隔离期间每日做好体温、体征等身体状况监测,观察有无发热及咳嗽、气喘等呼吸道症状。

③出院管理:出院病例应进行复诊复检,应进行呼吸道分泌物等标本再次检测,并在网络直报系统进行个案病例的流行病学调查,补充填报实验室检测信息。

(4)无症状感染者的管理

①定义:无症状感染者是呼吸道等标本病毒病原学检测呈阳性,无相关临床表现,如发热、干咳、咽痛等可自我感知或可临床识别的症状与体征,且无相关其他诊断如影像学等特征。无症状感染者有两种情形:经14天的隔离医学观察,均无任何可自我感知或可临床识别的症状与体征;处于潜伏期的"无症状感染"状态。

②发现途径:密切接触者隔离期间的主动检测;聚集性疫情调查中的主动检测;传染源追踪过程中对暴露人群的主动检测;有境内外相关传染病例传播地区旅居史的主动检测;流行病学调查和机会性筛查;重点人群的核酸检测等。

③核酸检测：各地可根据疫情防控需要和检测能力，对密切接触者、境外入境人员、发热门诊病人、新住院病人及陪护人员、医疗机构工作人员、边防检查人员、社会福利养老机构工作人员等重点人群做到"应检尽检"；对农贸市场、冷链食品加工和销售、餐饮和快递等服务行业的从业人员进行"适时抽检"；对其他人群实行"愿检尽检"。

④报告：各类各级医疗卫生机构发现无症状感染者时，应当于 2 小时内进行网络直报。发病日期为阳性标本采集时间，诊断日期为阳性检出时间。如后续出现相关症状或体征，需在 24 小时内订正为确诊病例，其发病日期订正为临床症状或体征出现时间。解除集中隔离医学观察后，医疗卫生机构需于 24 小时内在网络直报系统传染病报告卡中填报解除隔离日期。

（5）医学隔离期的管理

①医学隔离观察：无症状感染者应当集中隔离，医学观察 14 天，原则上连续两次标本检测呈阴性（采样时间至少间隔 24 小时）可解除集中医学隔离观察。

②医学隔离观察内容：集中医学隔离观察期间，应当开展血常规、CT 影像学检查和抗体检测；符合诊断标准后，及时订正为确诊病例。如出现相关临床症状，应当立即转运至定点医疗机构进行规范治疗。

③医学隔离观察解除：集中隔离医学观察的无症状感染者，应当进行 14 天的居家医学观察，并于第 2 周和第 4 周到定点医疗机构随访复诊。

3. 聚集性疫情的发现和报告

（1）聚集性疫情定义：14 天内在学校、居民小区、工厂、自然村、医疗机构等小范围内发现 5 例及以上病例。

（2）发现途径：主要通过常规诊疗活动，传染病网络直报数据审核分析，病例或无症状感染者的流行病学调查，重点场所、机构和人群健康监测等途径发现。

（3）报告制度：各县（区）出现聚集性疫情，辖区疾控中心应当通过突发公共卫生事件报告管理信息系统、在 2 小时内进行网络直报，事件级别选择"未分级"。根据对事件的调查评估，及时进行调整并报告。5 例以下病例且有流行病学关联的聚集性发病事件也应当通过突发公共卫生事件报告管理信息系统报告。

4. 多渠道监测预警　社区层面要进一步做好传染病疫情常态化监测预警工作，加强传染病监测系统与其他部门监测系统结合、常规监测与强化监测结合的原则，针对人群和环境，开展病例、口岸、重点场所、社区、体温、病原学、药品销售、农贸市场、医疗机构和冷链食品等监测工作。加强部门间信息共享和数据分析利用，及时向社会发布预警信息，公开透明发布疫情信息，按照规定启动应急响应，开展防控工作。

第 12 章

社区康复护理

社区康复护理是社区护理的重要组成部分,也是社区康复医学的重要组成部分。是指在政府领导下,相关部门密切配合,社会力量广泛支持,残疾人及其亲友参加,采取社会化方式,使广大残疾人得到全面康复服务,以实现机会均等、充分参与社会生活的目标。随着我国人口老龄化的加剧和疾病谱的改变,社区老年人口、慢性病病人及残疾人的比例逐年上升,社区康复以其方便、可行、灵活多样、社区及家庭主动参与、满足各种需要、费用低廉等特点成为大多数康复对象参与康复的最有效形式。社区康复的目的是尽量减少因病、伤、残带来的后果,最大限度地恢复病、伤、残者的功能和能力,增强其生活自理能力和参与社会生活的能力。

第一节　社区康复护理概述

一、基本概念

(一)康复

康复有"重新获得能力""恢复原来的良好状态"以及"复原""恢复"的含义。20 世纪 90 年代,世界卫生组织对康复的定义是:康复是综合协调地应用各种措施,最大限度地恢复和发展病、伤、残者的身体、心理、社会、职业、娱乐、教育和周围环境相适应方面的潜能,以减少病、伤、残者身体的、心理的和社会的功能障碍,使其重返社会,以提高生存质量。

(二)康复护理

康复护理是康复医学的一个重要分支,也是护理学的重要组成部分。康复护理是在总体康复医疗计划下,为达到全面康复的目标,与其他康复专业人员共同协作,对残疾者、慢性病伴有功能障碍者进行适合康复医学要求的专门的护理和各种专门的功能训练,以预防残疾的发生、发展及继发性残疾,减轻残疾的影响,最终使病人达到最大限度地康复并重返社会。

(三)社区康复护理

将现代整体护理融入社区康复,在康复医师的指导下,在社区层次上,以家庭为单位,以健康为中心,以人的生命为全过程,社区护士依靠社区内各种力量,即康复对象家属、志愿工作者和所在社区的卫生、教育、劳动就业及社会服务等部门的合作,对社区康复对象提供护理服务。

二、社区康复护理的对象和内容

(一)社区康复护理的服务对象

1. 病、伤、残者　"病"指各种先天性和后天性疾病导致功能障碍的病人,如各种慢性病病人;"伤"指各类战争伤、工伤,以及其他各类突发事件如地震、交通事故等引起的功能障碍;"残"指各类先天性或后天性因素导致的残疾。

2. 老年人　由于器官老化,老年人身体功能减退,日常生活活动能力和对周围环境适应力减退,需要根据身体功能及健康状态对行为活动进行一定的调整以适应老化状态;同时,老年人患病率增高且常同时患有多种慢性病,患病老年人出院后回归家庭,需要长期的康复护理指导。

3. 亚健康状态者　亚健康是指身体处于健康和疾病之间的一种临界状态,机体无明显的临床症状和体征,但已有潜在的发病倾向,各种适应能力不同程度减退,处于一种机体结构退化、生理功能减退及心理失衡的状态。如果处理得当,可向健康状态转化;反之则易患上各种疾病。

(二)社区康复护理的工作内容

社区康复护理的主要任务是预防慢性病致残,促进伤残者康复,最大限度地纠正病残者的不良行为,预防更为严重的并发症和伤残的发生,最大限度地发挥伤、病、残者的自理、自立能力,以及生活应对能力。

1. 开展社区康复护理现状调查　社区护士在社区范围进行调查,了解社区康复资源、康复护理对象的数量、分布及康复护理需求,并做好登记,为社区康复计划的制订提供依据。同时要落实各项有关残疾预防的措施,如针对儿童的计划免疫接种,预防脊髓灰质炎等残疾性疾病的发生;开展社区健康教育,如健康生活方式指导、妇女保健及优生优育保健指导;开展环境卫生、营养卫生、精神卫生、安全防护等宣传教育工作。

2. 开展社区康复护理服务

(1)观察和记录:注意观察病人的残疾情况以及康复训练过程中残疾程度的变化,与相关人员保持良好的沟通、联系,记录并提供各类康复相关信息,做好协调工作,促进康复治疗的实施。

(2)预防继发性残疾和并发症:应注意纠正残疾者的姿势,对于偏瘫病人应预防压疮、肌肉萎缩、关节挛缩的发生。

(3)康复训练:康复训练是社区康复护理最基本的内容,主要利用有关功能训练护理技术,配合康复医生及其他康复技术人员在病人家中或社区卫生服务中心的康复训练室,对需要进行功能训练的残疾人开展必要的、可行的功能训练。如体位转移技术、良好肢体位置的放置、关节活动能力、呼吸功能、积极排泄功能训练等技术。

(4)训练病人"自我康复护理"能力:在病情允许的条件下,鼓励病人自己参与日常生活活动能力的训练,内容包括起床、洗漱、更衣、进食等内容。其训练目的是为了提高病人的生活自理能力,重新建立生活信心,为早日回归社会创造必要的条件。

(5)辅助器材的使用:指导及训练社区康复护士必须熟悉和掌握义肢、矫形器、自助器、步行器等各种辅助用具的性能、使用方法和使用注意事项,帮助功能障碍者选合适的助具,并指导相应功能训练的方法及其在日常生活活动中的使用。

(6)心理护理:缓解伤残病人的自卑心理,让他们能积极配合康复训练。伤残病人往往把注意力都集中在残疾或患病的问题上,导致自身价值下降。焦虑和痛苦使他们没有战胜困难的信心。社区护士一定要以真诚的态度对待他们,帮助他们克服不良的心理反应。

3. 协助社区康复转介服务　在康复服务的过程中,一些康复技术由上级机构下传,而一些难以在社区解决的问题则向上级机构转送,这种上下转介系统是社区康复的重要内容。因此,社区护士应掌握社区转介服务的资源与信息,了解康复对象的需求,向病人提供有针对性的转介服务。

三、社区康复护理的特点与实施原则

(一)社区康复护理服务特点

1. 服务面广 社区康复护理依靠社区人力、财力、物力等资源开展工作,主要服务对象是残疾人,同时也面向社区内其他特殊人群,如慢性病病人、部分老年人等。

2. 服务模式灵活 社区护士可根据社区内服务对象的具体情况,因地制宜地制订社区康复护理计划,灵活地确定服务地点和时间,以社区或家庭为康复对象提供便捷、有效的康复护理服务。

3. 服务对象参与性强 社区康复护理强调服务对象的主动参与,而非单纯地被动接受。康复过程中,服务对象及其亲友可充分参与到康复计划的制订和实施过程中,鼓励服务对象树立自我康复意识,由"替代护理"转变为"自我护理"。

4. 以全面康复为目标 社区康复护理依靠社区资源,协调各相关部门,全方位地帮助病人解决生活中的实际问题,努力实现病人身体、心理、教育、经济、职业、社会等全面的康复,使其早日回归社会。

5. 经济有效 社区康复护理需要的费用较低,服务覆盖面广,康复技术简单易行且效果良好,减少因伤残病而导致的医疗花费和给病人家庭带来的巨大经济负担。

(二)社区康复护理的实施原则

1. 尊重患者原则 社区病、伤、残者存在着不同程度的功能障碍,因此在护理时,要提供多方面服务,尊重他们的人格,不论其残疾程度如何,均应一视同仁,不能有任何歧视和厌恶。

2. 功能训练应贯穿全程 功能训练是康复护理的基本内容。早期功能训练能有效预防残疾的发生、发展及继发性残疾,后期功能训练能最大限度地保存并恢复机体的功能。社区康复护理人员应在总体康复治疗计划下,坚持对病人进行康复功能训练,促进其功能恢复。

3. 注重与实际生活相结合 康复护理训练应注重实用性,训练内容也应与日常生活活动训练相结合,帮助病人最大限度地恢复自理能力,最终帮助病人实现"自我康复护理"。

4. 重视心理康复 病人由于躯体的缺陷,常出现悲观、失望、自卑、失落、抑郁等消极情绪,常常责备自己成为家庭的负担。因此,在实施康复护理过程中要运用整体护理的理论和康复护理学的知识技能,在为病人恢复躯体功能的同时,重视解决病人因伤病导致的心理问题和心理障碍,帮助病人通过积极地康复训练发挥残存功能,最大限度地适应现在的生活,更好地融入社会。

5. 提倡协作精神 良好的协作关系是帮助病人取得最大康复疗效的关键,康复护理人员需要充分发挥康复团队的最大作用,保持有效的沟通,及时解决康复中遇到的问题。

四、社区康复护理的常见技术与方法

(一)康复护理环境

无障碍环境是保障残疾人平等参与社会生活的必要条件,同时也为老年人等其他社会成员提供生活便利。

1. 家庭环境要求

(1)房门设计应当以轨道推拉式为宜,门把手应采用横把手。

(2)房门的宽度应能方便步行器和轮椅顺利通过。

(3)各种开关、桌面、房间窗户和窗台的高度均应略低于一般常规高度。

(4)在卫生间、楼道走廊应设有扶手。

(5)地面要平坦、防滑且没有高低差。

(6)室内保持光线充足。

2. 社区环境要求

(1)为了残疾人出行方便,应对社区中社会服务设施和场所等进行改造调节。如非机动车车道的路宽一般不少于2.5m。

(2)人行道应设置缘石坡道。

(3)建筑物的出入口应设斜坡楼梯和平台。

(4)公共厕所应设残疾人厕所、安装坐便器等。

3. 心理环境要求　心理康复环境是由社区康复医护人员和心理医生针对康复的需要,对康复对象采取一系列的心理相关措施而必需的环境,如:社区康复医护人员根据康复对象残、障的不同性质和阶段在交流方式上和对心理状态的观察方面,都有与心理环境相关的要求。护理人员应用正确语言、手势等沟通技巧,消除病伤残者的心理障碍,树立信心。

(二)体位摆放与体位转换技术

体位摆放和体位转换技术是预防因卧床而引起的坠积性肺炎、压力性损伤、肌肉萎缩、关节挛缩、深静脉血栓等并发症的关键措施,是康复护理的专业技术。体位摆放应早期开展,且每隔1~2小时为病人变换体位1次。

1. 卧位

(1)仰卧位:头部枕在枕头上,患侧肩胛和上肢下垫一长枕,上臂前悬后,肘与腕均伸直,手指伸展,平放于枕头上;长枕或长浴巾卷起垫于患侧髋下、臀部、大腿外侧,防止下肢外展、外旋;膝下可稍微垫起,保持伸展微屈。

(2)侧卧位:偏瘫病人不宜长时间取仰卧位,以向健侧卧位最适宜,截瘫和四肢瘫病人宜两侧轮流侧卧。

①健侧卧位:头部垫枕,健侧在下,患侧在上,躯干与床面保持直角,不要向前呈半卧位。患侧上肢前臂伸直,掌心向下放于胸前枕头上,后期病人如肌张力较高,手指屈曲,掌心向下握毛巾卷,保持腕背伸;患侧下肢向前屈髋、屈膝,完全放于枕头上,注意足也应完全放于枕头上;背部可用枕头轻塞靠住。

②患侧卧位:头部垫枕,患肢在下,健肢在上。患侧上肢外展,与躯干的角度不小于90°,肩关节头拉出以防受压,上臂悬后,肘与腕均伸直,掌心向上;健侧上肢放松,置于躯干上;患侧下肢稍屈曲,健侧下肢屈曲置于体前枕头上呈迈步位;后背用枕头稳固支撑。

(3)俯卧位:一般病人不宜使用。如心肺功能及骨骼情况允许,可采用俯卧位,使髋关节充分伸展,并可缓解身体后部骨突起处易损组织的压力。病人俯卧,使头偏向一侧,两臂屈曲置于头两侧;于胸部、髋部及踝部各垫一软枕,适用于臀部、背部有压力性损伤者。

(4)坐位:截瘫病人上肢肌力允许,可进行坐起训练。偏瘫病人可将患手放置腹部,患腿放于健腿上,并移至床旁,健手抓住床栏坐起,将双腿移至床沿下。也可在床上系带,为保持躯体平衡,可先用靠背架支持或端坐在靠背椅上,并训练其坐位平衡力。

(5)立位:当下肢肌力允许时,可行站立训练,站立时注意保护病人,防止意外。偏瘫病人站立时,可先将重心放在健侧,两足分开3cm,站稳后重心移向患肢,再做负重、转向训练,早期可用一些辅助器械协助。

2. 体位转换

(1)床上翻身:主要包括主动翻身训练和被动翻身训练两种方式。主动翻身训练是最基本的翻身训练方法之一,常用的方法主要有伸肘摆动翻身和主动向健侧翻身两种;被动翻身训练又可分为被动向健侧翻身和被动向患侧翻身两种。

①伸肘摆动翻身法

a. 病人仰卧位,双手十指交叉,患手拇指压在健手拇指上。

b. 在健侧上肢的帮助下,双上肢伸肘,肩关节前屈、上举。

c. 足踩在床面上,屈膝。

d. 健侧上肢带动偏瘫侧上肢摆向健侧,再反向摆向患侧,利用摆动惯性向患侧翻身。向健侧翻则摆动方向相反。

②主动向健侧翻身法

a. 屈肘,健手前臂托住患肘。

b. 健腿插入患腿下方。

c. 旋转身体,同时以健腿带动患腿、健肘带动患肘翻向健侧。

③被动向健侧翻身:先旋转上半部躯干,再旋转下半部躯干。

a. 护士一手置于病人颈部下方,一手置于患侧肩胛骨周围,将病人头部及上半部躯干转为健侧卧位。

b. 一手置于患侧骨盆将其转向前方,另一手置于患侧膝关节后方,将患侧下肢旋转并摆放于自然半屈位。

④被动向患侧翻身

a. 护士帮助病人将患侧上肢外展置于90°体位。

b. 病人自行将身体转向患侧。若病人完成有困难,护士可采用向健侧翻身的方法,帮助病人完成动作。

(2)床上横向移动

①健足伸到患足下方,勾住患足向右(左)动。

②健足和肩支起臀部,将下半身移向右(左)侧。

③臀部向右(左)移动。

④头向右(左)移动。病人完成困难时,护理人员也可以一手放于病人膝关节上方,一手抬起病人臀部,帮助其向一侧移动。

(3)坐位及坐位平衡训练:长期卧床病人坐起时,可能发生直立性低血压(体位性低血压),因此宜先从半坐位开始,耐受后,逐步过渡到坐位。坐位平衡训练从静态坐位平衡训练开始,逐渐过渡到动态坐位平衡训练。开始时,仅让病人独自保持稳定的坐位,之后在家人的保护下,前后左右轻推病人,让其自己调整身体的平衡避免倒下。经过反复练习,当病人的动态平衡能力提高时,就可以逐步做一些坐位下可完成的日常生活动作。

(4)立位及立位平衡训练:能够自行坐稳且下肢肌力允许时,可行起立动作及立位平衡训练。

①坐到站起平衡训练：开始时以健足进行，双足分开站立，使腰向前倾，用健手在身体侧方抓住平衡杠或扶手，使上半身前倾，使重心移至双足（主要在健足上），同时站起。挺胸站立而见不到足部。下肢负重能力增强后，可自行站立。站立后要注意扶持，以防发生意外。

②立体平衡训练：双足分开一足宽，双腿垂直站立；双肩垂直于双髋上，双髋在双踝之前；髋、膝伸展，躯干直立；双肩水平位，头中立位。站立时，不仅应练习静态平衡，还应早期练习动态平衡。可依次协助病人进行扶站、独立站行及单足交替站立。对于高龄或体弱者要进行辅助，防止摔倒、骨折等意外事件发生。

（三）日常生活活动能力训练

日常生活活动是指人们在日常生活中为了照顾自己的衣、食、住、行，保持个人卫生整洁和独立的社会活动所必需的一系列基本活动，是人们为了维持生存和适应生存环境而每天必须反复进行的、最基本的、最有共性的活动。常见的日常生活活动能力训练包括饮食动作、更衣训练等。

1. 饮食动作训练　根据病人的功能状态选择合适的餐具，进行体位改变、餐具使用等进餐姿势的训练。如床上坐位进餐可分解为体位改变、抓握餐具、送食物入口、咀嚼和吞咽动作。

（1）将病人身体靠近餐桌，患侧上肢放在桌子上。

（2）将食物与餐具放在便于病人使用的位置，用健手把食物送入口中，咀嚼、吞咽食物。

（3）帮助病人用健手把食物放在患手中，再由患手将食物放于口中，以训练健、患手功能的转换。

（4）注意事项

①吞咽困难者在进食训练前应先做吞咽动作训练。在确定无误吞危险并能顺利喝水后，可试行自己进食。可先试进食浓汤、糊状食物、稀粥等流食，逐步过渡到半流食，再到普食；从少量饮食过渡到正常饮食。

②病人有义齿的应提前取下。

③当患侧上肢恢复一定主动运动时，鼓励病人尽可能自己进食，必要时给予帮助。丧失抓握能力、协调性差或关节活动受限者，可将食具改良，如使用加长加粗的叉、勺，并根据情况进行必要的固定。

2. 更衣训练　衣物穿脱是日常生活中不可缺少的动作。病人能够保持坐位平衡后，可指导其进行穿脱衣服、鞋袜等训练。对穿戴假肢的病人注意配合假肢的穿戴。大部分病人在日常生活中，穿脱衣服时可以用单手完成。如偏瘫病人穿衣时，先穿患肢，脱衣时，先脱健肢。下面以偏瘫病人为例说明穿脱衣服的方法。

（1）上衣：①穿衣时，病人取坐位，用健侧手找到衣领，将衣领朝前平铺在双膝上，患侧袖子垂直于双腿之间，患手伸入袖内，将衣领拉到肩上；②健侧手转到身后将另一侧衣袖拉到健侧斜上方，穿入健侧上肢，系好扣子；③脱衣时应用健手解开扣子，将患侧脱至肩下，拉健侧衣领到肩上，两侧自然下滑甩出健侧手，再脱患侧手。

（2）裤子：①穿裤子时，病人取坐位，健手将患腿抬起置于健腿上，用健手穿患侧裤腿，拉至膝以上；②放下患腿，健腿穿裤腿，拉至膝以上，站起向上拉至腰部，整理；③脱裤子时与上面动作相反，先脱健侧，再脱患侧。如病人关节活动范围受限，穿脱普通衣服困难，应设计特制衣服，如宽大的前开襟衣服；如病人手指协调性差，不能系、解衣带或纽扣，可使用暗扣、拉链、搭扣等,以方便使用。

3. **个人卫生训练**　社区护士应指导病人保持整洁和个人卫生动作的训练,包括洗脸、洗手、刷牙等,即移到洗漱处、开关水龙头、洗脸、洗手、刷牙等。鼓励其勤洗澡、洗头、更衣,保持口腔及全身卫生,使病人有舒适感及自信心。例如,指导偏瘫病人将脸盆放于前方、用健侧手洗脸、洗手。拧毛巾时,可将毛巾绕在水龙头上或患侧前臂上,用健侧手将其拧干。洗健侧手时,需将脸盆固定住,患侧手贴脸盆边放置(或将毛巾固定在水池边缘),擦过香皂后,健侧手及前臂在患侧手(或毛巾)上搓洗。可根据病人实际情况设计辅助器具,如加粗漱口杯的手柄直径,方便抓握。

4. **排泄功能训练**　包括排尿功能训练和排便功能训练,早期进行可有助于帮助病人建立规律的二便习惯,预防身心并发症。

(1)排尿功能训练

①盆底肌训练:吸气时持续收缩耻、尾骨周围肌群(会阴及肛门括约肌)10秒,呼时放松,重复10次,每日训练5~10次。此训练可减少漏尿的发生,适用于压力性尿失禁病人。

②排尿习惯训练:训练病人在特定的时间排尿,如晨起、餐前30分钟或睡前。此训练适用于急迫性尿失禁病人。

③诱发排尿反射:如持续有节律地轻叩耻骨上区、温水冲洗会阴等,适用于反射性尿失禁及尿潴留病人。

④屏气法:病人取坐位,身体前倾,腹部放松,快速呼吸3~4次以延长屏气增加腹压的时间。做1次深吸气,然后屏住呼吸,用力向膀胱及骨盆底部做排尿动作,促进尿液排出,直到没有尿液排出为止。适用于充盈性尿失禁病人。

⑤手压法:用双手或单手握拳由脐部向耻骨方向滚动推压,动作宜轻柔、缓慢。适用于尿潴留病人。

⑥间歇性导尿:指不将导尿管留置于膀胱内,仅在需要时插入膀胱,排空后即拔出。适用于神经源性膀胱导致的尿潴留、非神经源性膀胱功能失调、膀胱内梗阻导致排尿不完全等。

(2)排便功能训练:目的是帮助病人养成排便规律,预防因便秘、腹泻及大便失禁导致的并发症,从而提高病人的生活质量。指导病人多摄入高纤维素的食物,多饮水,每天在2000ml左右。训练病人排便的习惯,鼓励病人自行排便;排便困难者,指导病人正确运用腹压或按摩腹部的方法,也可给予缓泻药、开塞露或采用肛门指检的方法促进排便。

5. **移动训练**　是帮助病人学会移动时所需的各种动作,以独立完成日常生活活动。当病人能站稳时,应进行立位移动训练,起立动作与行走动作几乎同时开始。步行训练前,病人患腿要有足够的负重能力,同时有良好的站位平衡力,室内步行需达到2级平衡,室外步行需达到3级平衡。步行前准备:在他人帮助下能完成步行的分解动作,包括重心转移练习、患肢负重练习,交叉侧方迈步、前后迈步,加强膝、髋控制能力的练习等。

(1)扶持行走训练:病人需要扶持时,扶持者应在患侧,一手放于患侧腋下,支持肩胛带向上,并从患侧腋下穿出置于胸前,另一手握住患侧手使之保持腕肘伸展位,拇指在上,掌心向前,与病人一起缓慢向前行走。

(2)独立行走训练:不需要扶持能行走时可进行行走训练。先让病人两足保持立位平衡状态,行走时,先迈出一只脚,身体倾斜,重心转移至对侧下肢,两脚交替迈出,整个身体前进。行走训练通常利用平衡杠、拐杖、手杖在室内进行,顺序是平衡杠内步行、杠外持杖步行、弃杖步行,逐步达到独立行走的训练目的。训练时注意矫正步态,改善行走姿势。

(3)拐杖行走训练:拐杖训练是用于使用假肢或瘫痪病人恢复行走能力的重要锻炼方法。进行拐杖训练前应先锻炼双侧上臂、腰背部及腹部的肌力,并训练坐起和立位平衡,完成上述训练后方可进行拐杖行走训练。拐杖长度应按病人的身高及上肢长度而定,即拐杖末端着地与同侧足尖中位距离 15cm 左右,上臂外展与人体中轴线之间的角度为 30°,紧实接触地面。

①双拐行走训练:将两拐杖置于足趾前外侧 15～20cm,屈肘 20°～30°,双肩下沉,将上肢的肌力落在拐杖的横把上;背靠墙站立,将重心移至一侧拐杖或墙壁,提起另一侧拐杖,再提起双侧拐杖;两拐杖置于两腿前方,向前行走时,提起双拐置于正前方,将身体重心置于双拐上,用腰部力量摆动向前。四点步行训练:按照一侧拐、对侧下肢、另一侧拐、另一侧下肢的顺序前行。

②单拐行走训练:健侧臂持杖行走时,拐杖与患侧下肢同时向前迈出,然后以健侧腿承担体重,继之健侧下肢和另一臂摆动向前,由患侧腿和拐杖共同承担体重;或将健侧臂前移,然后移患腿,再移健腿,反之亦可,可由病人自行选择。三点步行训练:掌握熟练后或肌力较好可稳定控制身体时,也可跨过拐杖落地点以加大步幅。先单拐向前,随后患侧下肢迈出,最后身体前倾,健侧下肢顺势向前摆出。

(4)上下楼梯训练

①扶栏上下楼梯训练,上楼时,偏瘫病人健手扶栏,先用健足跨上,然后再提起患足与健足在同一台阶。下楼时与之相反。

②拐杖上下楼梯训练:上楼时,先将拐杖立在上一级台阶上,健足蹬上,然后患足跟上与健足并行。下楼动作与之相反。

6.轮椅训练　轮椅为残疾者使用最广泛的辅助性支具,应根据病人情况按处方要求配置和使用。

(1)从床到轮椅:将轮椅置于病人的健侧,与床呈 30°～45°,轮椅面向床尾,刹住车闸,将脚踏板移向一边。以健手撑起身体。将身体重心放在健腿上站立,健手放在轮椅的远侧扶手上,以健腿为轴心旋转身体坐在轮椅上,调整位置。将脚踏板恢复至原来位置,用健足抬起患足,健手将患腿放到脚踏板上。松开车闸,轮椅后退离床。

(2)从轮椅到床:轮椅朝向床头,刹住车闸,将脚踏板移向一边。躯干向前倾斜,并向下撑,移到轮椅的边缘,双足下垂,使健足稍后于患足。抓住床扶手身体前移,用健侧上、下肢支撑体重而站立。转身坐到床边,推开轮椅,将双足收回到床上。

(3)轮椅与便器之间的转移:坐便器一般高于地面 50cm,坐便器的两侧必须安装扶手。先将轮椅靠近坐便器,刹住车闸,足离开脚踏板并将其旋开,解开裤子,用健手扶轮椅扶手站起,然后握住两侧的扶手,转身坐在坐便器上。

需要注意的是以上训练方法应由病人自己选定,尽量发挥病人的功能。反复练习,循序渐进,多练习肢体的柔韧性和力量。注意保护,以防意外。

第二节　社区常见致残性疾病的康复护理

一、智力低下

智力低下者的社区护理,包括一般智力低下和老年性痴呆智力低下病人的护理。

(一)智力低下的概念

智力残疾是指智力水平明显地低于正常,同时伴有适应性行为的障碍。根据病人的智商及社会适应行为把智力损害分为轻度、中度、重度及极重度。

1. 轻度(四级智力残疾) 智商50～69,适应行为低于一般人,具有相当的实用技能。多在学龄期因学习困难、学习成绩差而被发现。

2. 中度(三级智力残疾) 智商35～49,病人实用技能不完全,生活可部分自理。其自幼反应比较迟钝,语言及运动功能较差,说话发音不清,词汇很少,经教可以从事简单的体力劳动。

3. 重度(二级智力残疾) 智商20～34,适应行为差,通过训练也难以达到生活自理。大多在婴儿期即被发现。其有不同程度的运动、感觉功能障碍,不认识家人,只能发出含糊不清的单音,接受教育极困难,需由他人照顾。

4. 极重度(一级智力残疾) 智商0～19,适应行为极差,病人面容呆滞,对外界刺激无反应,不会说话,大多伴有其他残疾,训练后智力根本不能改善,需他人终身照顾。

(二)临床表现

智力发育障碍,体格发育迟缓,表情呆滞,反应迟钝,易激惹,过分安静或过度兴奋。语言含糊不清,注意力不集中,无目的的动作多。可有特殊面容,如两眼外侧上斜、眼距宽、鼻根低平、耳郭小、口经常呈半张开状、流口水、舌宽厚伸出口。骨龄落后于同龄儿童。

(三)康复护理措施

1. 加强营养 给孩子多吃有利于大脑和身体发育的富含蛋白质、维生素和各种微量元素的食物,以促进脑的发育。对苯丙酮尿症患儿应予低苯丙氨酸饮食,半乳糖血症患儿禁食乳类及乳制品。

2. 遵医嘱用药 指导患儿家长正确用药,如呆小病引起的智力低下者须在医生指导下终身服用甲状腺制剂。一般患儿需要长期服用多种维生素及微量元素,伴有注意力不集中、多动症者加用哌甲酯和苯海索(安坦)。

3. 认知能力 可给孩子提供形状、大小、颜色、功能不同的卡片及玩具等,以启发孩子的智力。

4. 加强动作训练 指导家长对患儿进行不同的动作训练,训练孩子手、脑的协调能力。

5. 培养语言交流能力 可面对面地和孩子进行口语交流。让孩子先学会一些简单的词语,如妈妈、爸爸、阿姨等,这样孩子才能体会到和人简单交流的快感,才能逐渐主动模仿学习。

6. 注意培养孩子的独立生活能力 包括日常生活的能力训练,如吃饭、喝水、穿衣、大小便。

7. 对家长进行安全意识教育 防止各种意外发生,不要让患儿独自外出,以免发生意外事件。最好在患儿的外衣缝上有联系方式的布条,以便走失时能及时被送回。不要让孩子接触剪刀、药品、消毒剂等危险物品。

8. 心理护理 ①因人而异地制订心理康复目标;②耐心引导智力低下者逐步克服固执、喜攻击、执拗、不好接近的性格;③对智力低下者的缺点禁止打骂惩罚,要耐心说服教育,保护其自尊心。

9. 教育康复措施 ①帮助患儿接受特殊教育;②教学内容要符合智力低下儿童的特点;③组织集体游戏;④引导智力低下儿童培养生活自理能力。

(四)对老年性痴呆智力低下者的护理措施

1. 注意病情观察　观察神志变化、精神状态,评估智能减退的程度。

2. 对判断能力差、思维障碍者的护理　①老年人房间及使用的物品、储柜等,可以用明显的标志标明,便于识记。房间内不放老年人未见过的物品,且布置和物品摆设尽量不移动,以减少对环境认识困难和错误。②指导家人提醒老年人正确的时间、地点、人物等概念,诱导其向正向行为改变。③积极开发智力,进行记忆训练,如鼓励老年人回忆过去的生活经历,帮助其认识目前生活中的真实人物与事件,以恢复记忆并减少错误判断。智力锻炼如进行拼图游戏,让老年人对一些图片、实物及单词做归纳和分类。

3. 对生活自理缺陷者的护理　为生活自理缺陷者提供简明易读的自我护理计划单,具体的护理措施如下。①加强日常生活的指导与帮助。注意老年人的日常清洁卫生、饮食与营养,督促老年人自行完成日常事宜,鼓励并赞扬其参加力所能及的活动。生活完全不能自理者,应给予全补偿性护理和帮助。②训练自我照顾的能力。轻、中度痴呆症者,尽可能给予其自我照顾的机会,并进行生活技能训练,以提高老年人的自尊。护理人员应加强对照顾者生活护理、生活技能训练等相关知识和技巧的培训。③加强重症病人的护理。晚期痴呆症者,要有专人照顾。

4. 协助家人为老人营造安全的生活环境　①注意保持地面平整、防滑,厕所要选用坐式马桶,墙壁上安装把手,床不宜过高,最好设有扶手架,家具高度要适宜。②注意危险物品的管理,防止意外事故的发生。③老年人外出活动或散步时应有家人陪同,以防迷路或走失。

5. 心理护理　关心理解老年人,对待老年人要特别亲切、有耐心,谈话时语调要低、声音要柔和、语速要慢,以保护老年人的自尊心。

6. 其他　指导家人多与痴呆老年人交流,在病人认知范围内尽可能让其参与治疗,鼓励病人多外出活动与人交流,以延缓智能的衰退。

二、残疾

1. 残疾分类　残疾是由于多种原因造成病人明显的躯体、精神及社会适应能力等方面的功能缺陷。1998 年 WHO 根据残疾的性质、程度及对日常生活的影响,把残疾分为病损、失能残障、残障 3 类。

(1)病损或功能形态障碍:由于多种原因造成病人身体结构、功能及心理状态的暂时或永久性的异常或丧失,虽能生活自理,但影响个人的正常生活、工作和学习。属于组织器官水平的功能障碍,它对病人的某个器官或系统的功能有较大的影响,对整个个体的独立影响较小。

(2)失能或个体能力障碍:由疾病或外伤引起,但范围比病损大,程度比病损严重,从而导致日常生活活动、工作或学习的能力减弱或丧失。表现为个体水平的功能障碍。特点是作为一个个体表现为通常能进行的实用性行为能力受限或丧失。

(3)残障或社会功能障碍:指病人的个体的能力严重障碍和功能缺陷,以致限制或妨碍病人正常的社会活动、交往以及适应能力。表现为社会水平的障碍。其特点是不能完成应有的社会功能。例如较重的外伤性截瘫病人,由于个人的情绪和生活条件的限制,与社会的接触交往减少,导致了人际交往、劳动就业等社会功能受到限制,不能发挥应有的社会角色作用。

2. 残疾的分级法　根据残疾对身心主要能力的影响,分为 3 级:一级,重度残疾;二级,中度残疾；三级，轻度残疾。

（1）日常生活活动能力（进食、洗漱、穿衣、佩戴假肢矫形器）：一级者生活完全不能自理，靠他人照顾，上肢严重功能障碍；二级者在他人帮助下能进行日常生活活动，上肢中度功能障碍；三级者生活基本能够自理，上肢轻度功能障碍。

（2）行动（步行、上下楼梯、使用轮椅、如厕）：一级者完全不能独立行动，下肢严重功能障碍；二级者在他人帮助下可以行动，利用轮椅能独立做部分活动，下肢中度功能障碍；三级者基本上可以独立行动，使用步行辅助器或利用轮椅能在无障碍的地方充分活动，下肢轻度功能障碍。

（3）排泄功能（大小便及控制）：一级者大小便失禁，无法控制，经常溢尿及溢粪；二级者在别人帮助下，能处理大小便，偶有尿床及溢粪现象；三级者基本上能自理及控制大小便，不妨碍社交及工作。

（4）交流能力（语言、听力、视力）：一级者聋、哑、盲，不能进行语言交流，视力完全障碍；二级者在他人帮助下，能进行简单语言交流，但视听感觉及语言交流严重障碍；三级者基本能进行语言交流，但感官及交流功能有一定缺陷，需使用眼镜、助听器等。

（5）智力及适应行为（控制、社会环境、工作要求等）：一级者完全不适应在家庭和社会环境中生活，需长期住院治疗和休养；二级者适应能力较差，需在他人的指导和帮助下，才能慢慢适应家庭或社会环境，可做一些力所能及的家务；三级者基本上能适应家庭和社会生活，但需在环境上、工作性质和要求上做一些调整和变化。

3. 社区残疾人的康复护理

（1）康复护理评估

①病史的评估：了解残疾发生的时间及原因、发展过程，功能障碍对日常生活活动、学习、工作、社会活动的影响，治疗和适应的情况。评估心理社会状况、职业经济状况。

②体检：检查残疾者的身体情况以及功能障碍部位的形态改变，是否有与继发性功能障碍相关的体征，评估残存的功能。

（2）与残疾相关的护理诊断

①躯体移动障碍、生活可部分自理，与肢体功能障碍有关。

②语言沟通障碍，与大脑功能障碍有关。

③个人或社区应对无效，与精神障碍有关。

④自我形象紊乱，与心理障碍有关。

⑤精神困扰，与残疾引起的心理障碍有关。

⑥感知的改变，与大脑脊髓中枢功能受损有关。

⑦社交障碍，与残疾引起的心理、肢体功能障碍有关。

⑧有皮肤完整性受损的危险，与长期卧床有关。

⑨有失用综合征的危险，与肢体功能障碍导致不活动有关。

（3）护理目标

①残疾人能进行自我心理调节，大部分时候能像正常人一样积极地生活。

②残疾人能在康复小组的指导下，按康复计划进行训练。通过训练，残疾人能正确使用辅助器具，无继发性残疾的发生。

③残疾严重者，保持原有的功能不衰退，生活自理程度得到进一步提高，生活质量得到

改善。

(4)护理措施

①协助社区改善生活环境,创建无障碍设施的生活社区,保证残疾人的安全,为残疾人提供安全、方便、舒适的生活和社会环境。

②加强社会支持系统的作用,协调社区相关部门及家庭成员与残疾者的关系,使残疾者在心理上、经济上得到关心和照顾。

③帮助并指导残疾人员学会正确使用假肢、轮椅等辅助器。

④指导残疾人进行日常生活能力、职业能力和社会生活能力训练。使他们的生活质量得到进一步改善或提高。

⑤加强心理护理,社区护士要给予残疾者心理支持、疏导,鼓励其积极参与一些家庭及社会活动,帮助其重返社会。

⑥对残疾者及家属、社区人群进行健康教育,向他们宣传相关残疾的知识,以降低残疾的发生率。

(5)评价:评价残疾人有无继发性残疾的发生,功能改善的情况,护理措施是否合理、有效,康复护理目标是否达到。分析未达到目标的原因,重新整理并修订计划,使康复护理日益完善。

三、精神疾病

精神疾病是指由于躯体疾病或社会心理因素导致大脑功能失调,而出现感知、思维、情绪、行为、意志及智力等精神运动方面的异常,也是一种复发率很高的慢性病。对精神疾病病人社区护理的目的是充分利用社区资源,满足社区的心理、精神卫生服务需求,协助社区群体解决生活等问题,增进心理健康,防治精神疾病,防止复发,提高社区人群的生活质量。精神疾病病人除急性期住院治疗外,多数时间仍生活在社区家庭中。因此,以社区为基础的康复护理对精神病病人尤为重要。

(一)家庭康复护理

1. 合理安排日常生活　尽量让病人自己料理生活起居,社区护士根据其病情特点、身体情况及家庭生活条件等共同制订计划。

2. 用药护理　精神疾病病人服药的护理是家庭康复治疗中的一个关键问题,也是预防疾病复发的重要措施。大部分恢复期的精神疾病病人仍需要继续服药维持治疗,以免病情复发,病人病情稳定后需要坚持服药2～3年。社区护士与家属合作,做好说服解释工作,帮助病人认识疾病的性质、特点、规律,懂得维持用药的重要性,争取病人的配合,遵医嘱按时按量服药。对有藏药行为的病人,家属应看着病人把药服下方可离开,必要时还要检查病人的口腔。注意药物不良反应,在维持服药期间,家属要随时观察病人有无躯体不适,如出现头晕、恶心、呕吐、坐立不安、流涎、四肢颤抖、吞咽困难等症状时应及时复诊,在专科医师指导下调整服药剂量。

3. 观察病情　护士和家属应细心观察病人病情变化,及时发现疾病复发的早期征象和治疗变化。病情复发常见有以下表现:①服药行为改变,一贯自觉服药的病人,突然拒绝服药或停药,认为自己没有病;②睡眠时间改变,睡眠质量差;③生活懒散,被动,无规律,生活能力减退;④病人言谈举止异常,突然变得兴奋、话多或忧郁,或变得敏感多疑,耳闻人语,还可出现片段精神症状,如幻觉、妄想。一旦发现病人的病情有复发的早期征象,家属应及时向专科医生咨询,及时送病人到医院复诊。

4. **生活护理** 家属协调病人制订自我照顾计划和活动内容,培养病人有规律的生活习惯,督促或协助病人做好洗头发、更衣、大小便等,参加力所能及的劳动,做些轻微家务,参加社交活动与合理运动,防止病人出现"懒惰"现象,以增强生活兴趣,提高生活能力。饮食上要注意合理营养,定时、规律,不随便服用各种补品、浓茶、咖啡、酒等易兴奋食品。合理安排作息时间,有失眠现象发生时,应寻找原因并及时给予帮助和安慰。

5. **心理护理** 对精神疾病病人心理护理的目的是化解病人的心理冲突,指导病人认识自我、认识他人、培养病人的自理能力。在心理护理时应给予病人支持、鼓励、安慰,并对某些病症作出解释说明。

6. **安全护理** 当病人病情处于不稳定阶段时,经常会出现比较严重的安全问题,如精神分裂症病人可能出现攻击他人、毁物等行为;个别病人不承认有病,常伺机离家出走;抑郁症病人可能出现自杀行为。社区护士指导家属应注意以下内容:①当病人病情处于不稳定阶段时,必须有专人看护,注意观察病人的情绪变化和异常行为;②注意危险物品的管理,一切对病人生命有威胁的物品不能带入病人房间或活动场所,如金属类的小刀、剪刀、铁丝、各种玻璃制品、绳带、药物等;③对病人周围环境的管理,门窗保持完好,若病人表现异常,不能自控,对自己或他人构成威胁时,要进行控制和约束。

(二)社会支持

广泛有力的社会支持体系,可使精神疾病病人得到各方面支持和帮助,从而早日康复。

1. **健康教育** 精神疾病病人达到社会康复需要病人家庭、单位、社会各方面共同努力,创造一个良好的社会康复环境。因此要积极开展健康教育,了解疾病的规律及防治康复措施,使病人不被歧视,得到鼓励与支持,使病人坚定回归社会的信心。

2. **回归社会** 社会各界应该积极鼓励病人多参加社会交往与社会活动,克服行为退缩、依赖,让病人走出家门,上街购物,与他人谈心,从事力所能及的劳动等,减少家庭及社会负担,使其最大限度地发挥自身潜能,以减少或消除复发因素。帮助精神疾病病人回归社会,像正常人一样生活、学习和工作是精神疾病康复护理工作的主要目的。

四、脊髓损伤

(一)脊髓损伤的定义

脊髓损伤是指由于外伤或疾病等因素引起的脊髓结构和功能的损害,导致损伤水平以下运动、感觉和自主神经功能障碍,是一种严重的致残性疾病。脊髓损伤的程度和临床表现取决于原发性损伤的部位及性质。脊髓损伤可分为原发性脊髓损伤与继发性脊髓损伤,前者是指外力直接或间接作用于脊髓所造成的损伤,后者是指外力所造成的脊髓水肿、椎管内小血管出血形成血肿、压缩性骨折以及破碎的椎间盘组织等形成脊髓压迫所造成的脊髓的进一步损害。

(二)主要功能障碍

1. **运动功能障碍** 主要表现为肌力、肌张力和反射的改变。①肌力改变:主要表现为脊髓损伤平面以下肌力减退或消失,造成自主运动功能障碍。②肌张力改变:主要表现为脊髓损伤平面以下肌张力的增高或降低,影响运动功能。③反射功能:主要表现为脊髓损伤平面以下反射消失、减弱或亢进,出现病理反射。

2. **感觉功能障碍** 主要表现为脊髓损伤平面以下感觉(痛温觉、触压觉及本体觉)的减退、消失或感觉异常。感觉障碍呈不完全性丧失,病变范围和部位差异明显的,称为不完全性损伤;损伤平面以上可有痛觉过敏,损伤平面以下感觉完全丧失,包括肛门周围的黏膜感觉也丧失,称为完全性损伤。

3. 括约肌功能障碍 ①膀胱功能障碍:损伤早期,膀胱无充盈感,无张力性神经源性膀胱,充盈过度时出现尿失禁;若膀胱逼尿肌无收缩或不能放松尿道外括约肌,则出现排尿困难,出现尿潴留。②直肠功能障碍:因结肠反射缺乏,肠蠕动减慢,导致排便困难,称为神经源性大肠功能障碍;排便反射破坏,发生大便失禁,称为弛缓性大肠功能障碍。

4. 自主神经功能障碍 颈脊髓损伤后,全身交感神经均被切断。表现为排汗功能和血管运动功能障碍,出现高热、心动过缓、直立性低血压、皮肤脱屑及水肿、角化过度等。

5. 并发症 泌尿系统感染、异位骨化、深静脉血栓、关节挛缩、压力性损伤及疼痛等。

(三)社区康复目标

许多与脊髓损伤相关的结果不是由病症本身造成的,而是由于缺乏足够的医疗保健和康复服务,以及由于身体条件、社会和政策环境方面的因素,使脊髓损伤者无法参与社区生活。因此,提高脊髓损伤病人的生活质量成为医疗护理人员关注的新问题,康复护理不仅是急性期的及早介入,更是病人恢复期的主要医疗手段。

(四)社区康复护理措施

1. 社区康复锻炼及功能恢复的护理

(1)ADL训练的护理:ADL训练是指人们在日常生活中为了照顾自己的衣、食、住、行、保持个人卫生整洁和独立的社会活动所必需的一系列基本活动,是人们为了维持生存和适应生存环境而每天必须反复进行的、最基本的、最有共性的活动。

(2)功能训练的护理:脊髓损伤病人经过综合治疗后,运动功能和日常生活能力已得到一定改善,但仍存在不同程度的功能障碍,需要在家庭或社区机构完成后续康复训练。社区护士应认真指导并协助病人完成训练。

①肌力训练:在社区康复过程中要根据病人的具体情况有重点地进行肌力训练,防止失用性肌萎缩,促进神经系统损伤后的肌力恢复。肌力为0~1级时,应采用电刺激的方式进行训练;肌力达2级时,可进行助力运动和主动运动;肌力达3级时,可进行主动运动。脊髓损伤病人往往需要借助拐杖、轮椅或助行器等辅助器具,因此要重视肩带肌力的锻炼,包括上肢支撑力训练、肱三头肌和肱二头肌训练,以及握力训练。

②翻身训练:翻身训练的主要目的是防止病人身体局部长时间受压而导致压力性损伤,在康复训练过程中可以根据具体情况选择是否需要借助辅助用具。选择借助辅助用具时,可以将布带系在床栏或床架上,腕部勾住带子,用力屈肘带动身体旋转,同时将另一侧上肢摆向翻身侧,松开带子,位于上方的上肢前伸,完成翻身;选择不借助辅助用具时,可指导病人双上肢上举,用力向左右摆动,借助惯性将躯干带向翻身侧,完成翻身动作。

③坐位平衡训练:坐位平衡是指机体在受到外力作用或运动时能自动调整并维持正常坐姿的能力。坐位平衡可以分为静态坐位平衡和动态坐位平衡。训练病人静态坐位平衡时,首先指导并协助病人进行长坐位训练,能够维持长坐位平衡状态后,指导病人逐渐向前、向两侧抬高双上肢至水平,并维持一段时间。病人能够独立维持静态坐位平衡后,即可进行动态坐位平衡训练,主要包括躯干向前、后、左、右侧及旋转活动的平衡。

④转移训练:转移训练包括有帮助的转移和独立转移,是脊髓损伤病人需要掌握的基本技能。有帮助的转移需要护士或家属协助病人完成转移动作;独立转移是在康复治疗师或护士

的指导下,独立完成转移动作,包括床上横向和纵向的转移、床与轮椅之间的转移、轮椅与座椅之间的转移,以及轮椅与地面之间的转移等。

⑤站立训练:经前期训练无特殊不良反应后,病人无直立性低血压等不良反应即可进行站立训练。此阶段的站立可在平行杠内进行,或在治疗师帮助下站立。由于损伤平面以下丧失了姿势感觉和平衡反应能力,可用训练镜增加视觉代偿。四肢瘫病人可双臂环抱治疗师颈部,必要时身体前倾,下颌勾住治疗师肩部以保持平衡。治疗师两腿分开跨过病人双下肢,双手置于病人臀下协助其站立。

⑥步行训练:步行训练是脊髓损伤病人重要的功能训练之一。病人需具有站立能力,且能交替迈步。如果肌力不足以支撑体重,平衡控制还不太好时,可采用减重步行训练。

步行训练分为平行杠内步行训练和持拐杖步行训练。持双拐行走包括迈至步、迈越步、三点步和四点步训练;病人耐力增强之后可以练习上下台阶训练、跨越障碍训练、摔倒及摔倒后站起训练等。行走训练时要求身体正直,步伐稳定,步速均匀。

(3)辅助器具使用的护理:社区护士应指导病人选择合适的生活辅助器具,帮助病人熟练掌握其使用方法和注意事项,并协助病人借助辅助器具完成日常生活活动和康复训练,最大限度地利用其残存功能,提高病人日常生活能力,改善其心理、功能状况。

2. 脊髓损伤病人并发症的护理

(1)肺部感染:脊髓损伤病人由于长期卧床或呼吸肌运动障碍,咳嗽动作减弱或消失,致使大量呼吸道分泌物排出不畅,容易引起肺部感染。护士要指导病人进行呼吸功能训练,鼓励并积极协助病人咳嗽、排痰及翻身活动,必要时可给予雾化吸入,稀释痰液,促进排出。

(2)压力性损伤:截瘫病人由于体位不能随意翻动,皮肤及皮下组织很容易受压形成压力性损伤。护士要指导病人及其家属保持床铺清洁、平整,教会病人及其家属检查受压皮肤的方法及预防压力性损伤的措施。

(3)下肢深静脉血栓:脊髓损伤的病人由于长期卧床,很容易导致下肢深静脉血栓形成。为预防下肢深静脉血栓的发生,在病情允许的情况下,应指导病人及早规律地进行下肢的主动和被动活动,定期测量肢体周径,观察有无肿胀及皮温升高。

(4)关节僵硬和痉挛:指导病人家属定期为病人做肌肉按摩和关节活动,维持适宜的功能体位,以促进下肢血液循环,防止肌肉萎缩和关节固定畸形。

3. 心理支持护理　脊髓损伤病人生活方式发生巨大变化,容易导致严重的心理和精神障碍。社区护士在进行康复护理过程中要注意与病人及其家属建立良好的护患关系,加强对病人的心理护理,采取有效措施对病人进行心理干预和疏导,帮助病人解决心理障碍,鼓励其建立战胜疾病的信心。

五、骨折

(一)骨折的定义

骨折是指由于外伤或病理等原因导致骨的连续性或完整性中断。其主要临床表现为骨折部有局限性疼痛和压痛,局部肿胀和出现瘀斑,肢体功能部分或完全丧失。

(二)病因

1. 直接暴力　暴力直接作用,使受伤部位发生骨折,如撞伤、摔倒或滑倒等。

2. 间接暴力　通过暴力传导、杠杆、旋转或肌肉突然强烈拉力引起骨折。

3. 积累劳损　长期反复直接或间接损伤,致使身体某一部位骨折,如远距离行军导致第2、第3跖骨及腓骨下1/3骨干骨折。

4. 骨骼疾病　如骨髓炎、骨肿瘤所致骨质破坏,受轻微外力即可发生骨折,称为病理性骨折。

(三)临床表现与诊断

1. 全身表现　骨盆骨折、股骨骨折及多发性骨折可因大量出血、剧烈疼痛导致休克,严重的开放性骨折或并发胸部、腹部或骨盆内重要脏器损伤也会引起休克。

2. 局部表现

(1)一般局部表现:局部疼痛,肿胀,压痛,运动功能障碍等。

(2)骨折的特有体征:畸形,异常活动,骨擦音或骨擦感。

(3)并发症表现:感染,休克,内脏损伤,血管神经损伤,缺血性骨坏死,缺血性肌挛缩,关节僵硬,创伤性关节炎等表现。

(4)X线检查:可帮助确定骨折部位程度和类型。

(四)分类

根据不同的分类标准,骨折可以分为稳定性骨折和不稳定性骨折、闭合性骨折和开放性骨折、外伤性骨折和病理性骨折、完全骨折和不完全骨折、新鲜骨折和陈旧骨折。

(五)骨折的愈合

骨折的愈合可分为3个阶段,各阶段之间是相互交织演进的。后两个阶段的康复治疗一般可在社区内完成。

1. 血肿机化演进期　骨折部位形成血肿,与局部坏死组织引起无菌性炎性反应。机化的血肿逐渐被清除,形成肉芽组织,并进而转化为纤维组织。这一过程约在骨折后2周完成。

2. 原始骨痂形成期　通过组织修复过程,由膜内化骨生成内骨痂和外骨痂;由软骨内化骨生成环状骨痂及髓腔内骨痂。两部分骨痂会合后,不断钙化而逐渐增强,4～8周达到骨折临床愈合。

3. 骨痂改造塑形期　随着肢体的活动和负重,位于应力轴线上的骨痂不断得到加强,应力轴线以外的骨痂逐渐被清除,骨髓腔重新沟通,恢复骨的正常结构。此过程需2～4年才能完成。

(六)主要功能障碍

1. 疼痛　常因外伤性炎症引起,疼痛易造成肌肉痉挛,骨折断端妥善固定后疼痛可减轻或逐渐消失。因疼痛反射引起的交感性动脉痉挛而导致局部缺血,也会加重局部疼痛。

2. 局部肿胀和瘀斑　骨折后,骨及骨周围软组织血管破裂,在骨折周围形成血肿和软组织水肿,患肢出现肿胀。表浅部位的骨折或骨折伴有表浅部位软组织损伤,可出现皮下瘀斑。

3. 畸形　骨折断端移位或骨折愈合位置未达到功能复位的要求,可出现成角、旋转、重叠等畸形。若畸形较轻,一般不影响功能。

4. 关节活动受限　长时间制动和缺乏相应康复训练易导致关节粘连和僵硬。制动有利于骨折修复,但长期制动或骨折周围关节缺乏运动将使关节囊和韧带缺乏被动牵伸,逐渐缩短,并引起关节活动受限。损伤后关节内和周围的血肿、浆液纤维渗出物和纤维蛋白的沉积与吸收不良,易造成关节内和关节周围软组织的粘连,加重关节活动受限。

5. **肌肉萎缩和肌力下降**　疼痛、肿胀和长时间制动等因素将使肌肉主动收缩减少,导致肌肉萎缩和肌力下降。

6. **其他并发症**　骨折后常见周围血管功能障碍、周围神经损伤、骨折部位感染。长期卧床可导致肺部和泌尿系统感染、压疮和心肺功能下降等并发症。

(七)康复护理评估

骨折的康复护理评估的主要目的是判断病人有无运动功能障碍及其程度,评价康复治疗与护理的效果,制订与调整下一步康复治疗方案与护理措施。

1. **全身及局部状况**　全身及局部状况包括精神、心理状况的评估,以及局部疼痛、皮肤颜色、肢体肿胀、感觉等方面的评估。

2. **肢体长度和周径测量**　通过对骨折病人肢体长度和周径的测量,可判断肢体的肿胀及肌肉萎缩程度。应用带尺以骨性标志为定点测量,并与健侧对应位置作对比。

3. **肌力评定**　着重评估受累关节周围肌肉的肌力,常采用徒手肌力检查法。

4. **关节活动度评定**　骨折后,由于关节内外粘连、关节挛缩,将导致关节活动受限,要重点检查关节活动范围。

5. **ADL 能力评定**　对上肢骨折病人重点评估生活能力和劳动能力,对下肢骨折病人着重评估步行、负重等能力。

(八)康复护理措施

1. **骨折早期**　骨折早期是指骨折后 1～3 周,此期伤肢疼痛、肿胀明显,骨折断端不稳定。应以促进患肢血液循环、镇痛、消肿为目的。

(1)患肢抬高:创伤早期应抬高患肢,肢体的远端要高于近端,近端要高于心脏平面,以促进血液、淋巴回流,有利于消肿。定期测量患肢周径,与健侧肢体比较,注意观察皮肤颜色、温度、感觉和肿胀消退情况。

(2)理疗:理疗可改善血液循环、消炎消肿、减轻疼痛、减少粘连及肌肉萎缩。包括经皮电神经刺激、红外线、蜡疗、短波、激光、高频电疗等。但有金属固定时禁用。

(3)运动疗法

①关节活动度训练:术后第 2 天即可开始患肢近端和远端未被固定关节各个方向、全关节活动范围的被动与助力训练,以促进肢体血液循环,有利于消除肢体肿胀、促进骨折端愈合,并可防止关节挛缩畸形。上肢应特别注意肩关节的外展、外旋、掌指关节的屈伸及指外展的训练;下肢要注意保持踝关节的背屈,以防足下垂。

②患肢肌力训练:一般在复位稳定后 2～3 天,局部疼痛减轻时即可开始训练。以病人能忍耐的疼痛为度,无痛时可逐渐增加用力程度。每次收缩持续 5～6 秒,放松 20～30 秒,每 10 次为一组,每日可根据情况训练 2～3 组,训练量以不引起肌肉过劳为宜。

③健肢维持正常活动训练:对健侧肢体和躯干应尽可能保持其正常活动,尽量早期离床活动或在床上做肢体活动的训练,以改善全身状况,防止压疮、呼吸系统及泌尿系统感染等并发症,尤其是年老体弱的病人更应注意。

(4)支具的使用:可采用夹板、石膏托及弹性支架。当关节挛缩较严重时,可在运动与牵引的间歇期用夹板或石膏托固定患肢,以减少纤维组织的弹性回缩,加强牵引的效果。

2. **骨折中期**　骨折中期是指骨折后 4～8 周。该期肢体肿胀逐渐消退,疼痛减轻,骨痂形成,骨折断端日益稳定。本期康复护理的目的是促进骨痂形成,逐渐增加关节活动度和肌力量,改善日常生活能力,逐渐恢复部分工作能力。

(1)疼痛和肿胀的处理:可继续采用愈合早期方案进行疼痛和肿胀的控制。

(2)肌力训练:本期应逐步增加肌肉训练强度,引起肌肉适度疲劳。去除外固定后,可逐步由等长训练过渡到等张训练。进行肌力训练时应注重对骨折处的保护,避免再次骨折。

(3)关节活动度训练:尽可能鼓励病人进行受累关节各个运动方向的主动运动,轻柔牵伸肌肉和软组织,运动幅度逐渐增大。去除外固定后,采用主动助力运动,以后随着关节活动度的增加而减少助力。如若关节挛缩、粘连严重,且骨折愈合良好时,可给予被动活动,动作应平稳、缓慢、有节奏,运动方向与范围应控制在关节解剖和生理活动范围内,以不引起明显疼痛和肿胀为宜,避免再次骨折。

(4)物理因子疗法:红外线、蜡疗等温热疗法可作为手法和功能训练前的辅助治疗,促进血液循环、软化瘢痕;紫外线照射可促进钙盐沉积和镇痛;音频电疗、超声波治疗可软化瘢痕、松解粘连。

(5)日常功能训练和工作能力训练:尽早加入作业治疗,改善精细动作功能,针对性地进行生活能力或工作能力训练。

3. 骨折后期　此期骨折已基本愈合,外固定拆除。此期康复的目的是恢复受累关节的活动度,增强肌肉的力量,使肢体功能恢复。加强伤肢关节的主动活动和负重练习,全身功能训练的协调性以及步态训练等为主要训练内容。当关节活动范围和肌力有所恢复时,即应开始自理能力训练。

(1)扩大关节的活动范围:根据病人的能力逐渐从被动运动、助力运动、主动运动到抗阻运动。应注意如下内容。

①遵循循序渐进的原则,活动范围由小到大,避免突然发力。如用力过猛、强度过大引起训练过量,易致创伤性关节炎、骨化性肌炎等并发症。

②控制关节活动度,尤其是经关节的骨折,如果固定不好,骨关节表面不平整,在进行反复的关节主被动活动中,容易造成关节面的磨损,关节软骨的退变,引起创伤性关节炎。

③训练宜反复多次进行,尤其关节牵引,每次持续的时间最好在 10 分钟以上,以局部有紧张感、轻度牵拉痛为宜。

④治疗中定期检查、评估,注意骨折对位情况、内固定物是否对关节活动有影响。

(2)肌力练习:在进行肌力练习时应注意如下内容。

①掌握运动量和训练节奏,遵循疲劳和超量恢复的原则以及准备—强度—放松的原则。

②选择合适的运动量,在无痛下进行肌力训练。

③充分调动病人的主观积极性,肌力训练应持之以恒。

(九)康复护理宣教

1. 由骨折产生的疼痛、关节畸形、功能障碍常对病人造成巨大的心理压力,产生抑郁或焦虑情绪,护理人员应予以理解,进行心理干预,使病人能面对现实,保持乐观情绪,积极配合治疗。

2. 教会病人正确的功能锻炼方法,在骨折早期应注意内外固定物的稳定性,在运动过程中注意肿胀和疼痛的控制。遵医嘱进行个体化的康复治疗,强化对病人家属的宣教,让家属积极参与到康复治疗中。

3. 注意生活和工作中的安全,预防骨折再发。合理饮食,加强体育锻炼,预防骨质疏松。

4.骨折后的规范化康复治疗能使病人尽可能恢复功能,宣教中应告知病人规范化康复治疗的重要性,提醒病人定期回院复诊,避免到非医疗机构进行治疗。

六、颈椎病

(一)颈椎病的定义

颈椎病是指颈椎椎间盘退行性改变及其继发椎间关节退行性改变,所致相邻神经、脊髓、椎动脉、食管等受累,产生了相应的临床症状和体征。好发部位依次在颈5—6、颈6—7节段。颈椎病是一种常见病和多发病,好发于中老年人,高发年龄为30—50岁,其患病率为3.8%～17.6%。目前颈椎病的患病率不断上升,且发病年龄有年轻化的趋势。

(二)发病机制

1.关节退变 椎间盘、钩椎关节及关节突关节的退变是一种随年龄增长而进行的长期病理过程。从20岁开始首先发生在活动量最大的颈5—6椎间盘。退变的椎间盘含水量及蛋白多糖逐渐减少,胶原类型改变,细胞、基质纤维异变,结构紊乱。髓核及纤维环失去原来的生物力学性能。椎间盘的承载能力及应力分布异常,椎间隙逐渐变窄。

2.骨质增生 椎体后缘增生及突出的椎间盘组织可以压迫硬脊膜、脊髓前动脉、脊髓及神经根、根动脉、椎动脉及其伴行的交感神经。

3.椎动脉受压 椎动脉受压几乎都是因颈椎关节增生或变位所致。颈椎过伸位不稳定使椎管矢状径及椎间孔变狭窄加重压迫程度。节段性不稳定存在时,往往因头颈位置偶然变动而引起椎间错动,可能刺激交感神经或椎动脉。

(三)分类及特点

1.颈型 是颈椎病发病的早期表现,多由于局部劳累所致,临床上较为常见。颈肩部疼痛,向上肢放射,颈部僵硬,上肢麻木。体征:颈肌痉挛,颈肩部有压痛,颈肩关节活动受限,受累神经根支配区皮肤感觉减退、感觉过敏、相关肌肉肌力减弱。上肢牵拉试验阳性,压头试验也可为阳性。

2.神经根型 本型临床最常见,主要表现为颈、肩、背疼痛,并向一侧或两侧上肢放射,常伴有上肢麻木和感觉障碍,可有上肢无力和肌肉萎缩。检查可见颈部活动受限,棘突、棘突旁或沿肩胛骨内缘有压痛点。臂丛神经牵拉试验阳性、压顶试验阳性或椎间孔挤压试验阳性,X线检查可显示颈椎生理幅度或线列改变,椎间孔狭窄,椎体后缘骨质增生等退行性改变。

3.椎动脉型 本型以眩晕为主要症状,可同时伴有颈、肩或颈枕部疼痛。眩晕常因颈部活动而加重,表现为转头时易出现眩晕、恶心、呕吐、猝倒等椎动脉供血不足的症状;可伴有耳鸣、视物不清、记忆力减退、行走失衡等症状。

4.脊髓型 本型病情最重。患者上肢有手部麻木,活动不灵,精细活动失调,握力减退;或下肢麻木,步态不稳,有踩棉花样感觉,足尖拖地;躯干部可有束胸感。随着病情加重,出现排便、排尿功能障碍。CT、MRI或脊髓造影显示硬膜囊或脊髓受压,可明确诊断。

5.交感神经型 本型为颈椎周围的交感神经纤维受到刺激所致。临床上可表现为头晕、头痛、视物模糊、眼窝胀痛、干涩或流泪、耳鸣、耳聋、心律异常、肢体或面部区域性麻木、发凉或出汗障碍等表现。X线检查显示颈椎生理弧度加大,椎间隙变窄,椎体前后缘有骨刺形成。

6.混合型 两型或两型以上的症状和体征混合存在。

(四)主要康复问题

1. 疼痛　疼痛是常见症状,以慢性疼痛为主,反复发作,常常有劳累、受凉、受伤、姿势不当等诱因。疼痛的部位、性质及持续时间不尽相同。

2. 运动功能障碍　运动功能障碍表现包含颈部、肩关节活动受限,上肢肌力和手握力减退等。

3. 感觉功能障碍　感觉功能障碍表现为颈、肩、背、上肢疼痛,皮肤麻木、蚁走感、触电样感觉,手指发热、发冷,躯干部紧束感等。

4. ADL 能力障碍　因患者有运动功能障碍、疼痛及其他感觉功能障碍,还可有头晕、眩晕、听力下降、视物模糊、大小便障碍等,常导致 ADL 能力下降,如梳头、穿衣、提物、个人卫生、站立、行走等基本生活活动明显受限。

5. 心理障碍　由于颈椎病病程长,加上各种功能障碍影响病人日常生活和工作,使病人产生焦虑、恐惧、暴躁、抑郁、悲观、失望等心理问题。

(五)护理评估

1. 健康史　了解病人的生活环境及工作习惯,以便了解发病诱因,如是否有长时间低头工作或看手机的习惯,颈部有无受伤史,颈部是否受风寒侵袭,有无睡眠姿势不良,是否经常在潮湿环境中工作,有无先天性颈椎管狭窄等。评估病人目前颈部及四肢的感觉与功能,如有功能障碍需要评估病人的生活自理能力。

2. 身体状况　颈部僵硬、疼痛,头晕、头痛,耳鸣或听力下降,眼涨、视物不清,失眠、多梦、恶心、呕吐,上肢麻木或四肢麻木、无力,步态异常等。

3. 心理及社会状况　了解病人对颈椎病的心理反应认知状态,以及对颈椎病康复知识的了解程度与心理反应。病人常因颈部疼痛不适、头晕、头涨、耳鸣、肢体麻木无力而影响生活、工作,常会产生恐惧、忧虑、烦躁等情绪。病情较重,严重影响生活者,常会因担心治疗效果出现紧张、焦虑心理。

4. 辅助检查　颈椎 X 线片、颈椎 CT、颈椎 MRI、椎-基底动脉多普勒、肌电图。

(六)康复护理措施

颈椎病康复护理的短期目标为缓解疼痛、降低肌肉痉挛、改善关节活动度、松解粘连,改善功能;改善心理状况,缓解焦虑、抑郁、紧张等心理障碍。长期目标为加强颈部肌肉锻炼,维持疗效,预防复发。

1. 卧床休息　卧床休息是颈椎间盘疾病治疗的基础,对急性椎间盘突出,休息可促使软组织损伤修复;对慢性椎间盘病变,可减轻炎症反应。卧床休息时要注意枕头硬度适中、高低适宜,以维持颈椎的生理曲度,避免神经、血管受压,使颈部和肩胛带的肌肉放松,解除颈肌痉挛。

2. 保持正确的工作坐姿　颈椎病的发生、发展与头部长期所处的某一位置有一定关系,长期伏案工作是颈椎病发病的重要原因,因此,应注意调整桌面或工作台的高度。原则上使头、颈、胸保持正常生理曲线标准,避免颈部长久维持某一种姿势导致疲劳,应每隔 1～2 小时让头颈部向各个方向缓慢转动数次。

3. 保持良好睡姿　良好的睡眠体位既能维持整个脊柱的生理曲度与支撑性,又可使病人感到舒适。应注意枕头的选择,枕头不应过硬,枕头高度一般为 10～12cm;枕头应与肩同宽,确保在睡眠体位变化时,始终能支撑颈椎。

4. 颈椎牵引治疗 主要适用于椎间盘突出或膨出的神经根型颈椎病,也可用于椎动脉型和交感神经型。该疗法对颈椎病是较为有效且应用广泛的一种治疗方法,但必须掌握牵引力的角度、重量和牵引时间三大要素,以保证牵引的最佳治疗效果。

(1)牵引方式:常用枕颌布带牵引法,通常采用坐位牵引,但病情较重或不能坐位牵引时可用卧式牵引。可以采用连续牵引,也可采用间歇牵引或两者相结合。

(2)牵引角度:一般按病变部位而定,原则是上颈椎疾患前倾度数小些,下颈椎疾患前倾度数大些。如病变主要在上颈段,牵引角度宜采用 0°～10°,如病变主要在下颈段(颈 5－7),牵引角度可在 15°～30°,注意结合病人舒适来调整角度。

(3)牵引力:间歇牵引的力可以其自身体重的 10%～20%确定,持续牵引则应适当减轻。一般初始较小,多数报道为 6～15kg,根据病人体质及颈部肌肉发达情况逐步增加牵引,但牵引过度(超过 20kg)可能造成肌肉、韧带、关节囊等软组织的损伤。

(4)牵引时间:以连续牵引 20 分钟,间歇牵引 20～30 分钟为宜,每天 1 次,10～15 天为 1个疗程。

(5)注意事项:应充分考虑个体差异,年老体弱者宜牵引轻些,牵引时间短些,年轻力壮则可牵引长些;牵引过程要注意观察、询问病人的反应,如有不适或症状加重者应立即停止牵引,查找原因并调整、更改治疗方案。

(6)牵引禁忌证:牵引后有明显不适或症状加重,经调整牵引参数后仍无改善者;脊髓受压明显、节段不稳严重者;病人年迈及椎骨关节退行性变严重、椎管明显狭窄、韧带及关节囊钙化骨化严重者。

5. 推拿按摩 推拿按摩也是应用相当普遍而且比较有效的疗法。一般采用推拿、揉捏、擦法等手法按摩头颈、肩背和手臂等部位,以舒筋活络、减轻疼痛。常用的穴位有风池、天柱、大椎、肩井、手三里、内关及外关等。

6. 理疗 可根据病人病情选用直流电药物离子导入治疗、超短波治疗、调制中频电治疗、超声波治疗及红外线治疗等。治疗过程中要注意观察病人的皮肤情况、治疗效果和不良反应。

7. 运动疗法 对各型颈椎病症状缓解期或术后均可应用运动疗法,是提高和巩固疗效的重要手段。锻炼内容包括保持和恢复颈部与肩部活动范围的练习,以改善颈椎各关节功能;加强颈部和肩胛带肌肉力量的练习;可采用医疗体操的方式,如颈功操。

8. 配戴颈围的护理 颈椎病急性发作时,使用颈围有制动和保护作用,有助于组织的修复与症状缓解,但避免长期使用,以免肌肉萎缩,影响颈部功能。可按照病人需要选用高度合适的颈围领或颈托,保持颈椎处于功能位。

(七)康复护理宣教

1. 加强社区居民的宣传教育 大力宣传有关颈椎的保健知识,减少颈椎病的发病率及复发率。

(1)养成良好的工作、生活习惯,预防各种诱因的发生。避免颈部劳累,避免风寒、潮湿侵袭,避免颈部外伤,及时治疗落枕,伏案工作者应避免连续长时间屈颈、低头。

(2)选择合适的枕头和睡眠姿势。首先要注意枕头的高低及位置,枕头的高度以侧卧时与肩同高为宜,一般为 12cm 左右(成人),枕头宜置于颈后,保持头部轻度后仰,使之符合颈椎的生理曲度。其次要保持良好的睡姿。

(3)坚持颈部锻炼,具体方法有:腹式呼吸、耸肩、左顾右盼、仰望观天、转身回望、颈臂抗力、旋转活动、左右摆动等。

2. 向青少年普及颈椎健康知识 目前颈椎病发病有低龄化的趋势,在大学乃至中小学均应大力宣传有关颈椎的保健知识,教育学生树立颈椎的保健意识,重视颈椎健康,树立科学学习、健康学习的理念,从源头上预防颈椎病。

第13章

社区居民健康档案管理

居民健康档案是主要记录与社区居民有关的系统性文件资料。包括以问题为导向的既往病史记录、健康体检记录，以预防为主的保健卡，以及个体、家庭和社区与健康有关的各种记录。居民健康档案的记录与管理是社区医疗实践的需要、教学与科研的需要、评价社区卫生服务质量的需要，系统、完整、规范的居民健康档案也是制定卫生政策的重要参考依据。

第一节　建立社区居民健康档案的目的与要求

社区居民健康档案指医疗卫生机构在为城乡居民提供医疗卫生服务过程中的规范记录。是以居民个人健康为核心、贯穿于整个生命过程、涵盖各种健康相关因素的系统性文件。居民健康档案是社区居民享有均等性公共卫生服务的重要体现，是医疗卫生机构为社区居民提供高质量医疗卫生服务的有效工具，是各级政府及医疗卫生行政单位共同制定卫生政策的参考依据。

一、建立社区居民健康档案的目的

居民健康档案是记录居民基本情况、健康状况、家庭问题的重要工具。通过社区居民健康档案的建立可促进社区医护人员全面了解本社区居民的健康、家庭、社会问题及社区卫生资源利用状况，从而有效地提供社区卫生服务。

二、建立社区居民健康档案的要求

1. 社区居民健康档案应具有真实性、完整性、连续性、逻辑性、正确性和规范性。

2. 社区居民健康档案作为可参考的医学信息资料，应按照医学通用模式进行记录。关于文字描述、图表制作、计量单位的使用都应符合有关规定标准。实际工作中关于健康问题的描述也应符合医学规范。

3. 书写时用圆珠笔或钢笔，字迹清楚且工整，不得用铅笔或红色笔书写。

4. 数字或者代码均使用阿拉伯数字书写，内容不要填出格外。填写的内容应实事求是，切不可随意涂改。

5. 注意对社区居民提供的相关隐私信息进行保护。

6. 居民健康档案存放处要做到"十防"，即防盗、防火、防水、防潮、防尘、防鼠、防虫、防高温、防强光、防泄密。

7. 达到保管期限的居民健康档案,销毁时应严格执行相关程序和办法,禁止擅自销毁。

第二节　居民健康档案的类型与内容

一、居民健康档案的类型

居民健康档案类型可分为 3 类:个人健康档案、家庭健康档案和社区健康档案。个人健康档案在社区卫生服务中使用频率最高,使用价值也最高,是居民健康档案的主体;家庭健康档案则根据实际情况,建立和使用形式不一,主要包含家庭各成员的健康资料;社区健康档案则是依据社区具体情况而建立。

二、居民健康档案的内容

(一)个人健康档案的内容

个人健康档案是主要记录与居民个人健康有关的基本信息及卫生服务信息的系统性资料。资料通常按照一定顺序归档整理并装入个人健康档案袋内,常包含个人基本信息、健康体检记录、重点人群健康管理记录和其他医疗卫生服务记录等内容。

1. **居民健康档案封面**　包括个人姓名、现住址、户籍地址、联系电话、乡镇(街道)名称、村(居)委会名称、建档单位、建档人、责任医生、建档日期。封面页包括居民对应的 17 位编码,该编码是以国家统一的行政区划代码与居民建档顺序相结合进行编制,并将建档居民的身份证号作为身份识别码,每位居民拥有唯一的健康档案编码。建立居民身份唯一识别制,是满足居民电子健康档案唯一性和有效性的基本条件,是实现电子健康档案共享应用的基础性保障,为实现信息平台的资源共享奠定了基础。

2. **个人基本信息**　一般由社区居民首次建立健康档案时填写,常通过入户调查获得。若社区居民的个人信息有所变动时,须在原条目处修改,并注明修改日期及时间。

(1)基础信息包括社区居民的姓名、性别、民族、出生日期、血型、身份证号、文化程度、职业、婚姻情况、费用支付方式等。

(2)健康信息包括既往史、家族史、过敏史、遗传史、个人残疾情况等。

3. **健康体检表**　社区居民首次建档做健康检查时,以及为老年人、高血压病人、2 型糖尿病病人和重性精神障碍病人等重点人群进行年度健康检查时填写。根据健康检查项目,其内容主要包括症状、一般状况、生活方式、脏器功能、查体、辅助检查、主要现存健康问题、住院治疗情况、主要用药情况、非免疫规划预防接种史、健康评价及健康指导。

(1)一般状况包括个人身高、体重、基础生命体征、体重指数等。

(2)生活方式包括饮食习惯、体育锻炼、吸烟饮酒情况、职业病有关因素、接触史等。

(3)医学相关检查包括个人体格检查、辅助检查等。

(4)中医体质辨识由专业的基层医疗卫生机构具有中医资格证的医务人员或经过培训的其他专业医务人员填写。

(5)健康问题主要指现存健康问题、住院治疗及用药情况、预防接种史、健康评价及指导等。

4. **重点人群健康管理记录**　主要包括 0—6 岁儿童、孕产妇、糖尿病、高血压、各类慢性病及重性精神疾病病人等重点人群的健康管理记录。

(1)儿童健康管理服务记录:主要根据儿童的不同年龄阶段填写健康检查记录表,其记录内容也有所差别。另附有0—3岁男女童的生长发育检测图,根据儿童的体重与身高的体检结果记录儿童的生长曲线,便于动态观察和管理儿童的生长发育情况。还包括0—36月龄儿童的中医药健康管理服务记录表,主要在儿童不同年龄阶段进行随访时填写。

(2)孕产妇健康管理记录:主要包括产前随访及产后访视服务。

(3)预防接种卡(本):主要的服务对象是0—6岁儿童和其他重点人群。每次接种完成后,接种人应将接种日期、部位、疫苗批号、生产企业、接种单位等内容登记到预防接种本中,接种医生及时签名。

(4)2型糖尿病病人随访服务记录:糖尿病病人在接受随访服务时,由医生填写"2型糖尿病病人随访服务记录表"。每年健康体检后,如实填写城乡居民健康档案管理服务规范中的"健康体检表"。

(5)高血压病人随访记录:高血压病人在接受随访服务时,由医生填写"随访服务记录表"。每年的健康体检后,如实填写城乡居民健康档案管理服务规范的"健康体检表"。

(6)重性精神疾病病人管理记录:对于重性精神疾病的病人,在建立居民健康档案时,需填写个人基本信息表和个人信息补充表。如随访过程中发现个人信息有变化时,应及时变更。病人在接受随访服务时,应由医生填写"重性精神疾病病人随访服务记录表"。

(7)老年人健康管理记录:包括生活方式、健康评估、体格检查、辅助检查、服药依从性、药物不良反应、低血糖反应、随访分类、用药情况、转诊及下次随访时间等慢性病随访监测记录,为制订慢性病病人针对性的干预措施提供依据。

(8)肺结核病人健康管理服务记录:针对辖区内确诊的常住肺结核病人实施随访服务并由医生填写记录表。在首次入户访视后,需填写肺结核病人第一次入户随访记录表。若继续为肺结核病人实施随访服务,则需要填写肺结核病人随访服务记录表,内容与初次入户随访记录表相似,主要增加了对药物不良反应、并发症、或合并症、转诊情况、紧急处理意见等。若需要对肺结核病人中止随访服务,则在记录表中需具体写出停止治疗及原因、全程管理情况等信息。

5. 其他医疗和卫生服务记录 主要包括接诊记录、会诊记录、转诊记录等。

(1)接诊记录表:主要在社区居民急性或短期健康问题接受咨询和医疗服务时使用,此记录表能够如实反映居民接受服务的全过程。接诊记录表采用"S-O-A-P"形式进行描述(表13-1),由接诊医生填写。

①S指就诊者的主观资料,是病人及照顾者等提供的主诉、症状及不适感、疾病史、家族史和社会生活史等资料。记录应按照病人的陈述书写,充分表达其原本的意思。

②O指就诊者的客观资料,是社区医护人员通过体格检查、实验室检查、心理测量等方式检查而获得的结果,也包括观察到的就诊者的态度、行为举止等。

③A指对健康问题的评估,指社区医护人员通过对就诊病人的主、客观资料的分析所作出的综合判断(主要指疾病诊断或健康问题评估)。

④P指根据评估结果制订的处理方法。一般包括进一步确诊需做的检查和治疗计划、健康指导、保健及康复计划指导等。

表 13-1　接诊记录表(S-O-A-P 描述书写)

姓名:×××　　　　　　　　　　　　　　　　　　　　　编号:××××××
问题:糖尿病
S. 乏力、多尿 3 个月。既往消化性溃疡病史,母亲患有 2 型糖尿病,父亲死于脑卒中。
O. 身高 175cm,体重 62.5kg,血压 150/90mmHg,BMI 20.31,尿糖(+++),空腹血糖 8.9mmol/L。
A. 根据以上资料,初步印象为 2 型糖尿病,但应排除其他原因引起的血糖升高。本病可能并发多种感染、动脉硬化、肾脏疾病、神经病变、酮症酸中毒等。
P. 诊断计划:测定尿糖、尿酮体;   　　　　　测定血糖、血脂;   　　　　　眼底检查;   　　　　　检查尿常规、肾功能。   　治疗计划:糖尿病饮食;   　　　　　体重监测;   　　　　　使用口服类降糖药;   　　　　　合理使用胰岛素(在应激、感染等情况下使用);   　　　　　注意皮肤护理,防止感染;   　　　　　定期监测血糖、尿糖。   　病人指导:糖尿病疾病知识介绍;   　　　　　避免加重糖尿病病情的各种因素(包括饮食、心理因素等);   　　　　　介绍控制饮食的方法和意义;   　　　　　预防或减少并发症发生的措施;   　　　　　注意血糖控制,帮助病人学会自查血糖;   　　　　　介绍使用降糖药物的注意事项;   　　　　　对子女进行血糖、尿糖检查。
医生签字:×　×　×   　　　　　　　　　　　　　　　　　　　　　　　　接诊日期:××××年××月××日

(2)会诊记录表:会诊记录表主要供社区居民接受会诊服务时使用,由责任医生填写。

(3)双向转诊单:包括转出单和回诊单两部分,供社区居民双向转诊时使用,一般由转诊医生填写。

6. 居民健康档案信息卡　供社区居民复诊或随访时使用,一般由责任医生建档时填写并发放。信息卡为正反两面,有关居民信息应如实填写。

(二)家庭健康档案的内容

家庭健康档案是以家庭为单位,记录居民与健康问题有关的家庭因素的系统性资料,充分体现了社区卫生服务以家庭为单位的专业特色。家庭健康档案的内容常包含家庭基本资料、评估资料、家庭健康问题目录及描述、家庭成员健康资料等内容。

1. 家庭基本资料　主要反映家庭的基本情况,常用表格形式表达。主要包括:①家庭的基本信息,如户主姓名、家庭住址、联系电话等;②家庭居住环境状况,如居住面积、水来源、家庭通风、采光情况等;③家庭经济收入状况,如年收入、年人均收入等;④家庭成员基本信息,如姓名、性别、关系、学历水平、婚姻状况、职业及健康问题等。

2. 评估资料　主要了解家庭的结构、生活周期、家庭内外资源、家庭压力及存在的危机等。目前广泛应用的家庭评估工具有家庭圈、家系图、家庭关怀指数等。

3. 家庭健康问题目录及描述　家庭健康问题目录主要反映家庭成员和整个家庭的主要健康问题,而家庭问题描述主要针对整个家庭的健康问题,如家庭重要生活事件、行为与生活方式、家族遗传性疾病及与健康有关的一些问题等。家庭主要问题描述仍运用 POMR 中的"S-O-A-P"形式进行描述。

4. 家庭成员健康资料　主要内容与个人健康档案一致。一般以家庭为单位,将家庭各成员个人健康档案并入家庭健康档案统一管理。

(三)社区健康档案的内容

社区健康档案是以社区为范围,记录社区健康问题、评估社区主要特征,以及社区健康需求的系统性资料。目前,各地社区健康档案可根据实际情况制定社区项目。社区健康档案主要包括社区基本资料、卫生服务资源及服务状况和居民健康状况等。

1. 社区基本资料　主要包括:①自然环境,如社区的地理位置、面积及气候等;②社会环境,如社区居民的宗教信仰、风俗习惯及文化水平等;③社区的经济水平,如重要产业的发展、社区经济状况及居民生活水平等;④社区的组织机构,如社区组织机构的种类及配置情况等。

2. 社区卫生服务资源　主要包括:①社区卫生服务机构,如医疗保健机构、健康教育机构和福利机构等;②社区卫生人力资源基本情况,如社区卫生人员的年龄、性别、职称、专业等。

3. 社区卫生服务状况　主要包括:门诊服务、住院服务、转会诊服务、家庭服务等。

4. 社区居民健康状况　主要包括:①人口学资料,如社区人口数量及构成、社区人口统计指标等;②居民患病资料,如主要健康危险因素的发病及患病率等;③社区居民死亡资料,如居民死亡率等;④居民健康危险因素评估资料,如社区居民主要健康危险因素评估资料(影响健康的危险因素种类、分布、频率、严重程度等)。

第三节　居民健康档案的管理

一、居民健康档案的建立

(一)建档对象

居民健康档案的建立常遵循自愿与引导相结合的原则。建档对象为社区内常住居民,包括居住半年以上的户籍及非户籍居民,以 0—6 岁儿童、孕产妇及高血压、糖尿病、慢性病病人和重性精神疾病病人等人群为重点。

(二)建档方式

建立居民健康档案的方式有以下两种。

1. 个别建档　居民到乡镇卫生院、村卫生室或社区卫生服务中心接受就诊服务时,由专业医务人员负责为其建立居民健康档案,并根据居民主要问题和服务提供情况如实填写相应的记录。同时为服务居民填写并发放健康档案信息卡。

2. 随访建档　通过入户调查、疾病筛查、健康体检等多种方式,由乡镇卫生院、村卫生室、社区卫生服务中心组织医务人员为社区居民建立健康档案信息,并根据其主要健康问题和服务提供情况如实填写相应记录。已经建立居民电子健康档案信息系统的地区,通过上述方式,为居民个人建立电子健康档案,并发放国家统一标准的医疗保健卡。

二、居民健康档案的保管和存放

1. 居民健康档案每人装一个档案袋,每个社区装一个档案盒、存放一个档案柜。

2. 对填写健康档案的医务人员按统一的规范来描述并记录,字迹清晰,格式规范统一。内容要真实可靠,符合逻辑,不得随意涂改。如有改动,医护责任人必须签字,代表负责。

3. 居民健康档案应由社区全科医生负责填写,做到及时收集、及时记录,统一编号,归档保管,以便查阅。并应逐步输入计算机系统管理。

4. 居民健康档案具有医疗保密性,未经准许不得随意查阅和外借。

5. 档案室应干燥、清洁、无强光照射、无飞尘,并做好防火、防盗、防水、防鼠、防虫害、防泄密等工作。如造成居民健康档案的丢失、破坏,将追究档案管理员的责任。

三、居民健康档案的管理和使用

(一)居民健康档案的管理

近几年,卫计委(原卫生部)印发《关于规范城乡居民健康档案管理的指导意见》,制定《国家基本公共卫生服务规范(2011 年版)》,主要对居民健康档案实施规范化管理。居民健康档案管理流程见图 13-1。

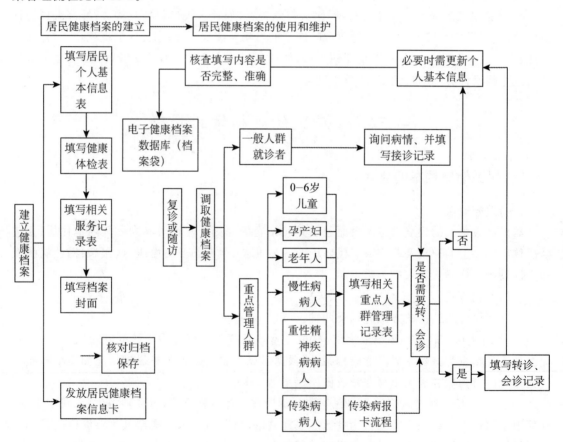

图 13-1 居民健康档案管理流程

1. 统一存放居民健康档案　应统一存放于城乡医疗卫生机构中。并设立档案室,由专人负责保管。通常由挂号人员、社区医生或者护士兼管。档案室需做到"十防"(即防盗、防火、防水、防潮、防尘、防鼠、防虫、防高温、防强光、防泄密)。居民健康档案资料通常以家庭为单位装入档案袋,档案袋的设计应便于查找和提取,并在档案袋上标记标号或者颜色,以便后期查找和阅读,如一般健康档案由绿色代表标记,高血压病人健康档案用红色标记,糖尿病病人健康档案用黄色标记等。每次使用完毕需归还相应位置,确保健康档案整齐有序。

2. 终身保存　居民健康档案一经建立,须为居民终身保存。若医疗卫生机构发生变更时,应当将居民健康档案整齐完整地移交给上级卫生行政部门。

3. 动态管理与信息更新　采用健康档案建立、管理、应用一体化的管理办法,在基础建档、信息更新、信息应用三个重要环节制定相应规章制度及具体措施,提高健康档案的利用率。

4. 遵守档案安全制度　加强健康档案管理制度,不得随意造成健康档案的损毁、丢失,禁止擅自泄露健康档案中的社区居民个人信息以及与居民健康有关的隐私信息。居民健康档案不得转让、出卖给其他商业人员或机构,除法律规定必须出示或处于保护居民健康目的外。

5. 完善电子健康档案　以省(区、市)为单位,统筹社区卫生服务机构信息管理系统建设,推动社区卫生信息平台与社区公共服务综合信息平台有效对接,促进社区卫生服务与其他社区公共服务、便民利民服务、志愿互助服务有机融合和系统集成。继续建立和完善电子健康档案信息系统,在信息传输过程中应遵循国家统一的相关数据标准与规范。给建档服务对象发放国家统一标准的医疗保健卡,推进使用居民就医"一卡通",有效利用电子健康档案。

6. 加强档案管理督导与考核　卫生行政主管部门应定期对健康档案的建立与应用管理质量实施量化考核办法,科学核定建立健康档案的经费补助标准。对档案建立的覆盖率、档案的完整性、信息的准确度,以及社区居民满意度进行综合评价,及时总结值得推广的先进经验,对目前工作中存在的不足进行反馈并开展监督。

7. 终止健康档案管理　当健康对象因死亡、迁出、失访等原因无法收集健康档案资料时,可终止居民健康档案。健康档案管理单位的负责人员应当在档案中明示终止原因和终止日期,对于迁出辖区的建档对象,还要记录迁往地点的基本情况、档案交接记录等信息。

(二)居民健康档案的使用

1. 首次建档　为服务对象首次接受周期性健康体检或就诊时,为同意建立健康档案的居民建立健康档案,并发放健康档案信息卡,便于后期复诊或随访时使用。为建档居民准备文件袋,在文件袋表面填写居民的家庭住址、户主姓名、联系电话等基本信息用于存放健康档案。

2. 复诊　对于已经建立健康档案的居民到乡镇卫生院、村卫生室、社区卫生服务中心(站)复诊时,应持居民健康信息卡(或医疗保健卡),在调取其健康档案后,由接诊医师根据复诊情况,及时更新、补充相应记录内容。

3. 入户访问或随访　对重点管理人群开展入户访问或随访重点管理人群时,由入户服务的医护人员提前调取管理对象的健康档案,了解随访对象基本情况并随身携带其相应表单。在随访过程中,应及时填写相关重点人群管理记录表,并更新、补充相应记录内容。与随访对象进行下次随访预约,及时登记在管理记录表中。若随访对象未按时复诊,医护人员应按照系统管理规范进行主动随访,从而保证健康管理的连续性。

4. 转、会诊服务　在随访或复诊过程中遇到需要转、会诊的病人,接诊医生应及时准确填写转、会诊记录表与住院记录;对于已经住院的病人,应在病人出院后3个工作日内进行随访并补充完善各项记录,放入居民健康档案文件袋内便于后期存档。

5. 周期性健康检查 责任医生根据就诊者周期性检查表内容,为就诊者进行检查,并填写新一轮的周期性检查表。同时根据就诊者情况补充或更新就诊者在健康档案中的主要健康问题目录。接诊完毕后,由责任医生将居民健康档案汇总后存档。

6. 整理 社区医护人员应在每年年底将负责所有家庭或居民的健康档案信息进行核查、补充并更新。

四、电子健康档案在社区卫生管理中的应用

电子健康档案信息系统逐步与新型农村合作医疗、居民城镇职工和基本医疗保险信息系统、传染病报告、预防接种、妇幼保健以及医院电子病例等信息相互连通。电子健康档案在卫生管理中的应用主要体现在以下几个方面。

1. 电子健康档案是将居民个人健康信息以电子信息的形式储存于计算机系统之中,便于对健康档案数据进行收集、核对、统计及筛查,从而可以及时高效地调整、更新档案信息。

2. 开展健康管理。目前健康管理的主要对象是老年人管理、慢性疾病病人的管理、精神障碍性疾病病人的管理、残疾人的管理、孕妇及儿童等弱势群体的管理、传染性疾病病人的管理、肿瘤病人的管理。可利用电子健康档案对管理对象进行健康随访、门诊健康管理、双向就诊及远程就诊等形式进行健康管理。

3. 卫生管理服务。电子健康档案可记录不同年龄、性别、职业等社区居民的健康信息。通过这些信息,一方面可以更好地了解当地社区居民健康情况,另一方面明确清晰的数据有助于记录健康管理工作量,工作量可作为医疗部门对医务工作人员的工作考核。

第 14 章

社区临终护理

临终关怀的发展是现代疾病和治疗模式转变的必然结果,它强调以人为本的理念,重点是为临终病人及家属提供优质的护理和关怀,包括生理、心理、社会和精神方面的护理,从而改善病人临终生活质量,安详平和地走完人生的最后一段旅程。

第一节 临终关怀

一、临终关怀的概念

临终关怀又称善终服务、临终照顾或安宁照顾。是由多学科、多方面的专业人员组成的团队,为临终病人及其家属提供全方位的支持和照料,以使临终病人缓解病痛,维护临终病人的尊严,使其能够舒适、安宁有尊严地度过人生的最后一段旅程,同时使家属的身心健康得到保障和维护。

二、临终关怀的理念

1. 从治疗疾病为主转变为以对症护理、照顾为主 有效控制症状是临终关怀的首要工作。对于绝大多数临终病人,治愈希望已变得十分渺茫。最需要的是身体舒适、控制疼痛、减轻痛苦、生理护理和心理支持,使病人得到最终的安宁。

2. 提高临终生活质量 在病人有限的生命时间内,为病人提供优质的临终服务,强调病人和家属的参与,正确认识和尊重病人生活的价值,提高其生活质量是对临终病人最有效的服务。

3. 尊重生命,维护病人的权利 尊重临终病人的尊严和权利,个人尊严不应以生命活动降低而递减,个人权利也不可因身体衰竭而被剥夺。尊重个人隐私和原有的生活方式,尊重他们的信仰和习俗,满足病人的合理要求,使病人有尊严地离去。

4. 在治疗护理中强调多学科协作 临终关怀强调对病人的全方位的整体照顾,终末期病人经常存在身体、心理、精神等多方面的问题,而多学科协作共同解决问题正是社区护理的优势和特点。因此,社区临终关怀护理是更符合我国国情的临终关怀服务方式。

5. 共同面对死亡,注重心理护理 护理工作人员首先建立正确的生死观,才能坦然地指导病人面对死亡、接受死亡,珍惜即将结束的生命的价值。

6. 临终病人家属的心理支持 在对临终病人全面照顾的同时,也要注意为病人家属提供心理和社会支持,使他们能够接受和面对现实,顺利度过悲伤期。消除病人及家属对死亡的恐惧心理。

三、临终关怀服务供给的内容

临终关怀服务旨在尽量满足临终病人对于病痛缓和、生活照料、心理支持等需求,从而达到提高病人临终阶段的生活质量,帮助其舒适、安详和有尊严地离世的目的。临终关怀服务提供给的内容也应该从生理、心理、精神和社会等角度展开。

第二节　临终病人的身心护理

一、临终病人的常见症状及护理

社区护士是病人的直接照顾者,掌握临终病人常见的症状及护理对策,对保持临终病人的尊严和舒适至关重要。临终病人最常见的症状有疼痛、呼吸困难、便秘、尿失禁、厌食、大出血、压疮、恶心、呕吐、发热、睡眠障碍等。

1. 疼痛　疼痛是和组织损伤或潜在的组织损伤相关的一种不愉快的感觉及情感体验。在终末期病人中疼痛发生率达 59%～64%,因此疼痛也是安宁护理中重要和要优先解决的症状。常见的是与癌症有关的疼痛,与疾病进展和治疗有关的疼痛。癌性疼痛以慢性疼痛为主,常伴有疼痛综合征,随时间变化表现为进行性加重,时常伴有爆发性疼痛,所造成的心理障碍比其他疼痛所导致的状况更为严重。

(1)疼痛评估:疼痛是一种主观感觉。疼痛产生的原因是多种多样的。每个人的痛阈不同,对疼痛的反应也不同。世界卫生组织(WHO)将癌症疼痛程度划分为:0 度,不痛;Ⅰ度,轻度痛,表现为间歇痛,可不用药;Ⅱ度,中度痛,表现为持续痛,影响休息,需用镇痛药;Ⅲ度,重度痛,表现为持续痛;Ⅳ度,严重痛,表现为持续剧痛伴血压、脉搏等变化。在进行疼痛评估时,需要医护人员全面准确评估疼痛的原因、性质、程度、持续时间、减轻或加重因素,以及病人对疼痛的认识、镇痛药应用效果等,给予相应的处理,从而有效解除病人疼痛。

(2)镇痛药物治疗、干预:目前临床普遍采用 WHO 建设的"三阶梯镇痛治疗方案"。①轻度疼痛:以阿司匹林、乙酰氨基酚、布洛芬、吲哚美辛等非阿片类药物加减镇痛辅助药。②中度疼痛:以可待因、曲马朵等为代表的弱阿片类药物加减非甾体类抗炎药和镇痛药。③重度疼痛:以吗啡、哌替啶为代表的强阿片类镇痛药加减非甾体类抗炎药和镇痛药。

对于控制疼痛应及时、有效。WHO 推荐镇痛药应用的 5 个要点:口服、按时、按阶梯、个体化、注意细节。口服给药方便、经济。按时给药即按照规定的间隔时间给药,这样可以使镇痛药在体内保持稳定的血药浓度,使疼痛得到持续缓解。按阶梯给药,即遵循三阶梯原则,根据疼痛强度选择不同阶梯的镇痛药。个体化给药指个体对麻醉性镇痛药的敏感度差异较大,阿片类药物没有标准用量,能控制疼痛的剂量就是正确剂量。要密切观察药物不良反应,如恶心、呕吐、便秘等症状。

(3)非药物治疗疼痛:非药物干预是指对引起疼痛的非躯体因素进行干预,包括创伤性非药物疗法、物理疗法和社会心理干预。创伤性非药物疗法可用外科方法、姑息手术治疗法、麻醉方法等。物理疗法包括皮肤刺激(包括冷、热、按摩等)、经皮电神经刺激、针灸疗法等。社会心理干预采用认知和行为技术帮助病人得到疼痛被控制的感觉,如转移或分散注意力、放松、冥想、音乐疗法等。

2. **呼吸困难** 呼吸困难多见于慢性充血性心力衰竭、慢性阻塞性肺部疾病、晚期癌症,以及其他终末期疾病的病人等。临终病人不敢或不能自主清除呼吸道分泌物,而导致呼吸困难。当病人进入终末期,也不可能明确所有的原因,治疗的目标在于有效清理呼吸道、调整呼吸频率和减轻焦虑程度。

(1)氧气疗法:对于能够使用氧气疗法缓解的呼吸困难,护士要及时根据医嘱及病人病情给予适当地给氧方式,注意监测血氧饱和度水平,减轻呼吸困难症状。对于危重病人或气管切开病人应注意及时吸痰,保持气道或管路通畅,防止阻塞。

(2)药物治疗的护理:常使用的药物包括支气管扩张药、阿片类、糖皮质激素、抗焦虑药物等。在使用药物治疗时,护士需加强观察药物不良反应。

(3)非药物干预:如教会病人腹式呼吸法、缩唇呼吸等呼吸技巧,教会意识清楚的病人正确咳痰。协助病人采取半坐位或坐位等舒适体位,保持室内合适的温度与湿度,多饮水保持气道湿润,提供心理支持等。

3. **恶心与呕吐** 恶心与呕吐是临终病人常见的症状之一。常见的疾病有胃肠道梗阻、中枢神经系统的原发或转移性肿瘤、感染、神经精神类疾病、高血糖或低钠血症等代谢异常等。治疗方面有癌症治疗有关的细胞毒性药物对呕吐中枢的刺激所导致的恶心与呕吐、疼痛治疗中强阿片类药物引起的恶心与呕吐、药物引起的急性与延期性呕吐等,以及病人自身是否存在焦虑或抑郁情绪导致的恶心与呕吐症状等。

(1)保持房间空气清新的环境:维持病人居住环境安静、整洁、清新,温湿度适宜,避免室内物品过多、食物存放引起的气味过重、花粉刺激等。在病人出现呕吐时,保持正确体位防止误吸发生,及时协助病人漱口并清理呕吐物,适时开窗通风换气。

(2)掌握合适的给药时机:对于化疗药物导致的恶心、呕吐,应安排病人餐后3～4小时用药。餐后3～4小时胃充盈度小、胃内压力低,发生恶心与呕吐的概率相对较小。应遵医嘱合理使用止吐药,并观察病人使用后的不良反应,及时给予处理。

(3)做好饮食管理:化疗治疗时恶心与呕吐会导致病人交感神经兴奋性增高,抑制胃肠道平滑肌的蠕动及消化腺的分泌,直接影响病人的消化功能。病人的饮食应以清淡易消化的高维生素、高营养食物为主,少食多餐,避免大量饮水。

(4)心理支持:恶心与呕吐的发生常导致病人紧张、恐惧等负面情绪的产生,因此需要加强与病人的沟通交流,告知病人恶心与呕吐发生的原因及缓解转移方法,使病人有充分的心理准备,积极面对恶心与呕吐症状的发生。

4. **便秘** 临终病人的排便失禁主要由胃肠道疾病、神经系统疾病、精神障碍、肿瘤压迫及临终期的肌肉松弛等原因引起。

(1)饮食护理:增加食物中纤维素含量的摄入,保证每日饮水量的摄入,刺激肠蠕动,以促进规律性排便。

(2)皮肤护理:及时用温水清洗肛周及臀部皮肤并轻轻擦干,保持局部皮肤干燥;及时更换床单位,保持皮肤舒适;必要时使用润肤油剂或凡士林,避免皮肤的破溃。

(3)心理支持:临终病人在出现排便失禁时,常存在害怕被发现、难以启齿等心理。了解失禁病人的心理需求,有针对性地进行心理疏导。

（4）积极治疗原发疾病，解除便秘痛苦，促进排便。

5. 压疮　大部分病人在终末期会出现恶病质，长期卧床、长期营养不良、极度消瘦、水肿、被动体位等均增加了皮肤发生压疮的风险，特别是伴有大小便失禁、腹泻、阴道膀胱瘘等病人更易出现皮肤压疮。出现压疮时需要评估引起压疮的危险因素、压疮的大小与分期等。

（1）定时翻身：对于有高危压疮危险的病人，定时协助病人翻身，变换合适的体位是预防压疮的关键，并建立翻身卡督促执行。

（2）使用减压产品：长期卧床无多发骨破坏的病人给予使用气垫床，以减轻身体受压程度；适当给予病人按摩，改善局部血液循环，有效预防压疮；在骶尾部、骨隆突处及其他受压部位使用减压用品，如海绵垫、小枕头等以减轻皮肤长期受压。

（3）合理使用敷料：如泡沫敷料、水胶体敷料等。

（4）保持清洁：保持皮肤及床单位的清洁。

（5）积极治疗原发病，消除疾病隐患。

6. 睡眠障碍　由于各种因素影响而导致睡眠量不正常以及睡眠过程中出现异常行为均称为睡眠障碍，也是睡眠和觉醒正常节律性交替紊乱的表现。临终病人睡眠障碍影响因素主要有环境因素、药物因素、患者个体相关因素等。

（1）睡眠环境刺激控制：保持病房绝对安静，调节适宜温度、湿度及光线，此外还应包括日间睡眠时间的控制。日间睡眠时间控制强调不管夜间睡眠时间长短都要做到清晨固定时间起床、日间充分暴露在明亮环境中，睡眠时间时强调保持良好睡眠行为习惯，也可采用安抚性声音以助于进入睡眠状态。

（2）药物治疗的护理：睡眠障碍的常用药物包括抗抑郁类药物、苯二氮䓬类、非苯二氮䓬类、激素类等。使用药物治疗时需要注意应用间隔给药方法，通常为每周 2～4 次。在停药时需注意逐渐停药，注意停药反应。

（3）认知行为疗法：主要包括精神放松训练、身体放松训练、睡眠限制等。睡眠限制是指限制卧床时间，减少卧床中的非睡眠时间，限制平均总睡眠时间，从而提高睡眠效率。

二、临终病人的心理变化及护理

临终病人的心理是十分复杂的，取决于其人格特点、信仰、教育及相关传统观念，从而表现出不同的心理体验。美国精神医学专家伊丽莎白·库勒·罗斯将身患危重症病人从获知病情到临终整个阶段的心理反应过程总结为否认期、愤怒期、协议期、忧郁期、接受期 5 个阶段。

1. 否认期　对死亡的否定通常只是一种暂时性的心理防御反应，是个体对令人震惊事件的缓冲，随后就会被部分否定、部分接受所代替。与病人沟通时应坦诚，既不揭穿病人的防卫也不对病人撒谎，耐心倾听病人的诉说，循循善诱地引导病人逐步面对现实。

2. 愤怒期　病人在愤怒期常无理由地迁怒于医护人员或家属，对身边的人抱怨或挑剔，甚至恶语相加，处于此期的病人常常难以沟通，给予的照护也难以得到病人的配合。应引导病人适度宣泄自己的感情，同时做好病人家属的宣教，共同给予病人关爱、宽容和理解。

3. 协议期　协议期是面对死亡心有不甘，希望免受死亡的痛苦，病人在此期间常常积极配合照护。应抓住时机，关心、鼓励病人说出自己内心的感受和希望，引导病人积极配合治疗和护理，控制症状，减轻痛苦。

4. 忧郁期　由于病情不断恶化、身体功能逐渐丧失，使病人对周围事物淡漠，对任何东西均不感兴趣。抑郁心理对于临终病人在一定程度上是必须和有益的,有利于病人真正接纳死亡;但如病人有明显抑郁状态,甚至出现自杀倾向,应及早发现,做好防范,转介心理咨询或治疗师进行专业干预,预防意外发生。

5. 接受期　接纳死亡说明临终病人正在接受死亡的到来,病人的情绪逐步恢复正常,能以平和的心态来面对死亡。应让病人有独处的时间,不要过多打扰,但应有适度的陪伴。

三、死亡教育

死亡教育是随着死亡学的兴起发展起来的,是引导人们科学、人道地认识死亡,对待死亡,是将有关死亡及其与生命有关的知识传递给个体及社会的教育过程。死亡教育关注的不仅只是死亡的话题,还包括了关于生命的探讨,因而也称为生命教育。目前国内的死亡教育开展最多的是针对临终病人及家庭的死亡教育,死亡教育有助于缓解对死亡的恐惧,使人们改变对待死亡的态度,建立起对待死亡和生命的正确认识,坦然面对死亡现实,安宁地走完人生的最后阶段,有助于减轻病人及其家属的精神痛苦。

1. 死亡教育的意义　对于临终病人,死亡教育有利于缓解其对死亡的恐惧,通过死亡教育可以使临终病人较为坦然地面对死亡现实,安宁地走完人生最后阶段。对于临终家庭,死亡教育有利于缓解对死亡的悲伤,使家属尽快地接受亲人亡故的事实,缩短悲伤阶段,尽快地度过沮丧期,恢复正常生活。对于医务人员,在向临终病人及家属或其他人员进行死亡教育的同时,客观上提高了自身对于死亡的科学认识,临终关怀人员素质的提升有利于临终关怀工作更好的开展。对于全社会,死亡教育有利于人们树立珍惜生命的观念,使人们更好地意识到生命的意义,从而有计划地安排自己的生活。

2. 死亡教育的内容　死亡教育的内容应根据教育对象的年龄、特点等进行,从而制订具有针对性的死亡教育大纲。包括了死亡教育的本质及意义,死亡及濒死的态度和问题,对死亡及濒死的处理及调适,对自杀、安乐死、意外死亡等特殊问题的探讨,有关死亡教育的实施等5个方面。

3. 尊重病人的权利　病人有知情权、参与权、选择权。社区护士应该与家属一起制订告知计划,列出需告知病人哪些情况、分几个阶段告知、每个阶段告知的内容等。让病人逐步接受,运用恰当的沟通技巧,如开始时可以使用一些模糊的词汇委婉地开启话题。在分次告知病人时,要尽可能地给病人留有希望,但内容必须是真实的,不能欺骗病人,否则会使病人产生不信任感。在告知过程中,要允许病人适当发泄,及时给予病人情感支持。尊重病人对临终濒死阶段的治疗和抢救措施的选择,引导病人坦然接受死亡的现实。

4. 死亡教育的形式与方法　死亡教育应考虑到教育对象的特点、时间、场所等。形式包括文字材料、个人指导、团体讲解、电话教育等,方法包括讨论法、模拟想象法、情景教育法、阅读指导法等。

四、临终病人家属的护理

1. 病人临终期　病人濒临死亡,社区护士应告知家属病人已临近死亡,让家属在心理上有准备,具有缓冲过度悲伤的作用。此阶段,在不影响治疗的前提下给予病人和家属单独相处的机会,并告知家属病人病情的准确信息。

2. 居丧期家属的护理　病人的死亡对家属来说是悲哀的高峰,面对亲人离去,家属承受着巨大的心理压力。通常表现出悲伤、恐慌、忧虑、愤怒等各种不同的心理反应。护理人员对病人家属应给予同情、理解和帮助,使他们能以平静的心态面对亲人的死亡,努力克服各种心理障碍,回到正常的生活轨道。

(1)对急性悲伤期家属的护理:丧亲之后,家属会出现一系列急性悲伤反应。有的家属因极度悲伤可能会突然发生晕厥、心脑血管意外等急症,社区护士可将处于急性悲伤期的家属安排到安静的房间,鼓励病人家属以哭诉的方式宣泄负面情绪,亲友的陪伴和抚慰是对他们最好的支持。在尸体料理过程中,尽量按照他们当地的习俗、遗愿和家属的意愿进行尸体料理。

(2)帮助家属顺利度过正常悲伤期:失去亲人后的几天,家属经历着悲伤的痛苦,痛苦的程度和表达方式各不相同。有调查显示,居丧第一年的家属,自杀倾向、心血管疾病、意外事故的发生率明显增加,由此患抑郁症的比例也明显增加。因此,社区护士对居丧期家属的随访很重要。护士应耐心倾听,讲述逝者生前的事情等,并表示理解和同情。鼓励家属表达其内心感受,以减轻痛苦。鼓励家属积极参加社会活动,建立新的人际关系,逐渐从悲伤中走出来。国外临终关怀比较成熟,是由临床护理专家、社会工作者、护理服务指导者组成的居丧服务小组,帮助家属处理好居丧事宜。并经常对家属进行访视、寄同情卡、随访信或电话随访等访视与家属保持联系,使家属顺利度过悲伤期。利用各种支持系统,如心理服务组织、志愿者、悲伤互助小组,这些社会服务网络有助于提高家属的应对能力,顺利度过悲伤期。

第 15 章

实训操作

实训一　穿脱防护服操作流程

【操作流程】

(一)清洁区进入污染区流程

1. 清洁区进入半污染区

(1)消毒双手。

(2)戴一次性工作帽。

(3)戴 N95 口罩(先戴下系带,后戴上系带,检查密闭性)。

(4)穿一次性防护服,将防护服的帽子戴好(拉链拉到底处,锁紧,防护服帽檐尽量下压,防护服不要拖地)。

(5)戴一次性乳胶手套(手套压住防护服袖口)。

(6)换工作鞋袜、鞋套。

(7)经过缓冲带进入半污染区。

2. 半污染区进入污染区

(1)戴一次性帽子(帽檐下压、齐眉)。

(2)戴一次性口罩。

(3)戴防护眼镜(眼罩压住帽檐和口罩)。

(4)穿隔离衣。

(5)戴一次性乳胶手套(手套压住隔离衣袖口)。

(6)穿一次性高筒厚鞋套。

(7)督导员检查穿戴后经过缓冲带进入污染区。

(二)污染区进入清洁区流程

1. 污染区进入半污染区

(1)消毒双手。

(2)摘防护眼镜(低头双手拉住系带取下)。

(3)消毒双手。

(4)摘外层口罩。

(5)消毒双手。

(6)脱一次性工作帽。

(7)消毒双手。

(8)脱隔离衣。

(9)消毒双手。

(10)脱靴套(内面向外,由上往下翻卷式脱下)。

(11)消毒双手。

(12)摘手套。

(13)经过缓冲带进入半污染区。

2. 半污染区进入清洁区

(1)消毒双手。

(2)脱防护服(内面向外,由上往下翻卷式脱下),脱鞋套。

(3)消毒双手。

(4)摘 N95 口罩。

(5)消毒双手。

(6)摘工作帽。

(7)消毒双手。

(8)摘手套。

(9)消毒双手。

(10)经过缓冲带进入清洁区。

【评分标准】

穿脱防护服操作评分表

	评分标准	满分	得分
穿防护服(50分)	检查外包装完整性、生产日期、型号,选择合适的防护服	10	
	取出防护服,检查是否完好,无破损、无潮湿	10	
	按照先穿下衣,再穿上衣,再戴帽子,拉好拉链的顺序穿衣,过程轻柔,无污染,无暴力操作	10	
	脱工作鞋,穿防护服	10	
	穿好后检查,确定拉链扣好,衣服大小合适,外观平整,无裸露	10	
脱防护服(50分)	按照先脱帽子,再脱上衣,再脱下衣的顺序脱衣,边脱边卷,过程轻柔,无污染内层工作服,无暴力操作	30	
	穿着工作鞋脱防护服	20	
总分(100分)			

实训二 穿脱隔离衣操作流程

【操作流程】

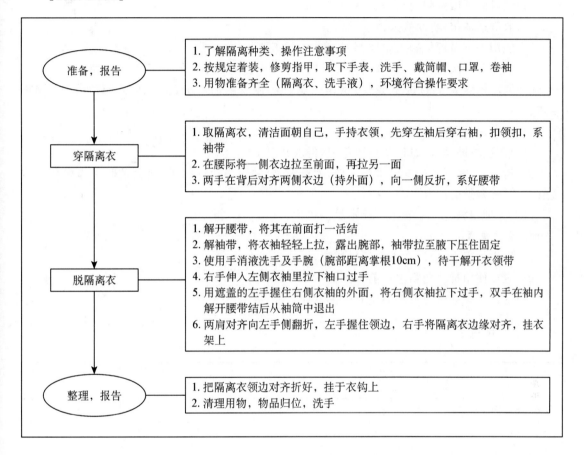

准备，报告
1. 了解隔离种类、操作注意事项
2. 按规定着装，修剪指甲，取下手表，洗手、戴筒帽、口罩、卷袖
3. 用物准备齐全（隔离衣、洗手液），环境符合操作要求

穿隔离衣
1. 取隔离衣，清洁面朝自己，手持衣领，先穿左袖后穿右袖，扣领扣，系袖带
2. 在腰际将一侧衣边拉至前面，再拉另一面
3. 两手在背后对齐两侧衣边（持外面），向一侧反折，系好腰带

脱隔离衣
1. 解开腰带，将其在前面打一活结
2. 解袖带，将衣袖轻轻上拉，露出腕部，袖带拉至腋下压住固定
3. 使用手消液洗手及手腕（腕部距离掌根10cm），待干解开衣领带
4. 右手伸入左侧衣袖里拉下袖口过手
5. 用遮盖的左手握住右侧衣袖的外面，将右侧衣袖拉下过手，双手在袖内解开腰带结后从袖筒中退出
6. 两肩对齐向左手侧翻折，左手握住领边，右手将隔离衣边缘对齐，挂衣架上

整理，报告
1. 把隔离衣领边对齐折好，挂于衣钩上
2. 清理用物，物品归位，洗手

实训三 咽拭子采集操作流程

【操作流程】

1. 目的 取病人扁桃体及咽后壁分泌物做细菌培养或病毒分离，协助流行性感冒、麻疹等疾病的临床诊断。

2. 用物

物品名称	数量	物品名称	数量
咽拭子培养管	1	纸杯	2
压舌板	1	纱布	1
手电筒	1		

3.操作步骤

(1)准备用物。

(2)洗手、戴口罩。

(3)核对医嘱,标签贴于标本容器上,二人查对,携用物至床旁。

(4)核对病人床头牌、腕带,解释操作目的。

(5)取舒适体位,协助病人清水漱口。

(6)使用手电筒评估病人采样部位(扁桃体及咽后壁),洗手。

(7)取样前再次核对病人,嘱病人张口发"啊"音,充分显露采样部位,必要时使用压舌板。

(8)取出培养管中的拭子轻柔、迅速擦拭扁桃体及咽后壁分泌物,放入培养管内,拧紧瓶盖。

(9)注明标本留取时间。

(10)再次协助病人漱口,整理床单位,再次核对。

护士:您好,咽拭子标本已采集完毕,大概30分钟后出检查结果,我会及时告知您和您的主管医生,感谢您的配合。

(11)整理用物、洗手、签字。标本尽快送检。

4.注意事项

(1)操作过程中,应注意不要污染瓶口,保持容器无菌。

(2)应在使用抗菌药物治疗前采集标本。

(3)尽量采集扁桃体及咽后壁有分泌物处。

【评分标准】

步　骤	姓　名					
着装、仪表符合要求	2分					
举止符合要求	3分					
物品准备齐全	3分					
持物不正确扣	2分					
手卫生不正确扣	3分					
未核对医嘱扣	10分					
未贴标签扣	5分					
未二人查对扣	10分					
两种方式核对病人信息	5分					
操作前、中、后未洗手各扣3分,共9分						
未解释或解释不对扣	5分					
未让病人用清水漱口每次扣	6分					

（续　表）

步　骤	姓　名					
动作不轻柔扣	3分					
采样位置不正确扣	5分					
采样后未标注时间扣	3分					
未及时送检扣	5分					
未洗手扣	5分					
未整理用物扣	3分					
医嘱未记录	3分					
口述和提问	10分					
扣分						
总分						

实训四　护理礼仪操作流程

【操作流程】

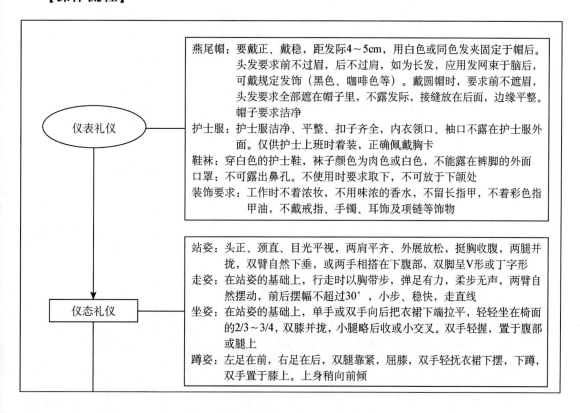

仪表礼仪

- 燕尾帽：要戴正、戴稳，距发际4～5cm，用白色或同色发夹固定于帽后。头发要求前不过眉，后不过肩，如为长发，应用发网束于脑后，可戴规定发饰（黑色、咖啡色等）。戴圆帽时，要求前不遮眉，头发要求全部遮在帽子里，不露发际，接缝放在后面，边缘平整。帽子要求洁净
- 护士服：护士服洁净、平整、扣子齐全，内衣领口、袖口不露在护士服外面。仅供护士上班时着装，正确佩戴胸卡
- 鞋袜：穿白色的护士鞋，袜子颜色为肉色或白色，不能露在裤脚的外面
- 口罩：不可露出鼻孔。不使用时要求取下，不可放于下颌处
- 装饰要求：工作时不着浓妆，不用味浓的香水，不留长指甲，不着彩色指甲油，不戴戒指、手镯、耳饰及项链等饰物

仪态礼仪

- 站姿：头正、颈直、目光平视，两肩平齐、外展放松，挺胸收腹，两腿并拢，双臂自然下垂，或两手相搭在下腹部，双脚呈V形或丁字形
- 走姿：在站姿的基础上，行走时以胸带步，弹足有力，柔步无声，两臂自然摆动，前后摆幅不超过30°，小步、稳快、走直线
- 坐姿：在站姿的基础上，单手或双手向后把衣裙下端拉平，轻轻坐在椅面的2/3～3/4，双膝并拢，小腿略后收或小交叉。双手轻握，置于腹部或腿上
- 蹲姿：左足在前，右足在后，双腿靠紧，屈膝，双手轻抚衣裙下摆，下蹲，双手置于膝上。上身稍向前倾

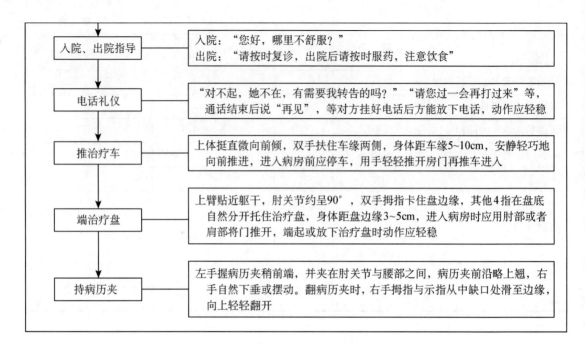

入院、出院指导 → 入院："您好，哪里不舒服？"
出院："请按时复诊，出院后请按时服药，注意饮食"

电话礼仪 → "对不起，她不在，有需要我转告的吗？""请您过一会再打过来"等，通话结束后说"再见"，等对方挂好电话后方能放下电话，动作应轻稳

推治疗车 → 上体挺直微向前倾，双手扶住车缘两侧，身体距车缘5~10cm，安静轻巧地向前推进，进入病房前应停车，用手轻轻推开房门再推车进入

端治疗盘 → 上臂贴近躯干，肘关节约呈90°，双手拇指卡住盘边缘，其他4指在盘底自然分开托住治疗盘，身体距盘边缘3~5cm，进入病房时应用肘部或者肩部将门推开，端起或放下治疗盘时动作应轻稳

持病历夹 → 左手握病历夹稍前端，并夹在肘关节与腰部之间，病历夹前沿略上翘，右手自然下垂或摆动。翻病历夹时，右手拇指与示指从中缺口处滑至边缘，向上轻轻翻开

【评分标准】

护士礼仪考核评分标准

		评分标准	满分	得分
仪容仪表		1. 面带微笑，应着淡妆，服饰要庄重得体。护士的服装应以裙装为主，整洁庄重、大方合体、衣装约过膝 5cm，内衣不可外露，不佩戴耳环、手镯、戒指等首饰，鞋子统一为白色、软底坡跟鞋，袜子为肤色或白色长袜，袜口不露出裤装底边 2. 工作时头戴燕尾帽，且要保持燕尾帽的洁白、挺括、无皱褶，头发不宜过高、过多和过长，耳边头发一律梳理到耳后，长发用发网向上网住，使发不垂肩，帽冠底距前额发际 2~5cm，用发夹在帽后方固定，帽翼两侧禁用发夹，以保持两翼外展似燕子飞翔的形象	15	
举止行为	站姿	1. 头正颈直、两眼平视、下颌微收、收腹挺胸，两肩自然下垂，左手握住右手4 指背侧，两腿直立，身心上提 2. 丁字形站立时，两足尖距离 10~15cm，足跟距离 5~7cm，使后背五点在同一平面上	10	
	行姿	1. 行走时双眼平视前方，收腹挺胸，两臂自然摆动，摆动幅度为30°，双足在一条直线上行走，步态轻稳，弹足有力 2. 两人同行擦肩而过应保持 10cm，防止相互碰撞，失礼失态	10	
	坐姿	1. 双手握住椅背上缘，4 指并拢于外侧，拇指在内，平稳提起，放下动作要轻，以保持病房安静。坐下时右足先稍许后退，单手或双手抚衣裙，坐后双手掌心向下放于同侧大腿上（或左下右上重叠放于左侧大腿衣襟处），躯干与大腿呈 90°，两眼平视、挺胸抬头、自然大方 2. 站起时，右足稍许后退，站起	10	

		评分标准	满分	得分
举止行为	蹲姿	右足稍许后退,双手抚衣裙下摆,足掌贴地,足跟抬起,自然下蹲,蹲下后双手左上右下,置于左腿上 1/3 处,保持重心平稳,拾物时用右手拾取物体	10	
	推治疗车	推车时双手扶住车缘把手两侧,躯干略向前倾,进病房时先停车,用手轻轻开门,再把车推至病人床前	10	
	持病历夹	1. 左手握病历夹稍前端,并夹在肘关节与腰部之间,病历夹前沿略上翘,右手自然下垂或摆动 2. 翻病历夹时,右手拇指与示指从中缺口处滑至边缘,向上轻轻翻开	10	
	端盘姿势	1. 取自然站立姿势,双肘托住盘底边缘 1/3 处,拇指与示指夹持盘体,其他 3 指自然分开托住盘底,肘关节呈 90°,使盘边距躯体 3～5cm 2. 要保持盘的平稳,不可倾斜,不可将手指伸入盘内	10	
	操作用语	例:静脉输液 1. 操作前解释:"×××您好,根据您的病情,现在需要静脉输液,您现在是否需要排便,要不要我帮您做些准备?" 2. 操作中指导:"请您把手伸出来,就选用左手好吗? 让我给您扎上止血带,请您握紧拳头,对,您配合得很好,您不用紧张,我保证动作很轻,请您放心。"如果一针没进,向病人道歉说:"对不起,给您增添了痛苦……" 3. 操作后嘱咐:"您合作得很好,谢谢,现在您感觉怎样,请注意进针部位是否疼痛、肿胀,或者全身有什么不适,呼叫器就在您身旁,您可以随时叫我,好,现在请您安心休息。"	10	
	电话用语	1. 在任何时候接起电话,请一定说:"您好,××办公室",语音清晰,语气亲切友善,语速平稳 2. 当对方要找的人在时,请说:"好的,您请稍等,我找他/她听电话",此时勿放下电话筒大声叫喊;当对方要找的人不在时,说:"对不起,×××暂时不在办公室,您有什么事可以帮您留言/转达吗? 她/他可能一会儿就回办公室,您方不方便 5 分钟后再打过来" 3. 如有必要时,还需要重复一遍对方的话(如重要的话或电话号码等) 4. 接听途中,应不时轻声说些:"是的、很好"之类的短语,以积极的态度回应对方,表示自己一直在倾听或表示同意他/她的通话内容 5. 挂上电话前,请一定要询问对方:"您好,还有没有其他的事情?",确定清楚后才说"好的,再见",待对方挂机后,再轻巧地挂上话机 6. 接听电话途中有急事需要处理时,一定要告诉对方:"对不起,×××先生/小姐,我现在有急事要处理,您稍等一下或 5 分钟后再给您回话,好吗" 7. 当再次与对方通话时,一定要说:"非常抱歉,让您久等了"	5	
	总分			

实训五　生命体征测量法操作流程

【操作流程】

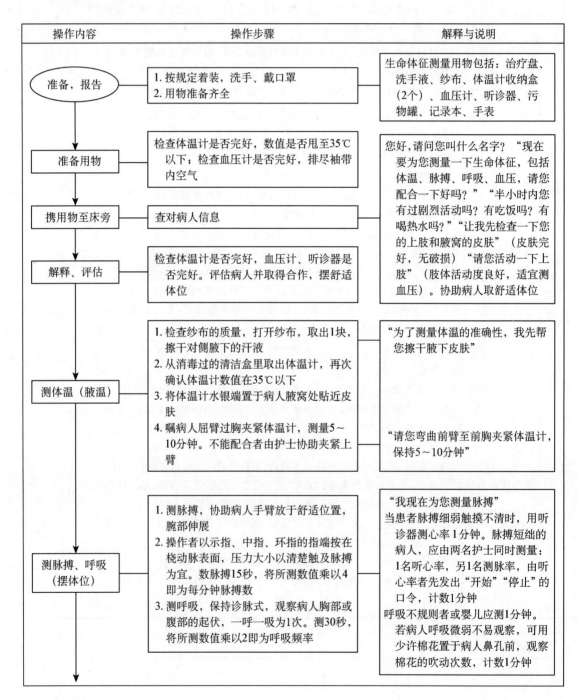

操作内容	操作步骤	解释与说明
准备，报告	1. 按规定着装，洗手、戴口罩 2. 用物准备齐全	生命体征测量用物包括：治疗盘、洗手液、纱布、体温计收纳盒（2个）、血压计、听诊器、污物罐、记录本、手表
准备用物	检查体温计是否完好，数值是否甩至35℃以下；检查血压计是否完好，排尽袖带内空气	您好，请问您叫什么名字？"现在要为您测量一下生命体征，包括体温、脉搏、呼吸、血压，请您配合一下好吗？""半小时内您有过剧烈活动吗？有吃饭吗？有喝热水吗？""让我先检查一下您的上肢和腋窝的皮肤"（皮肤完好，无破损）"请您活动一下上肢"（肢体活动度良好，适宜测血压）。协助病人取舒适体位
携用物至床旁	查对病人信息	
解释、评估	检查体温计是否完好，血压计、听诊器是否完好。评估病人并取得合作，摆舒适体位	
测体温（腋温）	1. 检查纱布的质量，打开纱布，取出1块，擦干对侧腋下的汗液 2. 从消毒过的清洁盒里取出体温计，再次确认体温计数值在35℃以下 3. 将体温计水银端置于病人腋窝处贴近皮肤 4. 嘱病人屈臂过胸夹紧体温计，测量5~10分钟。不能配合者由护士协助夹紧上臂	"为了测量体温的准确性，我先帮您擦干腋下皮肤" "请您弯曲前臂至前胸夹紧体温计，保持5~10分钟"
测脉搏、呼吸（摆体位）	1. 测脉搏，协助病人手臂放于舒适位置，腕部伸展 2. 操作者以示指、中指、环指的指端按在桡动脉表面，压力大小以清楚触及脉搏为宜。数脉搏15秒，将所测数值乘以4即为每分钟脉搏数 3. 测呼吸，保持诊脉式，观察病人胸部或腹部的起伏，一呼一吸为1次。测30秒，将所测数值乘以2即为呼吸频率	"我现在为您测量脉搏" 当患者脉搏细弱触摸不清时，用听诊器测心率1分钟。脉搏短绌的病人，应由两名护士同时测量：1名听心率，另1名测脉率，由听心率者先发出"开始""停止"的口令，计数1分钟 呼吸不规则者或婴儿应测1分钟。若病人呼吸微弱不易观察，可用少许棉花置于病人鼻孔前，观察棉花的吹动次数，计数1分钟

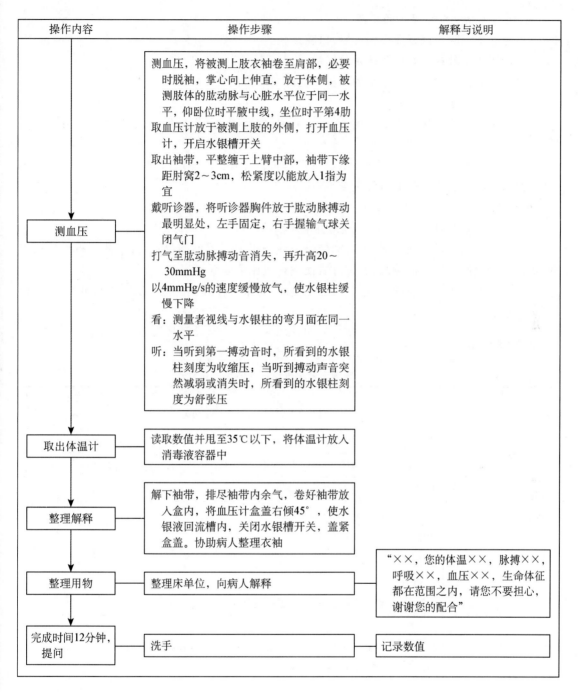

操作内容	操作步骤	解释与说明
测血压	测血压，将被测上肢衣袖卷至肩部，必要时脱袖，掌心向上伸直，放于体侧，被测肢体的肱动脉与心脏水平位于同一水平，仰卧位时平腋中线，坐位时平第4肋 取血压计放于被测上肢的外侧，打开血压计，开启水银槽开关 取出袖带，平整缠于上臂中部，袖带下缘距肘窝2～3cm，松紧度以能放入1指为宜 戴听诊器，将听诊器胸件放于肱动脉搏动最明显处，左手固定，右手握输气球关闭气门 打气至肱动脉搏动音消失，再升高20～30mmHg 以4mmHg/s的速度缓慢放气，使水银柱缓慢下降 看：测量者视线与水银柱的弯月面在同一水平 听：当听到第一搏动音时，所看到的水银柱刻度为收缩压；当听到搏动声音突然减弱或消失时，所看到的水银柱刻度为舒张压	
取出体温计	读取数值并甩至35℃以下，将体温计放入消毒液容器中	
整理解释	解下袖带，排尽袖带内余气，卷好袖带放入盒内，将血压计盒盖右倾45°，使水银液回流槽内，关闭水银槽开关，盖紧盒盖。协助病人整理衣袖	
整理用物	整理床单位，向病人解释	"××，您的体温××，脉搏××，呼吸××，血压××，生命体征都在范围之内，请您不要担心，谢谢您的配合"
完成时间12分钟，提问	洗手	记录数值

【注意事项】

1. 发热的程度划分　以口温为例。

(1)低热:37.3～38.0℃。

(2)中等热:38.1～39.0℃。

(3)高热:39.1～41.0℃。

(4)超高热:超过 41.0℃。

2.病人不慎咬破体温计的处理

(1)应立即清除玻璃以免损伤舌唇、口腔黏膜。

(2)口服蛋清液或牛奶以延缓汞的吸收。

(3)病情允许可食用纤维丰富的食物以促进汞的排泄。

3.测量血压的注意事项

(1)测血压前要求病人安静休息20~30分钟,如运动、情绪激动、吸烟、进食等可导致血压偏高。

(2)长期观察血压的病人,做到"四定":定时间、定部位、定体位、定血压计。

(3)保持测量者视线与血压计刻度平行。

(4)为偏瘫、一侧肢体外伤或手术的病人测血压应选择健侧肢体。

(5)衣袖过紧时,应脱去衣袖,以免影响测量结果。

(6)排除影响血压值的外界因素:袖带过窄使测得血压值偏高;袖带过宽使测得血压值偏低;袖带过松使测得血压值偏高;袖带过紧使测得血压值偏低。

(7)发现血压听不清或异常,应重测。重测时,待水银柱降至"0"点,稍等片刻再测量,必要时双侧对照。

【评分标准】

体温测量法考核评分标准

项目总分	项目内容	技术要求	分值	扣分分值	备注
素质要求 (6分)	报告内容	语言流畅,面带微笑	2		
	仪表举止	仪表大方,举止端庄	2		
	服装服饰	服装鞋帽整洁,头发、着装符合要求	2		
操作前准备 (8分)	环境	温湿度适宜、安静整洁,光线适中	2		
	用物	用物准备齐全,摆放合理美观	3		
	护士	洗手、戴口罩	3		
操作步骤 (75分)	体位 (10分)	1. 核对,解释	4		
		2. 检查体温计是否完好性,水银柱是否在35℃以下	6		
	测量 (42分)	测口温 1. 口表水银端斜放于舌下热窝,嘱其闭口,勿咬,用鼻呼吸	5		
		2. 3分钟后取出,准确读取数据	4		
		3. 再次核对	5		
		测腋温 1. 擦干汗液,将体温计水银端放腋窝正中,紧贴皮肤,屈臂过胸,夹紧	5		
		2. 10分钟后取出,准确读取数据	4		
		3. 再次核对	5		

项目总分	项目内容	技术要求	分值	扣分分值	备注
操作步骤 (75分)	测量 (42分)	测肛温 1. 取侧卧,露出臀部,润滑肛表水银端,插入3~4cm 2. 3分钟后取出,准确读取数据 3. 再次核对	5 4 5		
	整理 (5分)	整理衣物,取舒适体位,整理床单位	5		
	操作后 处理 (18分)	1. 告知注意事项 2. 动作平稳、准确 3. 病人感觉舒适,整理用物 4. 洗手,记录,脱口罩 5. 报告操作完毕	5 4 3 4 2		
综合评价 (11分)	操作效果	操作中病人无不适,测量数值准确	4		
	操作态度	护患沟通亲切、自然、有效,体现人文关怀	3		
	操作方法	程序正确,动作规范、美观,操作熟练	4		
总分(100分)					

脉搏测量法考核评分标准

项目总分	项目内容	技术要求	分值	扣分分值	备注
素质要求 (6分)	报告内容	语言流畅,面带微笑	2		
	仪表举止	仪表大方,举止端庄	2		
	服装服饰	服装鞋帽整洁,头发、着装符合要求	2		
操作前 准备 (8分)	环境	温湿度适宜、安静整洁,光线适中	2		
	用物	用物准备齐全,摆放合理美观	3		
	护士	洗手、戴口罩	3		
操作步骤 (75分)	体位 (10分)	1. 核对,解释 2. 选择合适的测量部位,首选桡动脉 3. 取坐位或卧位,手腕放于舒适位置,便于测量	4 4 2		
	测量 (42分)	1. 以示、中、环指(3指并拢),指端轻按于桡动脉处,压力的大小以清楚触到搏动为宜 2. 计数30秒,将所测得数值乘以2即为每分钟的脉搏数 3. 口述 (1)异常脉搏(如心血管疾病、危重病人等)应测1分钟 (2)脉搏细弱而触不清时,用听诊器听心率1分钟代替触诊	9 7 7 7		

（续 表）

项目总分	项目内容	技术要求	分值	扣分 分值	备注
操作步骤 （75分）	测量 （42分）	（3）细脉,由两人同时测量,一人听心率,另一人测脉率,两人 同时开始,由听心率者发出"起""停"口令,测1分钟	7		
		4. 再次核对	5		
	整理 （5分）	整理衣物,取舒适体位,整理床单位	5		
	操作后 处理 （18分）	1. 告知注意事项	5		
		2. 动作平稳、准确	4		
		3. 病人感觉舒适,整理用物	3		
		4. 洗手,记录,脱口罩	4		
		5. 报告操作完毕	2		
综合评价 （11分）	操作效果	操作中病人无不适,测量数值准确	4		
	操作态度	护患沟通亲切、自然、有效,体现人文关怀	3		
	操作方法	程序正确,动作规范、美观,操作熟练	4		
总分（100分）					

呼吸测量法考核评分标准

项目总分	项目内容	技术要求	分值	扣分 分值	备注
素质要求 （6分）	报告内容	语言流畅,面带微笑	2		
	仪表举止	仪表大方,举止端庄	2		
	服装服饰	服装鞋帽整洁,头发、着装符合要求	2		
操作前 准备 （8分）	环境	温湿度适宜、安静整洁,光线适中	2		
	用物	用物准备齐全,摆放合理美观	3		
	护士	洗手,戴口罩	3		
操作步骤 （75分）	体位 （9分）	1. 核对,解释	4		
		2. 取舒适体位,一般取平卧位	5		
	测量 （43分）	1. 将手放在病人的诊脉部位,观察胸部或腹部起伏	12		
		2. 一吸一呼为1次呼吸,计数30秒,所测数值乘以2,为呼吸 频率	8		
		3. 口述			
		（1）异常呼吸测1分钟	9		
		（2）危重病人呼吸微弱,可用少许棉花置于鼻孔前,观察棉花 被吹动次数,计时1分钟	9		
		4. 再次核对	5		

项目总分	项目内容	技术要求	分值	扣分分值	备注
操作步骤（75分）	整理（5分）	整理衣物,取舒适体位,整理床单位	5		
	操作后处理（18分）	1. 告知注意事项 2. 动作平稳、准确 3. 病人感觉舒适,整理用物 4. 洗手,记录,脱口罩 5. 报告操作完毕	5 4 3 4 2		
综合评价（11分）	操作效果	操作中病人无不适,测量数值准确	4		
	操作态度	护患沟通亲切、自然、有效,体现人文关怀	3		
	操作方法	程序正确,动作规范、美观,操作熟练	4		
总分(100分)					

血压测量法考核评分标准

项目总分	项目内容	技术要求	分值	扣分分值	备注
素质要求（6分）	报告内容	语言流畅,面带微笑	2		
	仪表举止	仪表大方,举止端庄	2		
	服装服饰	服装鞋帽整洁,头发、着装符合要求	2		
操作前准备（8分）	环境	温湿度适宜、安静整洁,光线适中	2		
	用物	用物准备齐全,摆放合理美观	3		
	护士	洗手、戴口罩	3		
操作步骤（75分）	体位（10分）	1. 核对,解释 2. 卷袖露臂,肘部伸直,掌心向上,手臂（肱动脉）与心脏保持在同一水平,坐位平第4肋;仰卧位平腋中线	4 6		
	测量（42分）	1. 放平、打开,开启水银槽开关 2. 驱尽袖带内空气,平整地缠于上臂中部,下缘距肘窝2~3cm,松紧以能放入1指为宜 3. 将听诊器胸件置于肱动脉搏动最明显处,一手固定,另一手关闭气门,握加压气球,充气至肱动脉搏动音消失再升高 20~30mmHg 4. 缓慢放气,速度以 4mmHg/s 为宜 5. 听诊器出现第一声搏动音时水银柱所指的刻度为收缩压,随后波动逐渐增强,当搏动音突然变弱或消失时,水银柱所指的刻度为舒张压 6. 排尽袖带内空气,解下袖带,放入盒内,将盒盖右倾 45°,使水银全部流入槽内,关闭水银槽开关,盖上盒盖,平稳放置 7. 再次核对	4 6 7 5 8 7 5		

（续　表）

项目总分	项目内容	技术要求	分值	扣分分值	备注
操作步骤（75分）	整理（5分）	整理衣物,取舒适体位,整理床单位	5		
	操作后处理（18分）	1. 告知注意事项 2. 动作平稳、准确 3. 病人感觉舒适,整理用物 4. 洗手,记录,脱口罩 5. 报告操作完毕	5 4 3 4 2		
综合评价（11分）	操作效果	操作中病人无不适,测量数值准确	4		
	操作态度	护患沟通亲切、自然、有效,体现人文关怀	3		
	操作方法	程序正确,动作规范、操作熟练	4		
总分（100分）					

实训六　快速血糖操作流程

【操作流程】

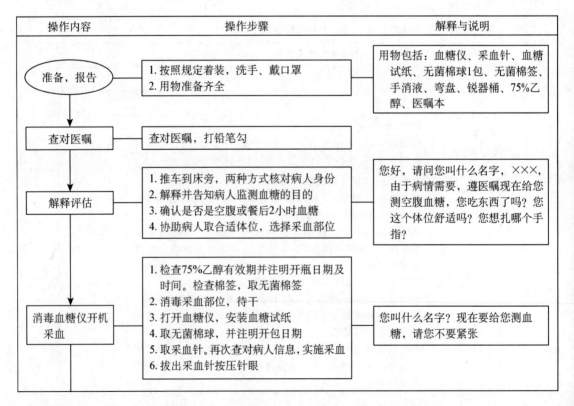

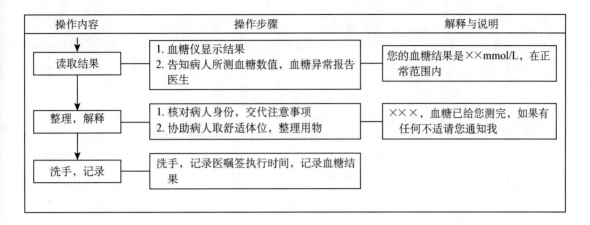

【注意事项】

1. 采血部位的选择:5 指中任意手指的两侧均可。

2. 正常空腹血糖值 3.9~6.1mmol/L,餐后 2 小时 7.8~11.1mmol/L。

3. 采血部位在乙醇消毒后要待干采血,并擦去第一滴血,以避免乙醇与试纸上的物质发生反应,影响测量结果。

4. 不宜采用含碘消毒剂消毒皮肤,碘可以与血糖试纸中的酶发生反应,使测量结果产生误差。

5. 采血量必须完全覆盖试纸的测试孔。血量不足会导致测量失败或测量值偏低;若血量过多溢出孔外,不但污染仪器,还会导致测量结果出现误差。

【评分标准】

血糖测量法考核评分标准

项目总分	项目内容	技术要求	分值	扣分分值	备注
素质要求 (6分)	报告内容	语言流畅,面带微笑	2		
	仪表举止	仪表大方,举止端庄	2		
	服装服饰	服装鞋帽整洁,头发、着装符合要求	2		
操作前 准备 (8分)	环境	温湿度适宜、安静整洁,光线适中	2		
	用物	用物准备齐全,摆放合理美观	3		
	护士	洗手、戴口罩	3		
操作步骤 (75分)	体位 (10分)	1. 核对,解释 2. 病人清洁双手,取舒适体位	4 6		
	测量 (42分)	1. 确定采血部位,用乙醇消毒,待干 2. 打开血糖仪,取出试纸,屏幕出现插入试纸提示时将试纸插入	6 4		

（续　表）

项目总分	项目内容	技术要求	分值	扣分分值	备注
操作步骤 （75分）	测量 （42分）	3. 再次核对	5		
		4. 采血针放在手指预采血部位，按采血针	7		
		5. 无菌干棉签擦去第一滴血	6		
		6. 按压手指，将测试孔靠近血液，使血液充满测试孔，待屏幕上显示血糖的测量值	8		
		7. 无菌干棉签按压出血点至不出血	6		
	整理 （5分）	整理衣物，取舒适体位，整理床单位	5		
	操作后处理 （18分）	1. 告知注意事项	5		
		2. 动作平稳、准确	4		
		3. 病人感觉舒适，整理用物	3		
		4. 洗手，记录，脱口罩	4		
		5. 报告操作完毕	2		
综合评价 （11分）	操作效果	操作中病人无不适，测量数值准确	4		
	操作态度	护患沟通亲切、自然、有效，体现人文关怀	3		
	操作方法	程序正确，动作规范、操作熟练	4		
总分（100分）					

实训七　翻身侧卧法操作流程

【操作流程】

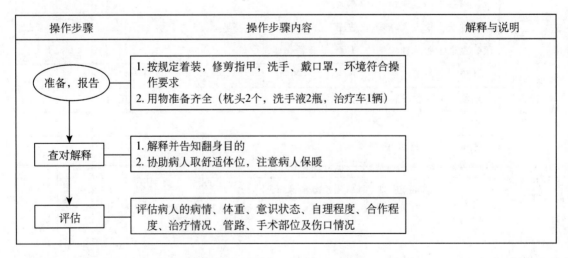

操作步骤	操作步骤内容	解释与说明
准备，报告	1. 按规定着装，修剪指甲，洗手、戴口罩，环境符合操作要求 2. 用物准备齐全（枕头2个，洗手液2瓶，治疗车1辆）	
查对解释	1. 解释并告知翻身目的 2. 协助病人取舒适体位，注意病人保暖	
评估	评估病人的病情、体重、意识状态、自理程度、合作程度、治疗情况、管路、手术部位及伤口情况	

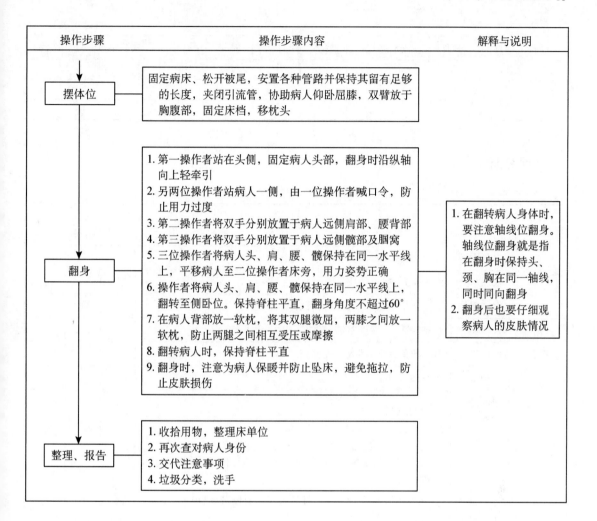

【注意事项】

1. 第一操作者站在头侧,固定病人头部,翻身时沿纵轴向上略加牵引,防止头颈部扭曲。

2. 操作时应由一位操作者喊口令,以便动作同步,确保病人头、颈、肩在同一水平上。

3. 翻身过程中注意各种导管及输液装置安排妥当。

4. 在操作过程中 3 位操作者使病人头、肩、腰、髋保持在同一水平线上,翻转至侧卧位。

5. 翻身时始终保持脊柱平直,翻身角度不超过 60°。

住院病人翻身及受压皮肤评估记录表

日期	时间	翻身	皮肤情况	签名	日期	时间	翻身	皮肤情况	签名

日期	时间	翻身	皮肤情况	签名	日期	时间	翻身	皮肤情况	签名

【评分标准】

翻身侧卧法考核评分标准

项目总分	项目内容	技术要求	分值	扣分分值	备注
素质要求 (6分)	报告内容	语言流畅,面带微笑	2		
	仪表举止	仪表大方,举止端庄	2		
	服装服饰	服装鞋帽整洁,头发、着装符合要求	2		
操作前准备 (8分)	环境	温湿度适宜、安静整洁,光线适中	2		
	用物	用物准备齐全,摆放合理美观	3		
	护士	洗手、戴口罩	3		
操作步骤 (75分)	翻身前准备 (9分)	1. 核对,解释	4		
		2. 固定床脚轮,盖被折叠至床尾	5		
	翻身 (43分)	1. 病人双手放于胸腹部,将其肩部、臀部移向护士侧的床缘,嘱病人屈膝	12		
		2. 一手托肩部,一手扶膝,将病人转向对侧,背向护士	12		
		3. 观察皮肤情况	6		
		4. 用枕头支撑病人胃部及肢体	6		
		5. 盖好被子,询问病人有无不适	7		
	整理 (5分)	整理衣物,取舒适体位,整理床单位	5		
	操作后处理 (18分)	1. 告知注意事项	5		
		2. 动作平稳、准确、省力	4		
		3. 病人感觉舒适,整理用物	3		
		4. 洗手,脱口罩	4		
		5. 报告操作完毕	2		
综合评价 (11分)	操作效果	操作中病人无不适	4		
	操作态度	护患沟通亲切、自然、有效,体现人文关怀	3		
	操作方法	程序正确,动作规范、美观,操作熟练	4		
总分(100分)					

实训八　叩背法操作流程

【操作流程】

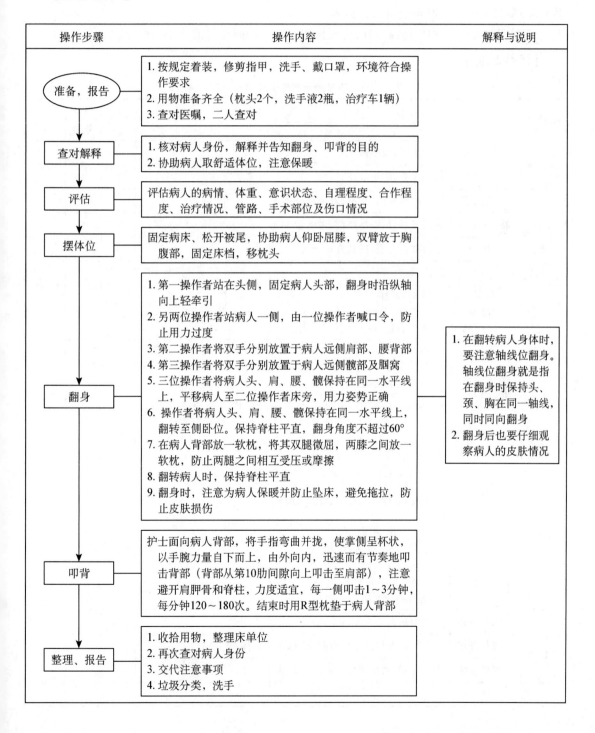

操作步骤	操作内容	解释与说明
准备，报告	1. 按规定着装，修剪指甲，洗手、戴口罩，环境符合操作要求 2. 用物准备齐全（枕头2个，洗手液2瓶，治疗车1辆） 3. 查对医嘱，二人查对	
查对解释	1. 核对病人身份，解释并告知翻身、叩背的目的 2. 协助病人取舒适体位，注意保暖	
评估	评估病人的病情、体重、意识状态、自理程度、合作程度、治疗情况、管路、手术部位及伤口情况	
摆体位	固定病床、松开被尾，协助病人仰卧屈膝，双臂放于胸腹部，固定床档，移枕头	
翻身	1. 第一操作者站在头侧，固定病人头部，翻身时沿纵轴向上轻牵引 2. 另两位操作者站病人一侧，由一位操作者喊口令，防止用力过度 3. 第二操作者将双手分别放置于病人远侧肩部、腰背部 4. 第三操作者将双手分别放置于病人远侧髋部及腘窝 5. 三位操作者将病人头、肩、腰、髋保持在同一水平线上，平移病人至二位操作者床旁，用力姿势正确 6. 操作者将病人头、肩、腰、髋保持在同一水平线上，翻转至侧卧位。保持脊柱平直，翻身角度不超过60° 7. 在病人背部放一软枕，将其双腿微屈，两膝之间放一软枕，防止两腿之间相互受压或摩擦 8. 翻转病人时，保持脊柱平直 9. 翻身时，注意为病人保暖并防止坠床，避免拖拉，防止皮肤损伤	1. 在翻转病人身体时，要注意轴线位翻身。轴线位翻身就是指在翻身时保持头、颈、胸在同一轴线，同时同向翻身 2. 翻身后也要仔细观察病人的皮肤情况
叩背	护士面向病人背部，将手指弯曲并拢，使掌侧呈杯状，以手腕力量自下而上，由外向内，迅速而有节奏地叩击背部（背部从第10肋间隙向上叩击至肩部），注意避开肩胛骨和脊柱，力度适宜，每一侧叩击1~3分钟，每分钟120~180次。结束时用R型枕垫于病人背部	
整理、报告	1. 收拾用物，整理床单位 2. 再次查对病人身份 3. 交代注意事项 4. 垃圾分类，洗手	

【注意事项】

1. 术后病人先检查敷料是否脱落、潮湿,若有异常在医生处理后再翻身;颅脑术后的病人不宜翻身,只能卧于健侧或平卧;牵引者翻身时不能放松。

2. 叩背禁忌证:有活动性内出血、咳血、气胸、肋骨骨折、肺水肿、肺栓塞、低血压、大血管手术后、头部外伤急性期和颅内压升高等。

3. 叩背时间以5～10分钟为宜,应安排在餐后2小时至餐前30分钟完成。

【评分标准】

叩背法考核评分标准

项目总分	项目内容	技术要求	分值	扣分分值	备注
素质要求 (6分)	报告内容	语言流畅,面带微笑	2		
	仪表举止	仪表大方,举止端庄	2		
	服装服饰	服装鞋帽整洁,头发、着装符合要求	2		
操作前准备 (8分)	环境	温湿度适宜、安静整洁,光线适中	2		
	用物	用物准备齐全,摆放合理美观	3		
	护士	洗手、戴口罩	3		
操作步骤 (75分)	翻身前准备 (15分)	1. 核对,解释 2. 固定床脚刹车,检查病人皮肤、手术伤口、导管情况 3. 关闭管道、松绑引流袋,方便翻身	5 5 5		
	翻身 (13分)	1. 病人双手放于胸腹部、双腿屈曲,将其肩部、臀部移向护士侧的床缘 2. 观察皮肤情况	8 5		
	叩背 (24分)	1. 面向病人背部给予叩背,使掌侧呈杯状,以手腕力量自下而上,由外向内,迅速而有节奏的叩击,避开肩胛骨和脊柱,每侧叩击1～3分钟,每分钟120～180次 2. 护理过程中,密切观察病情变化 3. 叩背结束,用R型枕垫于病人背部	16 4 4		
	整理 (5分)	整理衣物,取舒适体位,整理床单位	5		
	操作后处理 (18分)	1. 告知注意事项 2. 动作平稳、准确、省力 3. 病人感觉舒适,整理用物 4. 洗手,脱口罩 5. 报告操作完毕	5 4 3 4 2		
综合评价 (11分)	操作效果	操作中病人无不适或受伤	4		
	操作态度	护患沟通亲切、自然、有效,体现人文关怀	3		
	操作方法	程序正确,动作规范、美观,操作熟练	4		
总分(100分)					

实训九　皮内注射法操作流程

【操作流程】

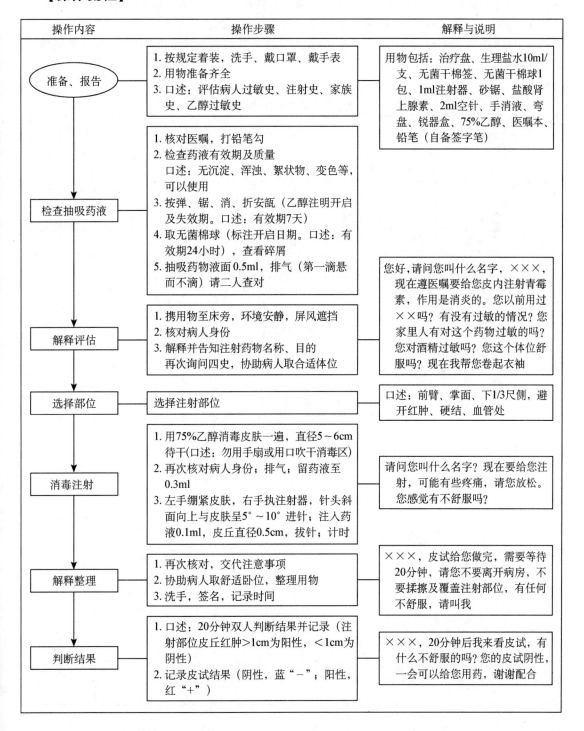

操作内容	操作步骤	解释与说明
准备、报告	1. 按规定着装，洗手、戴口罩、戴手表 2. 用物准备齐全 3. 口述：评估病人过敏史、注射史、家族史、乙醇过敏史	用物包括：治疗盘、生理盐水10ml/支、无菌干棉签、无菌干棉球1包、1ml注射器、砂锯、盐酸肾上腺素、2ml空针、手消液、弯盘、锐器盒、75%乙醇、医嘱本、铅笔（自备签字笔）
检查抽吸药液	1. 核对医嘱，打铅笔勾 2. 检查药液有效期及质量 　口述：无沉淀、浑浊、絮状物、变色等，可以使用 3. 按弹、锯、消、折安瓿（乙醇注明开启及失效期。口述：有效期7天） 4. 取无菌棉球（标注开启日期。口述：有效期24小时），查看碎屑 5. 抽吸药物液面0.5ml，排气（第一滴悬而不滴）请二人查对	
解释评估	1. 携用物至床旁，环境安静，屏风遮挡 2. 核对病人身份 3. 解释并告知注射药物名称、目的 　再次询问四史，协助病人取合适体位	您好，请问您叫什么名字，×××，现在遵医嘱要给您皮内注射青霉素，作用是消炎的。您以前用过××吗？有没有过敏的情况？您家里人有对这个药物过敏的吗？您对酒精过敏吗？您这个体位舒服吗？现在我帮您卷起衣袖
选择部位	选择注射部位	口述：前臂、掌面、下1/3尺侧，避开红肿、硬结、血管处
消毒注射	1. 用75%乙醇消毒皮肤一遍，直径5～6cm待干(口述：勿用手扇或用口吹干消毒区) 2. 再次核对病人身份；排气，留药液至0.3ml 3. 左手绷紧皮肤，右手执注射器，针头斜面向上与皮肤呈5°～10°进针；注入药液0.1ml，皮丘直径0.5cm，拔针；计时	请问您叫什么名字？现在要给您注射，可能有些疼痛，请您放松。您感觉有不舒服吗？
解释整理	1. 再次核对，交代注意事项 2. 协助病人取舒适卧位，整理用物 3. 洗手，签名，记录时间	×××，皮试给您做完，需要等待20分钟，请您不要离开病房，不要揉擦及覆盖注射部位，有任何不舒服，请叫我
判断结果	1. 口述：20分钟双人判断结果并记录（注射部位皮丘红肿>1cm为阳性，<1cm为阴性） 2. 记录皮试结果（阴性，蓝"-"；阳性，红"+"）	×××，20分钟后我来看皮试，有什么不舒服的吗？您的皮试阴性，一会可以给您用药，谢谢配合

【注意事项】

1. 皮内注射要进针快、拔针快。拔针后指导病人勿揉擦局部,以免影响结果的判断。
2. 做药物过敏试验消毒皮肤时忌用含碘的消毒剂消毒皮肤,以免影响对局部反应的观察。
3. 在为病人做药物过敏试验前,要备好相应急救药品,以防发生意外。
4. 若需做对照试验,则更换新注射器在另一前臂相应部位注入 0.1ml 生理盐水。
5. 注入药液 0.1ml,皮丘直径 0.5cm;注射部位皮丘红肿>1cm 为阳性,<1cm 为阴性。

【评分标准】

皮内注射法考核评分标准

项目总分	项目内容	技术要求	分值	扣分分值	备注
素质要求 (6分)	报告内容	语言流畅,面带微笑	2		
	仪表举止	仪表大方,举止端庄	2		
	服装服饰	服装鞋帽整洁,头发、着装符合要求	2		
操作前准备 (8分)	环境	温湿度适宜、安静整洁,光线适中	2		
	用物	用物准备齐全,摆放合理美观	3		
	护士	洗手、戴口罩	3		
操作步骤 (75分)	选择部位 (18分)	1. 核对,解释 2. 取舒适体位,询问用药史、过敏史 3. 选用前臂掌侧下段,避开硬结、红肿	4 9 5		
	进针推药 (34分)	1. 消毒皮肤,用75%的乙醇消毒皮肤,待干 2. 再次核对,排尽空气 3. 左手绷紧局部皮肤,右手持注射器,针尖斜面向上,与皮肤呈5°刺入皮内,待针尖斜面完全进入皮肤后,放平注射器,用绷紧皮肤的手固定针栓,另一手缓慢注入 0.1ml 药液,使局部隆起形成一皮丘 4. 再次核对	4 7 18 5		
	整理 (5分)	整理衣物,取舒适体位,整理床单位	5		
	操作后处理 (18分)	1. 告知注意事项 2. 动作平稳、准确 3. 病人感觉舒适,整理用物 4. 洗手,记录,脱口罩 5. 报告操作完毕	5 4 3 4 2		
综合评价 (11分)	操作效果	操作中病人无不适,无污染现象	4		
	操作态度	护患沟通亲切、自然、有效,体现人文关怀	3		
	操作方法	程序正确,动作规范、操作熟练	4		
总分(100分)					

实训十 皮下注射法操作流程

【操作流程】

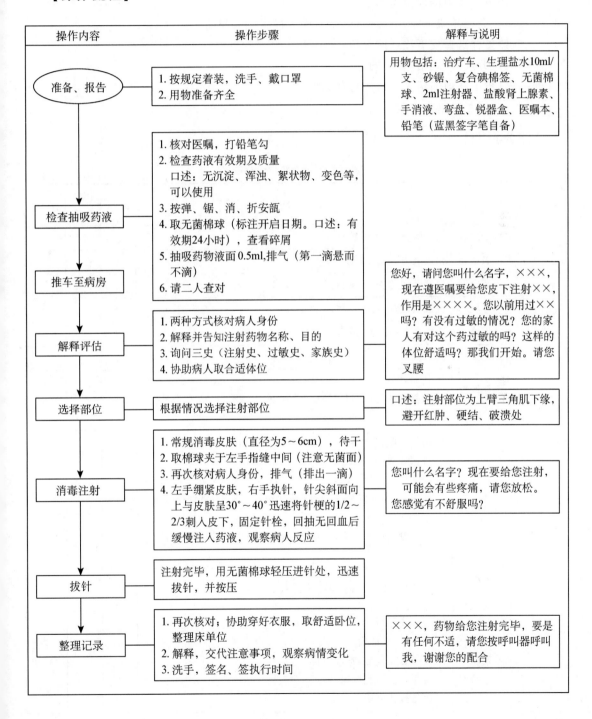

操作内容	操作步骤	解释与说明
准备、报告	1. 按规定着装，洗手、戴口罩 2. 用物准备齐全	用物包括：治疗车、生理盐水10ml/支、砂锯、复合碘棉签、无菌棉球、2ml注射器、盐酸肾上腺素、手消液、弯盘、锐器盒、医嘱本、铅笔（蓝黑签字笔自备）
检查抽吸药液	1. 核对医嘱，打铅笔勾 2. 检查药液有效期及质量 口述：无沉淀、浑浊、絮状物、变色等，可以使用 3. 按弹、锯、消、折安瓿 4. 取无菌棉球（标注开启日期。口述：有效期24小时），查看碎屑 5. 抽吸药物液面0.5ml,排气（第一滴悬而不滴） 6. 请二人查对	
推车至病房		您好，请问您叫什么名字，×××，现在遵医嘱要给您皮下注射××，作用是××××。您以前用过××吗？有没有过敏的情况？您的家人有对这个药过敏的吗？这样的体位舒适吗？那我们开始。请您叉腰
解释评估	1. 两种方式核对病人身份 2. 解释并告知注射药物名称、目的 3. 询问三史（注射史、过敏史、家族史） 4. 协助病人取合适体位	
选择部位	根据情况选择注射部位	口述：注射部位为上臂三角肌下缘，避开红肿、硬结、破溃处
消毒注射	1. 常规消毒皮肤（直径为5~6cm），待干 2. 取棉球夹于左手指缝中间（注意无菌面） 3. 再次核对病人身份，排气（排出一滴） 4. 左手绷紧皮肤，右手执针，针尖斜面向上与皮肤呈30°~40°迅速将针梗的1/2~2/3刺入皮下，固定针栓，回抽无回血后缓慢注入药液，观察病人反应	您叫什么名字？现在要给您注射，可能会有些疼痛，请您放松。您感觉有不舒服吗？
拔针	注射完毕，用无菌棉球轻压进针处，迅速拔针，并按压	
整理记录	1. 再次核对；协助穿好衣服，取舒适卧位，整理床单位 2. 解释，交代注意事项，观察病情变化 3. 洗手，签名、签执行时间	×××，药物给您注射完毕，要是有任何不适，请您按呼叫器呼叫我，谢谢您的配合

【注意事项】

1. 什么样的药物要尽量避免皮下注射？

   答：刺激性较强的注射类药物。

2. 常用皮下注射的部位是哪里？

   答：上臂三角肌下缘、下腹部（肚脐周围 3 横指）、大腿前外侧、后背。

3. 应该怎样选择皮下注射的部位？

   答：避开红肿、硬结、破溃的部位。

4. 经常皮下注射的病人应该注意什么？

   答：应当每次更换注射部位。

【评分标准】

皮下注射法考核评分标准

项目总分	项目内容	技术要求	分值	扣分分值	备注
素质要求 （6分）	报告内容	语言流畅，面带微笑	2		
	仪表举止	仪表大方，举止端庄	2		
	服装服饰	服装鞋帽整洁，头发、着装符合要求	2		
操作前准备 （8分）	环境	温湿度适宜、安静整洁、光线适中	2		
	用物	用物准备齐全，摆放合理美观	3		
	护士	洗手、戴口罩	3		
操作步骤 （75分）	选择部位 （18分）	1. 核对，解释	4		
		2. 取舒适体位，询问用药史、过敏史	9		
		3. 选用上臂三角肌下缘注射	5		
	进针推药 （34分）	1. 消毒皮肤，待干	4		
		2. 再次核对，排尽空气	7		
		3. 左手绷紧局部皮肤，右手持注射器，示指固定针栓，针头斜面向上，与皮肤呈 30°～40°角快速刺入皮下，将针梗 1/2～2/3 刺入皮下	13		
		4. 松开绷紧皮肤的手，抽动活塞，如无回血，缓慢推入药液	5		
		5. 再次核对	5		
	整理 （5分）	整理衣物，取舒适体位，整理床单位	5		
	操作后处理 （18分）	1. 告知注意事项	5		
		2. 动作平稳、准确	4		
		3. 病人感觉舒适，整理用物	3		
		4. 洗手，记录，脱口罩	4		
		5. 报告操作完毕	2		

（续　表）

项目总分	项目内容	技术要求	分值	扣分分值	备注
综合评价（11分）	操作效果	操作中病人无不适，无污染现象	4		
	操作态度	护患沟通亲切、自然、有效，体现人文关怀	3		
	操作方法	程序正确，动作规范、操作熟练	4		
总分（100分）					

实训十一　肌内注射法操作流程

【操作流程】

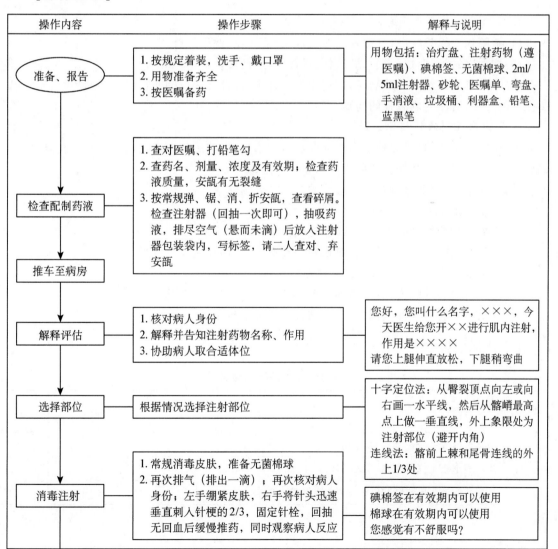

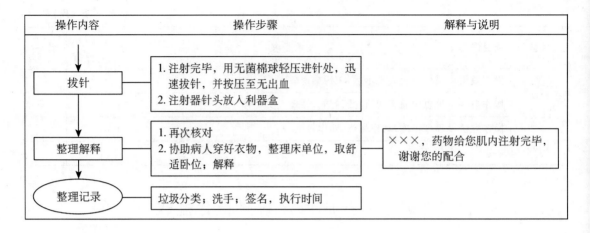

操作内容	操作步骤	解释与说明

拔针 — 1. 注射完毕，用无菌棉球轻压进针处，迅速拔针，并按压至无出血
2. 注射器针头放入利器盒

整理解释 — 1. 再次核对
2. 协助病人穿好衣物，整理床单位，取舒适卧位，解释 — ×××，药物给您肌内注射完毕，谢谢您的配合

整理记录 — 垃圾分类；洗手；签名，执行时间

【注意事项】

1. 减轻病人疼痛的注射技术

(1)解除病人思想顾虑，分散其注意力，取合适体位，便于进针。

(2)注射时做到"两快一慢"，即进针、拔针快，推药慢。

(3)注射刺激性较强的药物时，应选用细长针头，进针要深。同时注射多种药物时，先注射刺激弱的药物，后注射刺激强的药物。

2. 臀大肌注射法的部位选择

(1)十字定位法：自臀裂顶点向左或向右做一水平线，然后从髂嵴最高点做一垂直线，将一侧臀部分为 4 个象限，其外上象限避开内角为注射部位。

(2)连线法：取髂前上棘与尾骨连线的外 1/3 处为注射区。

3. 肌内注射的注意事项

(1)需要两种药物同时注射时，应注意配伍禁忌。

(2)选择合适的注射部位，避免刺伤神经和血管，无回血时方可注射。

(3)注射部位应当避开炎症、硬结、瘢痕等部位。

(4)对经常注射的病人，应当更换注射部位。

(5)注射时切勿将针梗全部刺入，以防针梗从根部折断。

【评分标准】

肌内注射法考核评分标准

项目总分	项目内容	技术要求	分值	扣分分值	备注
素质要求 （6分）	报告内容	语言流畅，面带微笑	2		
	仪表举止	仪表大方，举止端庄	2		
	服装服饰	服装鞋帽整洁，头发、着装符合要求	2		

项目总分	项目内容	技术要求	分值	扣分分值	备注
操作前准备（8分）	环境	温湿度适宜、安静整洁，光线适中	2		
	用物	用物准备齐全，摆放合理美观	3		
	护士	洗手、戴口罩	3		
操作步骤（75分）	选择部位（18分）	1. 核对，解释	4		
		2. 取合适体位，选择注射部位臀大肌	9		
		3. 口述臀大肌两种注射方法	5		
	进针推药（34分）	1. 消毒皮肤，待干	4		
		2. 再次核对，排尽空气	7		
		3. 左手绷紧皮肤，右手持注射器，中指固定针栓，用前臂带动腕部的力量，将针头迅速垂直刺入	13		
		4. 松开绷紧皮肤的手，抽动活塞，如无回血，缓慢注入药液	5		
		5. 再次核对	5		
	整理（5分）	整理衣物，取舒适体位，整理床单位	5		
	操作后处理（18分）	1. 告知注意事项	5		
		2. 动作平稳、准确	4		
		3. 病人感觉舒适，整理用物	3		
		4. 洗手，记录，脱口罩	4		
		5. 报告操作完毕	2		
综合评价（11分）	操作效果	操作中病人无不适，无污染现象	4		
	操作态度	护患沟通亲切、自然、有效，体现人文关怀	3		
	操作方法	程序正确，动作规范、操作熟练	4		
总分（100分）					

实训十二　口腔护理操作流程

【操作流程】

操作内容	操作步骤	解释与说明

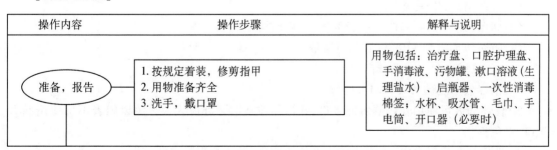

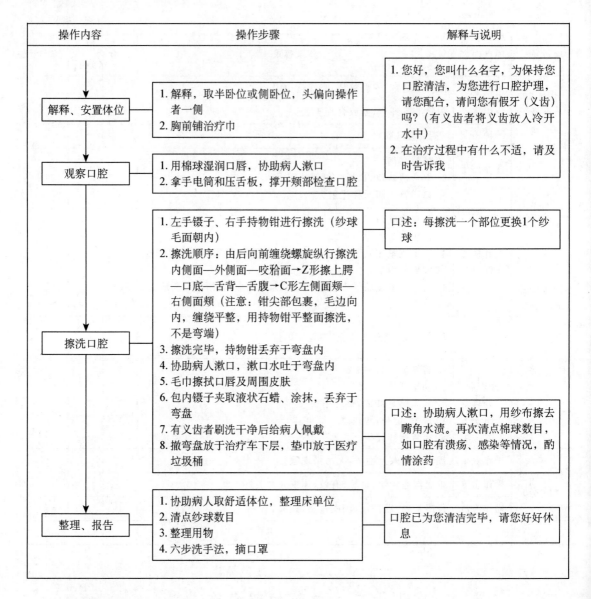

操作内容	操作步骤	解释与说明
解释、安置体位	1. 解释，取半卧位或侧卧位，头偏向操作者一侧 2. 胸前铺治疗巾	1. 您好，您叫什么名字，为保持您口腔清洁，为您进行口腔护理，请您配合，请问您有假牙（义齿）吗？（有义齿者将义齿放入冷开水中） 2. 在治疗过程中有什么不适，请及时告诉我
观察口腔	1. 用棉球湿润口唇，协助病人漱口 2. 拿手电筒和压舌板，撑开颊部检查口腔	
擦洗口腔	1. 左手镊子、右手持物钳进行擦洗（纱球毛面朝内） 2. 擦洗顺序：由后向前缠绕螺旋纵行擦洗内侧面—外侧面—咬骀面→Z形擦上腭—口底—舌背—舌腹→C形左侧面颊—右侧面颊（注意：钳尖部包裹，毛边向内，缠绕平整，用持物钳平整面擦洗，不是弯端） 3. 擦洗完毕，持物钳丢弃于弯盘内 4. 协助病人漱口，漱口水吐于弯盘内 5. 毛巾擦拭口唇及周围皮肤 6. 包内镊子夹取液状石蜡、涂抹，丢弃于弯盘 7. 有义齿者刷洗干净后给病人佩戴 8. 撤弯盘放于治疗车下层，垫巾放于医疗垃圾桶	口述：每擦洗一个部位更换1个纱球 口述：协助病人漱口，用纱布擦去嘴角水渍。再次清点棉球数目，如口腔有溃疡、感染等情况，酌情涂药
整理、报告	1. 协助病人取舒适体位，整理床单位 2. 清点纱球数目 3. 整理用物 4. 六步洗手法，摘口罩	口腔已为您清洁完毕，请您好好休息

【注意事项】

1. 常用的漱口溶液

(1)口腔清洁:生理盐水。

(2)抑菌:1/5000呋喃西林液、2%～3%硼酸溶液。

(3)防腐防臭:1%～3%过氧化氢溶液。

(4)真菌感染:1%～4%碳酸氢钠。

(5)铜绿假单胞菌感染:0.1%醋酸。

2. 昏迷病人可使用开口器协助张口,开口器应从磨牙处放入。牙关紧闭者不可使用暴力张口,以免损伤。

3. 义齿放在冷开水中,不能放在热水与乙醇中,防止变形及老化。

4. 口唇干燥者,涂以液状石蜡;口腔黏膜如有溃疡,涂 1% 甲紫(龙胆紫)或冰硼散于溃疡处。

5. 含漱口液的棉球以拧到不滴水为宜,以防病人将漱口液吸入呼吸道。

6. 长期应用抗生素的病人要注意观察口腔内有无真菌感染。

7. 操作完毕,清点纱球,防止遗留在口腔内。

【评分标准】

口腔护理考核评分标准

项目总分	项目内容	技术要求	分值	扣分分值	备注
素质要求 (6分)	报告内容	语言流畅,面带微笑	2		
	仪表举止	仪表大方,举止端庄	2		
	服装服饰	服装鞋帽整洁,头发、着装符合要求	2		
操作前准备 (8分)	环境	环境整洁、宽敞、明亮	2		
	用物	用物准备齐全,摆放合理美观	3		
	护士	洗手、戴口罩	3		
操作步骤 (75分)	体位 (7分)	1. 核对,解释 2. 协助侧卧或仰卧,头偏向一侧,颌下铺治疗巾,放置弯盘于口角处	4 3		
	观察、漱口 (7分)	1. 湿润口唇,嘱张口,一手持手电筒,一手持压舌板,观察有无出血、溃疡,有活动义齿者,先取下义齿 2. 协助用吸水管吸水漱口	4 3		
	擦洗口腔 (28分)	1. 清点棉球,用弯血管钳夹取含有漱口液的棉球,拧干(以不滴水为宜),每次 1 个 2. 擦洗牙齿内侧面与咬殆面:嘱病人张口,擦洗牙齿左上内侧面→左上咬殆面→左下内侧面→左下咬殆面→弧形擦洗左侧颊部,同法擦洗对侧 3. 擦洗牙齿外侧面:嘱病人张口,咬合上、下牙齿,用压舌板撑开一侧,纵向擦洗磨牙至门齿处外侧面,同法擦洗对侧 4. 擦洗腭与舌:由内向外擦洗舌面、舌下及硬腭部	5 9 9 5		
	涂药 (10分)	1. 再次评估口腔情况,酌情使用外用药 2. 再次核对	5 5		
	整理 (5分)	撤去弯盘、治疗巾,整理衣物,取舒适卧位,整理床单位	5		
	操作后处理 (18分)	1. 告知注意事项 2. 动作平稳、准确 3. 病人感觉舒适,整理用物 4. 洗手,记录,脱口罩 5. 报告操作完毕	5 4 3 4 2		

（续　表）

项目总分	项目内容	技术要求	分值	扣分分值	备注
综合评价 （11分）	操作效果	操作中病人无不适或受伤	4		
	操作态度	护患沟通亲切、自然、有效，体现人文关怀	3		
	操作方法	程序正确，动作规范、美观，操作熟练	4		
总分（100分）					

实训十三　冰袋物理降温操作流程

【操作流程】

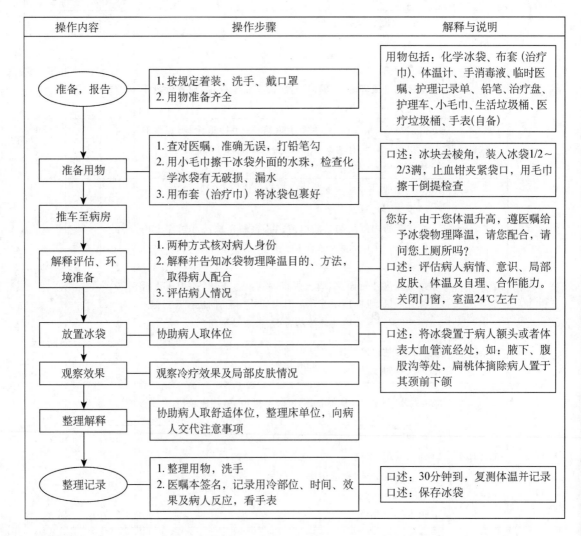

操作内容	操作步骤	解释与说明
准备，报告	1. 按规定着装，洗手、戴口罩 2. 用物准备齐全	用物包括：化学冰袋、布套（治疗巾）、体温计、手消毒液、临时医嘱、护理记录单、铅笔、治疗盘、护理车、小毛巾、生活垃圾桶、医疗垃圾桶、手表(自备)
准备用物	1. 查对医嘱，准确无误，打铅笔勾 2. 用小毛巾擦干冰袋外面的水珠，检查化学冰袋有无破损、漏水 3. 用布套（治疗巾）将冰袋包裹好	口述：冰块去棱角，装入冰袋1/2～2/3满，止血钳夹紧袋口，用毛巾擦干倒提检查
推车至病房		
解释评估、环境准备	1. 两种方式核对病人身份 2. 解释并告知冰袋物理降温目的、方法，取得病人配合 3. 评估病人情况	您好，由于您体温升高，遵医嘱给予冰袋物理降温，请您配合，请问您上厕所吗? 口述：评估病人病情、意识、局部皮肤、体温及自理、合作能力。关闭门窗，室温24℃左右
放置冰袋	协助病人取体位	口述：将冰袋置于病人额头或者体表大血管流经处，如：腋下、腹股沟等处，扁桃体摘除病人置于其颈前下颌
观察效果	观察冷疗效果及局部皮肤情况	
整理解释	协助病人取舒适体位，整理床单位，向病人交代注意事项	
整理记录	1. 整理用物，洗手 2. 医嘱本签名，记录用冷部位、时间、效果及病人反应，看手表	口述：30分钟到，复测体温并记录 口述：保存冰袋

实训十四　床上擦浴操作流程

【操作流程】

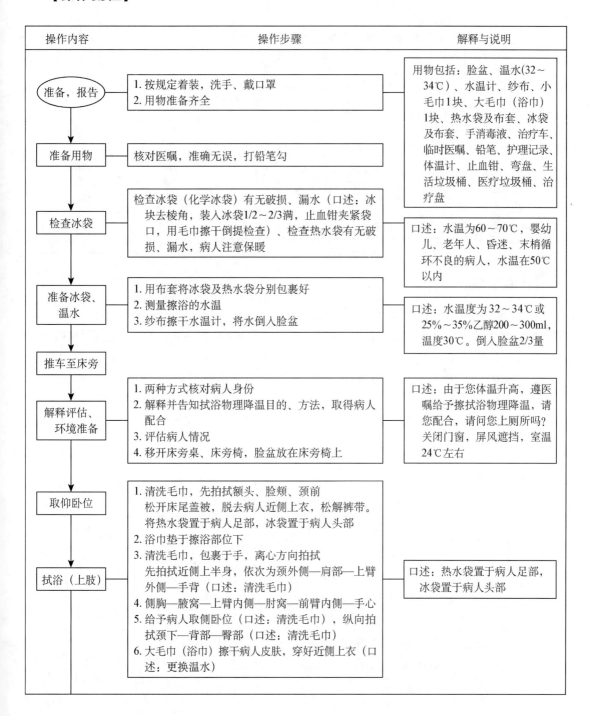

操作内容	操作步骤	解释与说明
准备，报告	1. 按规定着装，洗手、戴口罩 2. 用物准备齐全	用物包括：脸盆、温水(32～34℃)、水温计、纱布、小毛巾1块、大毛巾(浴巾)1块、热水袋及布套、冰袋及布套、手消毒液、治疗车、临时医嘱、铅笔、护理记录、体温计、止血钳、弯盘、生活垃圾桶、医疗垃圾桶、治疗盘
准备用物	核对医嘱，准确无误，打铅笔勾	
检查冰袋	检查冰袋（化学冰袋）有无破损、漏水（口述：冰块去棱角，装入冰袋1/2～2/3满，止血钳夹紧袋口，用毛巾擦干倒提检查）、检查热水袋有无破损、漏水，病人注意保暖	口述：水温为60～70℃，婴幼儿、老年人、昏迷、末梢循环不良的病人，水温在50℃以内
准备冰袋、温水	1. 用布套将冰袋及热水袋分别包裹好 2. 测量擦浴的水温 3. 纱布擦干水温计，将水倒入脸盆	口述：水温度为32～34℃或25%～35%乙醇200～300ml，温度30℃。倒入脸盆2/3量
推车至床旁		
解释评估、环境准备	1. 两种方式核对病人身份 2. 解释并告知拭浴物理降温目的、方法，取得病人配合 3. 评估病人情况 4. 移开床旁桌、床旁椅，脸盆放在床旁椅上	口述：由于您体温升高，遵医嘱给予擦浴物理降温，请您配合，请问您上厕所吗？关闭门窗，屏风遮挡，室温24℃左右
取仰卧位	1. 清洗毛巾，先拍拭额头、脸颊、颈前 松开床尾盖被，脱去病人近侧上衣，松解裤带。将热水袋置于病人足部，冰袋置于病人头部 2. 浴巾垫于擦浴部位下	
拭浴（上肢）	3. 清洗毛巾，包裹于手，离心方向拍拭 先拍拭近侧上半身，依次为颈外侧—肩部—上臂外侧—手背（口述：清洗毛巾） 4. 侧胸—腋窝—上臂内侧—肘窝—前臂内侧—手心 5. 给予病人取侧卧位（口述：清洗毛巾），纵向拍拭颈下—背部—臀部（口述：清洗毛巾） 6. 大毛巾（浴巾）擦干病人皮肤，穿好近侧上衣（口述：更换温水）	口述：热水袋置于病人足部，冰袋置于病人头部

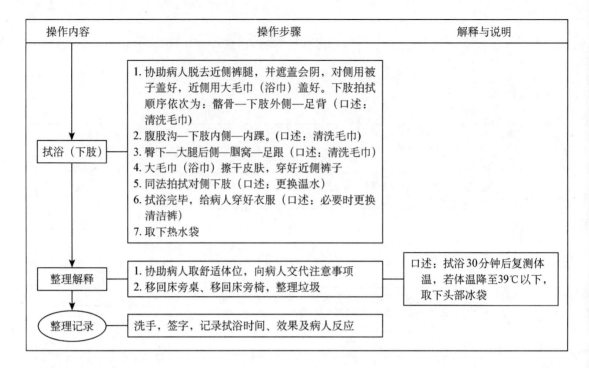

操作内容	操作步骤	解释与说明
拭浴（下肢）	1. 协助病人脱去近侧裤腿，并遮盖会阴，对侧用被子盖好，近侧用大毛巾（浴巾）盖好。下肢拍拭顺序依次为：髂骨—下肢外侧—足背（口述：清洗毛巾） 2. 腹股沟—下肢内侧—内踝。（口述：清洗毛巾） 3. 臀下—大腿后侧—腘窝—足跟（口述：清洗毛巾） 4. 大毛巾（浴巾）擦干皮肤，穿好近侧裤子 5. 同法拍拭对侧下肢（口述：更换温水） 6. 拭浴完毕，给病人穿好衣服（口述：必要时更换清洁裤） 7. 取下热水袋	
整理解释	1. 协助病人取舒适体位，向病人交代注意事项 2. 移回床旁桌、移回床旁椅，整理垃圾	口述：拭浴30分钟后复测体温，若体温降至39℃以下，取下头部冰袋
整理记录	洗手，签字，记录拭浴时间、效果及病人反应	

【注意事项】

1. **拭浴时的顺序** 依次为：额头、脸颊、颈前；颈外侧—肩部—上臂外侧—手背；侧胸—腋窝上臂内侧—肘窝—前臂内侧—手心；颈下—背部—臀部；髂骨—下肢外侧—足背；腹股沟—下肢内侧—内踝。

2. **停止擦浴的情况** 擦浴过程中，如病人出现局部皮肤苍白、青紫或有麻木感时，应停止。

3. **物理降温的禁忌部位** 枕后、耳郭、心前区、腹部、胸部、阴囊及足底，物理降温时应避开上述部位。

【评分标准】

床上擦浴考核评分标准

项目总分	项目内容	技术要求	分值	扣分分值	备注
素质要求 （6分）	报告内容	语言流畅，面带微笑	2		
	仪表举止	仪表大方，举止端庄，轻盈矫健	2		
	服装服饰	服装鞋帽整洁，头发、着装符合要求	2		
操作前准备 （8分）	环境	环境整洁、宽敞、明亮	2		
	用物	用物准备齐全，摆放合理美观	3		
	护士	洗手、戴口罩	3		

（续　表）

项目总分	项目内容	技术要求	分值	扣分分值	备注
操作步骤 （75分）	调节室温、 水温 （8分）	1. 核对,解释	4		
		2. 关闭门窗,屏风遮挡,调节室温,取舒适体位	2		
		3. 脸盆放于床旁桌上,倒入热水约2/3满,调试水温	2		
	擦洗面、 颈部 （6分）	1. 湿毛巾包在手上成手套式,由内眦向外眦擦洗眼部	2		
		2. 依次擦洗额部、面颊、鼻翼、人中、耳后、下颌、颈部	4		
	擦洗上肢 （8分）	1. 协助脱去上衣(脱衣时先脱近侧,后脱对侧;先脱健侧,后脱患侧)	2		
		2. 在擦洗部位下铺大毛巾,从远心端向近心端擦洗上肢至腋窝	3		
		3. 同法擦洗对侧上肢,温水泡手并擦干	3		
	擦洗躯干 （4分）	浴巾盖于胸前,向下折叠至脐部,擦洗时,一手掀浴巾,另一手用手套式毛巾依次擦洗	4		
	擦洗背部 （8分）	1. 取侧卧位,浴巾纵向铺于身下,依次擦洗后颈、背、臀部,并进行背部按摩	4		
		2. 协助穿清洁衣服,先穿对侧,后穿近侧;先穿患侧,再穿健侧	4		
	擦洗下肢、 双足 （8分）	1. 更换毛巾及水,取平卧位	2		
		2. 依次擦洗髋部、大小腿,同法擦洗对侧	4		
		3. 移盆于足下,洗净双足并擦干	2		
	擦洗会阴 （10分）	1. 更换毛巾、盆及水	2		
		2. 用浴巾遮盖上身,浴毯遮盖下肢,显露会阴部,洗净并擦干会阴部,协助穿清洁裤子	3		
		3. 再次核对	5		
	整理 （5分）	整理衣物,取舒适体位,整理床单位	5		
	操作后 处理 （18分）	1. 告知注意事项	5		
		2. 动作平稳、准确	4		
		3. 病人感觉舒适,整理用物	3		
		4. 洗手,记录,脱口罩	4		
		5. 报告操作完毕	2		
综合评价 （11分）	操作效果	操作中病人无不适或受伤	4		
	操作态度	护患沟通亲切、自然、有效,体现人文关怀	3		
	操作方法	程序正确,动作规范、美观,操作熟练	4		
总分（100分）					

实训十五　鼻饲法操作流程

【操作流程】

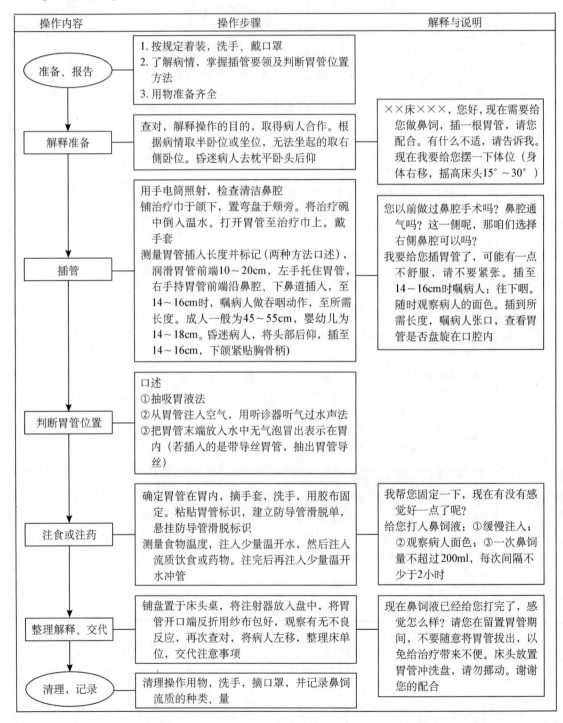

操作内容	操作步骤	解释与说明
准备、报告	1. 按规定着装，洗手、戴口罩 2. 了解病情，掌握插管要领及判断胃管位置方法 3. 用物准备齐全	
解释准备	查对，解释操作的目的，取得病人合作。根据病情取半卧位或坐位，无法坐起的取右侧卧位。昏迷病人去枕平卧头后仰	××床×××，您好，现在需要给您做鼻饲，插一根胃管，请您配合。有什么不适，请告诉我。现在我要给您摆一下体位（身体右移，摇高床头15°～30°）
插管	用手电筒照射，检查清洁鼻腔 铺治疗巾于颌下，置弯盘于颊旁。将治疗碗中倒入温水。打开胃管至治疗巾上。戴手套 测量胃管插入长度并标记（两种方法口述），润滑胃管前端10～20cm，左手托住胃管，右手持胃管前端沿鼻腔、下鼻道插入，至14～16cm时，嘱病人做吞咽动作，至所需长度。成人一般为45～55cm，婴幼儿为14～18cm。昏迷病人，将头部后仰，插至14～16cm，下颌紧贴胸骨柄）	您以前做过鼻腔手术吗？鼻腔通气吗？这一侧呢，那咱们选择右侧鼻腔可以吗？ 我要给您插胃管了，可能有一点不舒服，请不要紧张。插至14～16cm时嘱病人：往下咽。随时观察病人的面色。插到所需长度，嘱病人张口，查看胃管是否盘旋在口腔内
判断胃管位置	口述 ①抽吸胃液法 ②从胃管注入空气，用听诊器听气过水声法 ③把胃管末端放入水中无气泡冒出表示在胃内（若插入的是带导丝胃管，抽出胃管导丝）	
注食或注药	确定胃管在胃内，摘手套，洗手，用胶布固定。粘贴胃管标识，建立防导管滑脱单，悬挂防导管滑脱标识 测量食物温度，注入少量温开水，然后注入流质饮食或药物。注完后再注入少量温开水冲管	我帮您固定一下，现在有没有感觉好一点了呢？ 给您打入鼻饲液：①缓慢注入；②观察病人面色；③一次鼻饲量不超过200ml，每次间隔不少于2小时
整理解释、交代	铺盘置于床头桌，将注射器放入盘中，将胃管开口端反折用纱布包好，观察有无不良反应，再次查对，将病人左移，整理床单位，交代注意事项	现在鼻饲液已经给您打完了，感觉怎么样？请您在留置胃管期间，不要随意将胃管拔出，以免给治疗带来不便。床头放置胃管冲洗盘，请勿挪动。谢谢您的配合
清理，记录	清理操作用物，洗手，摘口罩，并记录鼻饲流质的种类、量	

【评分标准】

鼻饲法考核评分标准

项目总分	项目内容	技术要求	分值	扣分分值	备注
素质要求 (6分)	报告内容	语言流畅,面带微笑	2		
	仪表举止	仪表大方,举止端庄	2		
	服装服饰	服装鞋帽整洁,头发、着装符合要求	2		
操作前 准备 (8分)	环境	安静整洁,光线适宜,无探视人员	2		
	用物	用物准备齐全,摆放合理美观	3		
	护士	洗手、戴口罩	3		
操作步骤 (75分)	测量 (14分)	1. 核对,解释 2. 取平卧位,颌下铺治疗巾,弯盘置于病人口角处 3. 准备胶布,选择鼻孔通畅一侧,用湿棉签清洁鼻腔 4. 测量长度:鼻尖至耳垂再至剑突的长度(或发际至剑突的长度),为45～55cm	4 3 3 4		
	润管、插管 (19分)	1. 戴无菌手套,用液状石蜡纱布润滑胃管前段15～20cm 2. 一只手拿纱布持胃管,另一手用镊子夹胃管,沿一侧鼻孔插入至咽喉时(14～16cm处),嘱病人吞咽 3. 胃管缓慢插入,病人无呛咳、呼吸困难、发绀等情况	4 9 6		
	确认胃管 在胃内 (19分)	1. 胃管末端接注射器,可抽出胃液,证实鼻胃管在胃内 2. 置听诊器于胃部,用注射器快速将10ml空气从胃管注入,能听到气过水声 3. 鼻胃管末端放入盛水的碗中,看有无气泡逸出,如有大量气泡逸出,表明误入气管 4. 胶布粘贴固定胃管于鼻翼或颊部 5. 再次核对	4 4 4 2 5		
	整理 (5分)	整理衣物,取舒适体位,整理床单位	5		
	操作后 处理 (18分)	1. 告知注意事项 2. 动作平稳、准确 3. 病人感觉舒适,整理用物 4. 洗手、记录,脱口罩 5. 报告操作完毕	5 4 3 4 2		
综合评价 (11分)	操作效果	操作中病人无不适,无污染	4		
	操作态度	护患沟通亲切、自然、有效,体现人文关怀	3		
	操作方法	程序正确,动作规范、操作熟练	4		
总分(100分)					

实训十六　静脉输液法操作流程

【操作流程】

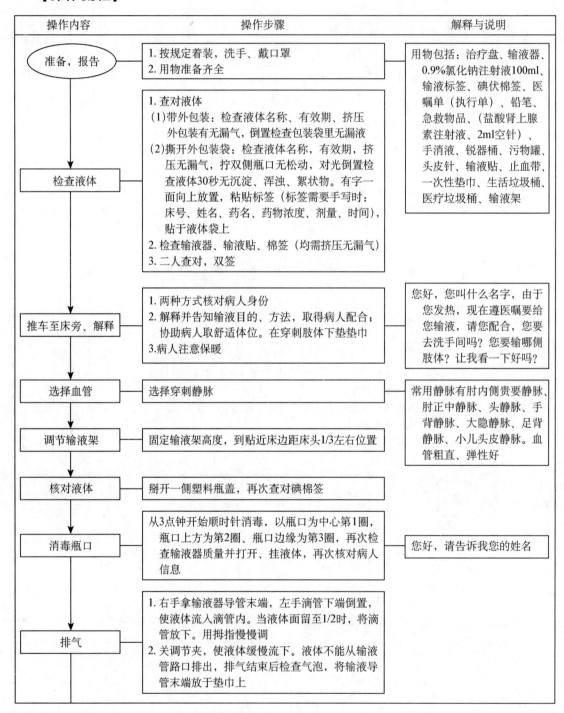

操作内容	操作步骤	解释与说明
准备，报告	1. 按规定着装，洗手、戴口罩 2. 用物准备齐全	用物包括：治疗盘、输液器、0.9%氯化钠注射液100ml、输液标签、碘伏棉签、医嘱单（执行单）、铅笔、急救物品、（盐酸肾上腺素注射液、2ml空针）、手消液、锐器桶、污物罐、头皮针、输液贴、止血带、一次性垫巾、生活垃圾桶、医疗垃圾桶、输液架
检查液体	1. 查对液体 (1)带外包装：检查液体名称、有效期、挤压外包装有无漏气，倒置检查包装袋里无漏液 (2)撕开外包装袋：检查液体名称，有效期，挤压无漏气，拧双侧瓶口无松动，对光倒置检查液体30秒无沉淀、浑浊、絮状物。有字一面向上放置，粘贴标签（标签需要手写时：床号、姓名、药名、药物浓度、剂量、时间），贴于液体袋上 2. 检查输液器、输液贴、棉签（均需挤压无漏气） 3. 二人查对，双签	
推车至床旁、解释	1. 两种方式核对病人身份 2. 解释并告知输液目的、方法，取得病人配合；协助病人取舒适体位。在穿刺肢体下垫垫巾 3. 病人注意保暖	您好，您叫什么名字，由于您发热，现在遵医嘱要给您输液，请您配合，您要去洗手间吗？您要输哪侧肢体？让我看一下好吗？
选择血管	选择穿刺静脉	常用静脉有肘内侧贵要静脉、肘正中静脉、头静脉、手背静脉、大隐静脉、足背静脉、小儿头皮静脉。血管粗直、弹性好
调节输液架	固定输液架高度，到贴近床边距床头1/3左右位置	
核对液体	掰开一侧塑料瓶盖，再次查对碘棉签	
消毒瓶口	从3点钟开始顺时针消毒，以瓶口为中心第1圈，瓶口上方为第2圈、瓶口边缘为第3圈，再次检查输液器质量并打开、挂液体，再次核对病人信息	您好，请告诉我您的姓名
排气	1. 右手拿输液器导管末端，左手滴管下端倒置，使液体流入滴管内。当液体面留至1/2时，将滴管放下。用拇指慢慢调 2. 关调节夹，使液体缓慢流下。液体不能从输液管路口排出，排气结束后检查气泡，将输液导管末端放于垫巾上	

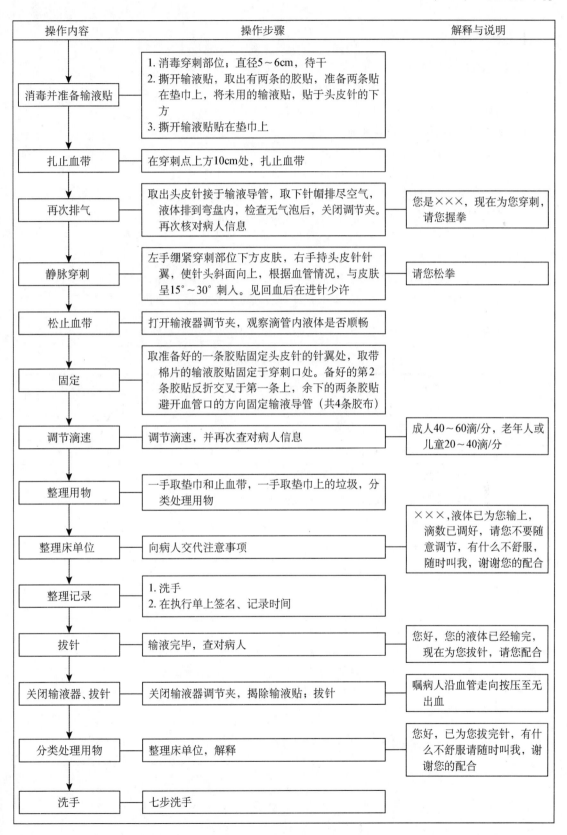

操作内容	操作步骤	解释与说明
消毒并准备输液贴	1. 消毒穿刺部位；直径5~6cm，待干 2. 撕开输液贴，取出有两条的胶贴，准备两条贴在垫巾上，将未用的输液贴，贴于头皮针的下方 3. 撕开输液贴贴在垫巾上	
扎止血带	在穿刺点上方10cm处，扎止血带	
再次排气	取出头皮针接于输液导管，取下针帽排尽空气，液体排到弯盘内，检查无气泡后，关闭调节夹。再次核对病人信息	您是×××，现在为您穿刺，请您握拳
静脉穿刺	左手绷紧穿刺部位下方皮肤，右手持头皮针针翼，使针头斜面向上，根据血管情况，与皮肤呈15°~30°刺入。见回血后在进针少许	请您松拳
松止血带	打开输液器调节夹，观察滴管内液体是否顺畅	
固定	取准备好的一条胶贴固定头皮针的针翼处，取带棉片的输液胶贴固定于穿刺口处。备好的第2条胶贴反折交叉于第一条上，余下的两条胶贴避开血管口的方向固定输液导管（共4条胶布）	
调节滴速	调节滴速，并再次查对病人信息	成人40~60滴/分，老年人或儿童20~40滴/分
整理用物	一手取垫巾和止血带，一手取垫巾上的垃圾，分类处理用物	
整理床单位	向病人交代注意事项	×××,液体已为您输上，滴数已调好，请您不要随意调节，有什么不舒服，随时叫我，谢谢您的配合
整理记录	1. 洗手 2. 在执行单上签名、记录时间	
拔针	输液完毕，查对病人	您好，您的液体已经输完，现在为您拔针，请您配合
关闭输液器、拔针	关闭输液器调节夹，揭除输液贴；拔针	嘱病人沿血管走向按压至无出血
分类处理用物	整理床单位，解释	您好，已为您拔完针，有什么不舒服请随时叫我，谢谢您的配合
洗手	七步洗手	

【注意事项】

1. 护士在输液过程中的注意事项

(1)长期输液的病人,要注意保护和合理使用静脉。

(2)为防止空气栓塞,要及时更换液体,输液完毕及时拔针。

(3)病人发生输液反应时要及时处理。

2. 输液完毕应提醒病人的注意事项

(1)穿刺部位应低于输液滴管高度,以免回血。

(2)不要随意调节滴数。

(3)若发现不滴或输液部位有肿胀、疼痛或其他异常情况,立即呼叫护士查看并处理。

3. 调节滴速的原则

(1)成人:40~60 滴/分,儿童及老年人 20~40 滴/分。

(2)对年老、体弱、心肺肾功能不良及婴幼儿输注时,刺激性较强的药物速度宜慢。

(3)对严重脱水、血容量不足、心肺功能良好者输液速度可适当加快。

【评分标准】

静脉输液考核评分标准

项目总分	项目内容	技术要求	分值	扣分分值	备注
素质要求 (6分)	报告内容	语言流畅,面带微笑	2		
	仪表举止	仪表大方,举止端庄	2		
	服装服饰	服装鞋帽整洁,头发、着装符合要求	2		
操作前 准备 (8分)	环境	温湿度适宜、安静整洁,光线适中	2		
	用物	用物准备齐全,摆放合理美观	3		
	护士	洗手、戴口罩	3		
操作步骤 (75分)	核对、检查 (6分)	1. 核对医嘱、输液卡 2. 核对瓶贴标签 3. 检查药液质量	2 2 2		
	加药、 插输液器 (10分)	1. 将瓶贴倒贴在输液瓶标签旁 2. 启瓶盖,两次消毒瓶塞至瓶颈 3. 按医嘱加药,再次核对输液卡、药物、液体,无误后签名 4. 检查输液器包装、有效期、质量 5. 输液器针头插入瓶塞	2 2 2 2 2		
	核对 (2分)	携用物至床旁,再次核对床号、姓名,解释,安置体位	2		

项目总分	项目内容	技术要求	分值	扣分分值	备注
操作步骤（75分）	初步排气（8分）	1. 关闭调节夹，旋紧头皮针连接处	2		
		2. 输液瓶挂于输液架上	2		
		3. 排气（首次排气原则不滴出药液）	2		
		4. 检查有无气泡	2		
	皮肤消毒（7分）	1. 取舒适体位，铺治疗巾	1		
		2. 选择静脉，扎止血带（距穿刺点上方6～10cm）	2		
		3. 两次消毒皮肤，直径>5cm	2		
		4. 备输液胶贴	2		
	静脉穿刺（10分）	1. 再次核对	2		
		2. 再次排气至有少量药液滴出	2		
		3. 检查有无气泡，取下护针帽	2		
		4. 固定血管，进针	3		
		5. 见回血后再将针头沿血管方向潜行少许	1		
	固定针头（5分）	1. 穿刺成功后，"三松"（松止血带、松拳、打开调节器）	3		
		2. 待液体滴入通畅后用输液贴固定	2		
	调节滴速（7分）	1. 根据年龄、病情和药物性质调节滴速（至少15秒），报告滴速	3		
		2. 操作后核对病人	2		
		3. 告知注意事项	2		
	整理记录（9分）	1. 取舒适体位，呼叫器放于易取处	2		
		2. 整理床单位、用物	2		
		3. 七步洗手	2		
		4. 记录输液执行记录卡	1		
		5. 15～30分钟巡视病房一次（口述）	2		
	拔针按压（5分）	1. 核对、解释	2		
		2. 揭去输液贴，轻压穿刺点，关闭调节夹，迅速拔针	1		
		3. 告知注意事项	2		
	整理（4分）	1. 取舒适体位，询问需要	2		
		2. 清理用物，分类放置	2		
	操作后处理（2分）	1. 七步洗手，取下口罩	1		
		2. 记录输液结束时间及病人反应	1		
综合评价（11分）	操作效果	操作中病人无不适，无污染现象	4		
	操作态度	护患沟通亲切、自然、有效，体现人文关怀	3		
	操作方法	程序正确，动作规范、操作熟练	4		
总分（100分）					

实训十七　留置导尿术操作流程

【操作流程】

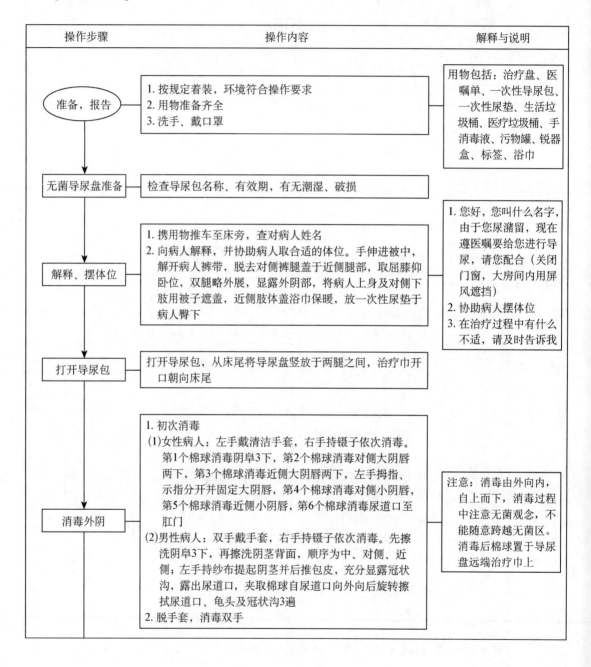

操作步骤	操作内容	解释与说明
准备，报告	1. 按规定着装，环境符合操作要求 2. 用物准备齐全 3. 洗手、戴口罩	用物包括：治疗盘、医嘱单、一次性导尿包、一次性尿垫、生活垃圾桶、医疗垃圾桶、手消毒液、污物罐、锐器盒、标签、浴巾
无菌导尿盘准备	检查导尿包名称、有效期，有无潮湿、破损	
解释、摆体位	1. 携用物推车至床旁，查对病人姓名 2. 向病人解释，并协助病人取合适的体位。手伸进被中，解开病人裤带，脱去对侧裤腿盖于近侧腿部，取屈膝仰卧位，双腿略外展，显露外阴部，将病人上身及对侧下肢用被子遮盖，近侧肢体盖浴巾保暖，放一次性尿垫于病人臀下	1. 您好，您叫什么名字，由于您尿潴留，现在遵医嘱要给您进行导尿，请您配合（关闭门窗，大房间内用屏风遮挡） 2. 协助病人摆体位 3. 在治疗过程中有什么不适，请及时告诉我
打开导尿包	打开导尿包，从床尾将导尿盘竖放于两腿之间，治疗巾开口朝向床尾	
消毒外阴	1. 初次消毒 (1)女性病人：左手戴清洁手套，右手持镊子依次消毒。第1个棉球消毒阴阜3下，第2个棉球消毒对侧大阴唇两下，第3个棉球消毒近侧大阴唇两下，左手拇指、示指分开并固定大阴唇，第4个棉球消毒对侧小阴唇，第5个棉球消毒近侧小阴唇，第6个棉球消毒尿道口至肛门 (2)男性病人：双手戴手套，右手持镊子依次消毒。先擦洗阴阜3下，再擦洗阴茎背面，顺序为中、对侧、近侧；左手持纱布提起阴茎并后推包皮，充分显露冠状沟，露出尿道口，夹取棉球自尿道口向外向后旋转擦拭尿道口、龟头及冠状沟3遍 2. 脱手套，消毒双手	注意：消毒由外向内，自上而下，消毒过程中注意无菌观念，不能随意跨越无菌区。消毒后棉球置于导尿盘远端治疗巾上

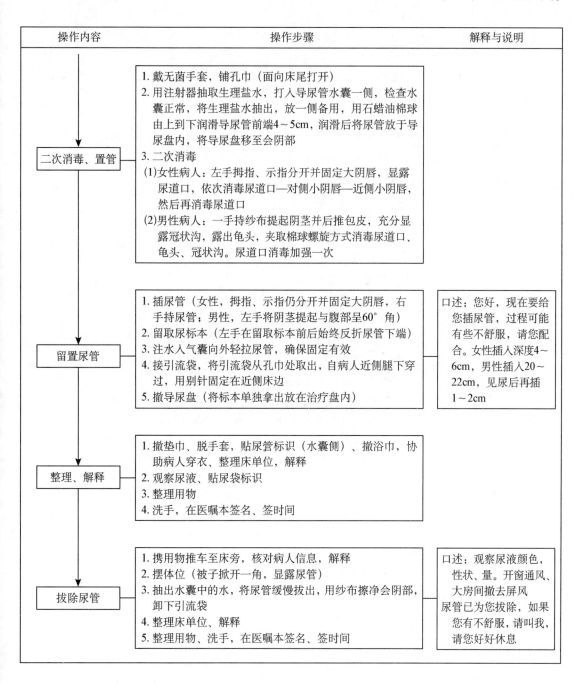

操作内容	操作步骤	解释与说明
二次消毒、置管	1. 戴无菌手套，铺孔巾（面向床尾打开） 2. 用注射器抽取生理盐水，打入导尿管水囊一侧，检查水囊正常，将生理盐水抽出，放一侧备用，用石蜡油棉球由上到下润滑导尿管前端4～5cm，润滑后将尿管放于导尿盘内，将导尿盘移至会阴部 3. 二次消毒 (1)女性病人：左手拇指、示指分开并固定大阴唇，显露尿道口，依次消毒尿道口—对侧小阴唇—近侧小阴唇，然后再消毒尿道口 (2)男性病人：一手持纱布提起阴茎并后推包皮，充分显露冠状沟，露出龟头，夹取棉球螺旋方式消毒尿道口、龟头、冠状沟。尿道口消毒加强一次	
留置尿管	1. 插尿管（女性，拇指、示指仍分开并固定大阴唇，右手持尿管；男性，左手将阴茎提起与腹部呈60°角） 2. 留取尿标本（左手在留取标本前后始终反折尿管下端） 3. 注水入气囊向外轻拉尿管，确保固定有效 4. 接引流袋，将引流袋从孔巾处取出，自病人近侧腿下穿过，用别针固定在近侧床边 5. 撤导尿盘（将标本单独拿出放在治疗盘内）	口述：您好，现在要给您插尿管，过程可能有些不舒服，请您配合。女性插入深度4～6cm，男性插入20～22cm，见尿后再插1～2cm
整理、解释	1. 撤垫巾、脱手套，贴尿管标识（水囊侧）、撤浴巾，协助病人穿衣、整理床单位，解释 2. 观察尿液、贴尿袋标识 3. 整理用物 4. 洗手，在医嘱本签名、签时间	
拔除尿管	1. 携用物推车至床旁，核对病人信息，解释 2. 摆体位（被子掀开一角，显露尿管） 3. 抽出水囊中的水，将尿管缓慢拔出，用纱布擦净会阴部，卸下引流袋 4. 整理床单位，解释 5. 整理用物、洗手，在医嘱本签名、签时间	口述：观察尿液颜色，性状、量。开窗通风、大房间撤去屏风 尿管已为您拔除，如果您有不舒服，请叫我，请您好好休息

【注意事项】

1. 第一次导尿的尿液引流不能超过 1000ml,以防腹压急剧下降,血液滞留在腹腔血管内致血压下降而虚脱,以及膀胱内压急剧降低,导致膀胱黏膜充血而发生血尿。

2. 老年女性尿道口回缩,操作时应仔细观察、辨认,避免误入阴道。

3. 男性、女性病人导尿的每个棉球限用 1 次,在消毒尿道口时稍作停顿,充分发挥消毒作用。女性病人导尿初次消毒顺序是自上而下、由外向内,再次消毒时自上而下、由内向外。

【评分标准】

女性导尿术考核评分标准

项目总分	项目内容	技术要求	分值	扣分分值	备注
素质要求 (6分)	报告内容	语言流畅,面带微笑	2		
	仪表举止	仪表大方,举止端庄	2		
	服装服饰	服装鞋帽整洁,头发、着装符合要求	2		
操作前准备 (8分)	环境	环境宽敞、明亮,关闭门窗,屏风遮挡	2		
	用物	用物准备齐全,摆放合理美观	3		
	护士	洗手、戴口罩	3		
操作步骤 (75分)	体位 (10分)	1. 核对,解释	4		
		2. 关闭门窗,屏风遮挡,操作者站在病人右侧,松开床尾盖被,脱去对侧裤子,盖在近侧腿部,对侧腿用盖被遮盖	4		
		3. 取屈膝仰卧位,铺垫巾于臀下,将病人下腿伸直,上腿弯曲	2		
	消毒、插管导尿 (42分)	1. 初步消毒:检查无菌导尿包灭菌日期及质量,在治疗车上打开无菌导尿包,取出初步消毒用物,置于两腿间	3		
		2. 左手戴手套,右手持镊子夹取碘伏棉球,依次消毒阴阜、两侧大阴唇;左手分开大阴唇,消毒小阴唇、尿道口至肛门。污染棉球、镊子置外包装袋内	6		
		3. 消毒完毕,弯盘移至床尾,脱下手套置外包装袋内,并将其移至治疗车下层	3		
		4. 在病人两腿之间打开内层导尿包,按无菌操作原则打开治疗巾,戴无菌手套,取出洞巾,铺于外阴处并显露会阴,取出导尿管并向气囊注水后抽空,检查是否渗漏,润滑导尿管前端	4		
		5. 连接导尿管和集尿袋的引流管,消毒棉球置于弯盘内	3		
		6. 再次消毒:左手分开并固定小阴唇,右手持血管钳夹取消毒棉球,依次消毒尿道口、对侧小阴唇、近侧小阴唇、尿道口,污染棉球置于弯盘内	6		
		7. 左手用无菌纱布分开并固定小阴唇,弯盘置于洞巾口旁,嘱病人张口呼吸,用圆头镊子夹持导尿管,对准尿道口插入 4~6cm,见尿液流出后再插入 1cm	4		
		8. 松开左手,下移固定导尿管,待尿液引流到集尿袋内至合适量,用无菌标本瓶接取中段尿液 5ml,盖好瓶盖,放置稳妥处	4		
		9. 导尿完毕,拔出导尿管,撤下洞巾,擦净外阴,脱去手套置于弯盘内,撤除导尿包和垫巾并置于治疗车下层	4		
		10. 再次核对	5		

（续　表）

项目总分	项目内容	技术要求	分值	扣分分值	备注
操作步骤（75分）	整理（5分）	整理衣物,取舒适体位,整理床单位	5		
	操作后处理（18分）	1. 告知注意事项 2. 动作平稳、准确 3. 病人感觉舒适,整理用物 4. 洗手,记录,脱口罩 5. 报告操作完毕	5 4 3 4 2		
综合评价（11分）	操作效果	操作中病人无不适,无污染现象	4		
	操作态度	护患沟通亲切、自然、有效,体现人文关怀	3		
	操作方法	程序正确,动作规范、美观,操作熟练	4		
总分（100分）					

男性导尿术考核评分标准

项目总分	项目内容	技术要求	分值	扣分分值	备注
素质要求（6分）	报告内容	语言流畅,面带微笑	2		
	仪表举止	仪表大方,举止端庄	2		
	服装服饰	服装鞋帽整洁,头发、着装符合要求	2		
操作前准备（8分）	环境	环境宽敞、明亮,关闭门窗,屏风遮挡	2		
	用物	用物准备齐全,摆放合理美观	3		
	护士	洗手、戴口罩	3		
操作步骤（75分）	体位（10分）	1. 核对,解释 2. 关闭门窗,屏风遮挡,操作者站在病人右侧,松开床尾盖被,脱去对侧裤子,盖在近侧腿部,对侧腿用盖被遮盖 3. 取屈膝仰卧位,铺垫巾于臀下,将病人下腿伸直,上腿弯曲	4 4 2		
	消毒、插管导尿（42分）	1. 初步消毒:检查无菌导尿包灭菌日期及质量,在治疗车上打开无菌导尿包,取出初步消毒用物,置于两腿间 2. 左手戴手套,右手持镊子夹取碘伏棉球,依次消毒阴阜、大腿内侧上 1/3、阴茎、阴囊;左手用纱布包裹并提起阴茎将包皮向后推,显露尿道口,自尿道口向外向后旋转擦拭尿道口、龟头至冠状沟。污染棉球、纱布、镊子置外包装袋内	3 6		

项目总分	项目内容	技术要求	分值	扣分分值	备注
操作步骤 （75分）	消毒、 插管导尿 （42分）	3. 消毒完毕,弯盘移至床尾,脱下手套置外包装袋内,将外包装袋移至治疗车下层	3		
		4. 在病人两腿之间打开内层导尿包,按无菌操作原则打开治疗巾,戴无菌手套,取出洞巾,铺于外阴处并显露阴茎,取出导尿管并向气囊注水后抽空,检查是否渗漏,润滑导尿管前端	4		
		5. 连接导尿管和集尿袋的引流管,消毒棉球置于弯盘内	3		
		6. 再次消毒:左手用纱布包住阴茎,包皮向后推,显露尿道口,右手持镊子夹消毒棉球,再次消毒尿道口、龟头及冠状沟数次,最后1个棉球在尿道口加强消毒	6		
		7. 左手用无菌纱布固定阴茎并向上提起,与腹壁呈60°角,弯盘置于孔巾口旁,嘱病人张口呼吸,用圆头镊子夹持导尿管,对准尿道口插入20～22cm,见尿液流出后再插入1～2cm	4		
		8. 松开左手,下移固定导尿管,待尿液引流到集尿袋内至合适量,用无菌标本瓶接取中段尿液5ml,盖好瓶盖,放置稳妥处	4		
		9. 导尿完毕,拔出导尿管,包皮复位,撤下洞巾,脱去手套置于弯盘内,撤除导尿包和垫巾并置于治疗车下层	4		
		10. 再次核对	5		
	整理 （5分）	整理衣物,取舒适体位,整理床单位	5		
	操作后 处理 （18分）	1. 告知注意事项 2. 动作平稳、准确 3. 病人感觉舒适,整理用物 4. 洗手,记录,脱口罩 5. 报告操作完毕	5 4 3 4 2		
综合评价 （11分）	操作效果	操作中病人无不适,无污染现象	4		
	操作态度	护患沟通亲切、自然、有效,体现人文关怀	3		
	操作方法	程序正确,动作规范、美观,操作熟练	4		
总分（100分）					

实训十八　单人徒手心肺复苏术操作流程

【操作流程】

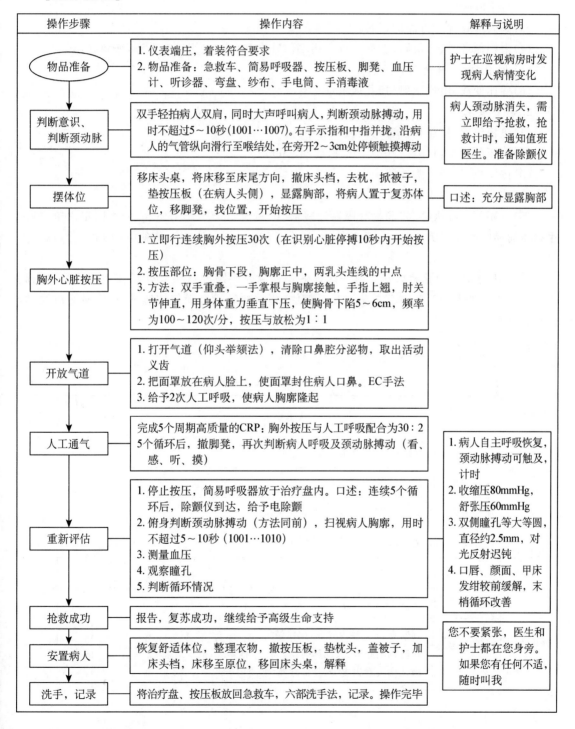

操作步骤	操作内容	解释与说明
物品准备	1. 仪表端庄，着装符合要求 2. 物品准备：急救车、简易呼吸器、按压板、脚凳、血压计、听诊器、弯盘、纱布、手电筒、手消毒液	护士在巡视病房时发现病人病情变化
判断意识、判断颈动脉	双手轻拍病人双肩，同时大声呼叫病人，判断颈动脉搏动，用时不超过5～10秒(1001…1007)。右手示指和中指并拢，沿病人的气管纵向滑行至喉结处，在旁开2～3cm处停顿触摸搏动	病人颈动脉消失，需立即给予抢救，抢救计时，通知值班医生。准备除颤仪
摆体位	移床头桌，将床移至床尾方向，撤床头档，去枕，掀被子，垫按压板（在病人头侧），显露胸部，将病人置于复苏体位，移脚凳，找位置，开始按压	口述：充分显露胸部
胸外心脏按压	1. 立即行连续胸外按压30次（在识别心脏停搏10秒内开始按压） 2. 按压部位：胸骨下段，胸廓正中，两乳头连线的中点 3. 方法：双手重叠，一手掌根与胸廓接触，手指上翘，肘关节伸直，用身体重力垂直下压，使胸骨下陷5～6cm，频率为100～120次/分，按压与放松为1∶1	
开放气道	1. 打开气道（仰头举颏法），清除口鼻腔分泌物，取出活动义齿 2. 把面罩放在病人脸上，使面罩封住病人口鼻。EC手法 3. 给予2次人工呼吸，使病人胸廓隆起	
人工通气	完成5个周期高质量的CRP：胸外按压与人工呼吸配合为30∶2 5个循环后，撤脚凳，再次判断病人呼吸及颈动脉搏动（看、感、听、摸）	1. 病人自主呼吸恢复，颈动脉搏动可触及，计时 2. 收缩压80mmHg，舒张压60mmHg 3. 双侧瞳孔等大等圆，直径约2.5mm，对光反射迟钝 4. 口唇、颜面、甲床发绀较前缓解，末梢循环改善
重新评估	1. 停止按压，简易呼吸器放于治疗盘内。口述：连续5个循环后，除颤仪到达，给予电除颤 2. 俯身判断颈动脉搏动（方法同前），扫视病人胸廓，用时不超过5～10秒（1001…1010） 3. 测量血压 4. 观察瞳孔 5. 判断循环情况	
抢救成功	报告，复苏成功，继续给予高级生命支持	
安置病人	恢复舒适体位，整理衣物，撤按压板，垫枕头，盖被子，加床头档，床移至原位，移回床头桌，解释	您不要紧张，医生和护士都在您身旁。如果您有任何不适，随时叫我
洗手，记录	将治疗盘、按压板放回急救车，六部洗手法，记录。操作完毕	

【注意事项】

1. 复苏成功的标志

(1)大动脉搏动恢复,收缩压维持在 60mmHg。

(2)自主呼吸恢复。

(3)病人可有神志方面的好转。

(4)末梢循环改善,口唇、颜面、皮肤、指端由苍白和(或)发绀转为红润,肢体转温。

(5)瞳孔缩小,并有对光反射。

(6)昏迷变浅,出现反射、挣扎或躁动。

2. 按压要求

(1)垫板位置:按压板位置与病人双肩平齐。

(2)按压的频率:100~120 次/分、深度 5~6cm。

(3)按压位置:两乳头连线中点。

(4)按压手法:双手叠扣法。

(5)应用简易呼吸器:将简易呼吸器连接氧气,氧流量 10~12L/min,一手固定面罩,另一手挤压简易呼吸器气囊 1 秒,连续 2 次,每次送气 500~600ml,通气频率 8~10 次/分,以呼吸结束。

3. 两次评估颈动脉的区别　第一次评估颈动脉时眼睛要从头外处顺着胸廓环视一圈到内侧。第二次是看、感、听、摸(看胸廓是否起伏,感觉呼吸道有无气体通过声音,听心脏跳动,触摸颈动脉搏动)。

【评分标准】

单人徒手心肺复苏考核评分标准

项目总分	项目内容	技术要求	分值	扣分分值	备注
素质要求 (6分)	报告内容	语言流畅,面带微笑	2		
	仪表举止	仪表大方,举止端庄	2		
	服装服饰	服装鞋帽整洁,头发、着装符合要求	2		
操作前准备 (8分)	环境	温湿度适宜、安静整洁,光线适中	2		
	用物	用物准备齐全,摆放合理美观	3		
	护士	洗手、戴口罩	3		
操作步骤 (75分)	判断、呼救 (9分)	1. 判断意识,5秒内完成,报告结果 2. 同时判断呼吸、大动脉搏动,5~10秒完成,报告结果 3. 确认病人意识丧失,立即呼叫	2 5 2		

项目总分	项目内容	技术要求	分值	扣分 分值	备注
操作步骤 （75 分）	安置体位 （3 分）	1. 安置于硬板床，取仰卧位	1		
		2. 去枕，头、颈、躯干在同一轴线上	1		
		3. 双手放于两侧，身体无扭曲（口述）	1		
	胸外按压 （16 分）	1. 抢救者立于病人右侧	1		
		2. 解开衣领、腰带，显露胸腹部	2		
		3. 按压部位：胸骨中线与两乳头连线中点处	3		
		4. 按压方法：两手掌根部重叠，手指翘起不接触胸壁，上半身前倾，两臂伸直，垂直向下用力	4		
		5. 按压幅度：胸骨下陷 5～6cm	3		
		6. 按压频率：100～120 次/分	3		
	开放气道 （10 分）	1. 检查口腔，清除口腔异物	2		
		2. 取出活动义齿（口述）	2		
		3. 判断颈部有无损伤，根据不同情况采取合适方法开放气道	6		
	人工呼吸 （20 分）	1. 捏住病人鼻孔	2		
		2. 深吸一口气，用力吹气 1 秒以上，直至胸廓抬起	2		
		3. 吹气毕，观察胸廓情况	2		
		4. 连续 2 次	2		
		5. 按压与通气比为 30∶2，连续 5 个循环	12		
	判断复苏 效果 （11 分）	操作 5 个循环后，判断并报告复苏效果			
		1. 颈动脉恢复搏动	2		
		2. 自主呼吸恢复	2		
		3. 散大的瞳孔缩小，对光反射存在	2		
		4. 收缩压大于 60mmHg（体现测血压动作）	3		
		5. 面色、口唇、甲床和皮肤色泽转红	2		
	操作后 处理 （6 分）	1. 整理用物，分类放置	2		
		2. 七步洗手	2		
		3. 记录病情变化和抢救情况	2		
综合评价 （11 分）	操作效果	正确完成 5 个循环复苏	7		
	操作态度	护患沟通亲切、自然、有效，体现人文关怀	2		
	操作方法	程序正确，操作规范，动作熟练	2		
总分（100 分）					

实训十九　会阴擦洗操作流程

【操作流程】

操作步骤	操作内容	解释与说明

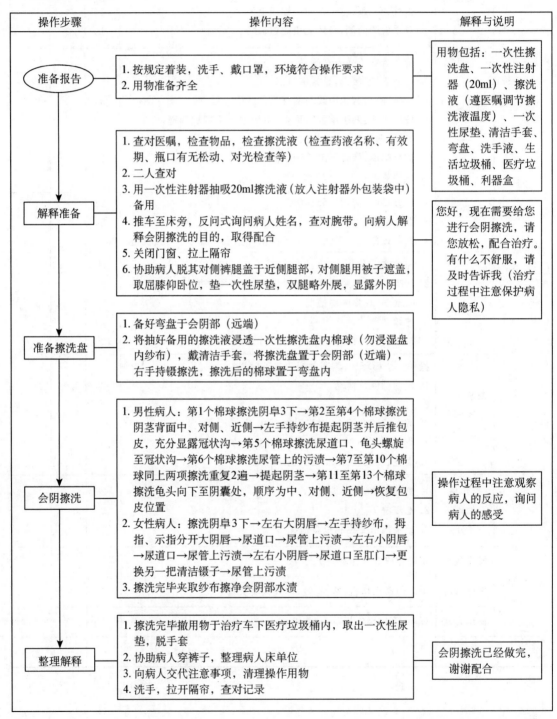

准备报告

1. 按规定着装，洗手、戴口罩，环境符合操作要求
2. 用物准备齐全

用物包括：一次性擦洗盘、一次性注射器（20ml）、擦洗液（遵医嘱调节擦洗液温度）、一次性尿垫、清洁手套、弯盘、洗手液、生活垃圾桶、医疗垃圾桶、利器盒

解释准备

1. 查对医嘱，检查物品，检查擦洗液（检查药液名称、有效期、瓶口有无松动、对光检查等）
2. 二人查对
3. 用一次性注射器抽吸20ml擦洗液（放入注射器外包装袋中）备用
4. 推车至床旁，反问式询问病人姓名，查对腕带。向病人解释会阴擦洗的目的，取得配合
5. 关闭门窗、拉上隔帘
6. 协助病人脱其对侧裤腿盖于近侧腿部，对侧腿用被子遮盖，取屈膝仰卧位，垫一次性尿垫，双腿略外展，显露外阴

您好，现在需要给您进行会阴擦洗，请您放松，配合治疗。有什么不舒服，请及时告诉我（治疗过程中注意保护病人隐私）

准备擦洗盘

1. 备好弯盘于会阴部（远端）
2. 将抽好备用的擦洗液浸透一次性擦洗盘内棉球（勿浸湿盘内纱布），戴清洁手套，将擦洗盘置于会阴部（近端），右手持镊擦洗，擦洗后的棉球置于弯盘内

会阴擦洗

1. 男性病人：第1个棉球擦洗阴阜3下→第2至第4个棉球擦洗阴茎背面中、对侧、近侧→左手持纱布提起阴茎并后推包皮，充分显露冠状沟→第5个棉球擦洗尿道口、龟头螺旋至冠状沟→第6个棉球擦洗尿管上的污渍→第7至第10个棉球同上两项擦洗重复2遍→提起阴茎→第11至第13个棉球擦洗龟头向下至阴囊处，顺序为中、对侧、近侧→恢复包皮位置
2. 女性病人：擦洗阴阜3下→左右大阴唇→左手持纱布，拇指、示指分开大阴唇→尿道口→尿管上污渍→左右小阴唇→尿道口→尿管上污渍→左右小阴唇→尿道口至肛门→更换另一把清洁镊子→尿管上污渍
3. 擦洗完毕夹取纱布擦净会阴部水渍

操作过程中注意观察病人的反应，询问病人的感受

整理解释

1. 擦洗完毕撤用物于治疗车下医疗垃圾桶内，取出一次性尿垫，脱手套
2. 协助病人穿裤子，整理病人床单位
3. 向病人交代注意事项，清理操作用物
4. 洗手，拉开隔帘，查对记录

会阴擦洗已经做完，谢谢配合

【评分标准】

会阴擦洗考核评分标准

项目分值	质量标准	扣分标准	扣分
准备 （5分）	1. 着装、仪表符合要求（头发整齐，刘海不过眉。指甲整洁，胸卡佩戴符合要求，眼镜佩戴牢固，燕帽佩戴端正牢固，鞋袜符合要求）	不符合每项－1分 □头发 □刘海 □指甲 □胸卡 □眼镜 □燕帽 □鞋袜	
	2. 洗手符合要求	□时间＜15秒－1分 □步骤缺少－1分 □方法错误－1分	
	3. 戴口罩	□未戴口罩－2分	
	4. 物品准备齐全，放置合理	□准备不全，少一项－1分 □放置不合理－1分	
检查 核对 （5分）	1. 查对治疗单、擦洗液标签，检查药液质量符合要求	□未查对治疗单－1分 □未查对擦洗液－2分 □检查液体方法错误－1分 □时间＜10秒－1分	
	2. 实施二人查对	□未二人查对－1分	
	3. 用一次性注射器抽吸20ml擦洗液备用	□未抽吸擦洗液备用－2分 □违反无菌原则－2分	
查对 解释 （5分）	1. 核对病人身份符合要求	□未核对病人身份－4分 □未反问式询问病人姓名－2分 □未查腕带－2分	
	2. 向病人全面解释会阴擦洗的目的	□解释不全面－1分	
摆放 体位 （5分）	1. 关闭门窗，拉上隔帘	□未关闭门窗－1分 □未拉上隔帘－1分	
	2. 协助病人摆放体位，注意保护隐私	□未协助病人摆放体位－1分 □摆放体位不合适－1分 □未注重隐私保护－1分	
	3. 注意给病人保暖	□未注重保暖－1分	
	4. 病人臀下垫尿垫	□未垫尿垫－1分	
准备 擦洗盘 （8分）	1. 弯盘与会阴擦洗盘位置摆放合理	□弯盘位置不合理－1分 □擦洗盘位置不合理－1分	
	2. 擦洗液浸润棉球适度	□棉球浸润适度不合理－2分 □利器未处理－2分 □未戴手套－1分	

（续 表）

项目分值	质量标准		扣分标准	扣分
会阴擦洗（50分）	男性病人	女性病人	☐擦洗顺序每错1步－2分 ☐未用棉球被污染－5分 ☐擦洗力度不合适－5分 ☐擦洗液滴出－5分 ☐擦洗范围过小－5分 ☐提起阴茎或分开大阴唇未持纱布－5分 ☐男性病人未后推包皮－5分 ☐男性病人未显露冠状沟－5分 ☐擦洗结束男性病人未恢复包皮－5分 ☐女性病人未充分显露小阴唇、尿道口－5分 ☐女性病人擦洗肛门后未更换另一把清洁镊子－2分 ☐尿管上的污渍未擦干净－5分 ☐会阴部未擦洗彻底－5分	
	第1个棉球擦洗阴阜3下→第2至第4个棉球擦洗阴茎背面中、对侧、近侧→左手持纱布提起阴茎并后推包皮，充分显露冠状沟→第5个棉球擦洗尿道口、龟头螺旋至冠状沟→第6个棉球擦洗尿管上的污渍→第7至第10个棉球同上两项擦洗重复2遍→提起阴茎→第11至第13个棉球擦洗龟头向下至阴囊处，顺序为中、对侧、近侧→恢复包皮	擦洗阴阜3下→左右大阴唇→左手持纱布，拇指、示指分开大阴唇→尿道口→尿管上的污渍→左右小阴唇→尿道口→尿管上的污渍→左右小阴唇→尿道口至肛门→更换另一把清洁镊子→尿管上的污渍		
	擦洗完毕夹取纱布擦净会阴部水渍		☐未擦水渍－5分	
整理解释（12分）	1. 撤出用物符合规范，垃圾分类正确，脱手套		☐未及时撤出用物－1分 ☐垃圾分类不正确－1分 ☐未取出尿垫－1分 ☐未及时脱手套－1分	
	2. 整理床单位符合要求		☐未协助病人穿裤子－1分 ☐未整理床单位－2分	
	3. 向病人交代注意事项		☐未解释－2分 ☐内容解释不全－1分 ☐未说明"擦洗后您有什么不舒服请及时告诉我"－1分	
	4. 清理用物，洗手，取下口罩符合要求		☐未清理用物－2分 ☐未洗手－2分 ☐洗手时间＜15秒－1分 ☐洗手步骤缺少－1分 ☐洗手方法错误－1分 ☐未取口罩－1分	
	5. 拉开隔帘，视情况打开门窗，查对记录		☐未拉开隔帘－1分 ☐未视情况打开门窗－1分 ☐未查对－1分 ☐未记录－1分	
综合评价（10分）	1. 操作中具有爱伤观念		☐无爱伤观念－2分	
	2. 操作流程正确、熟练		☐流程错误每项－2分	
	3. 操作过程流畅，物品摆放处置有序，不杂乱		☐物品掉落每次－2分	
总分（100分）				

实训二十 PICC 操作流程

【操作流程】

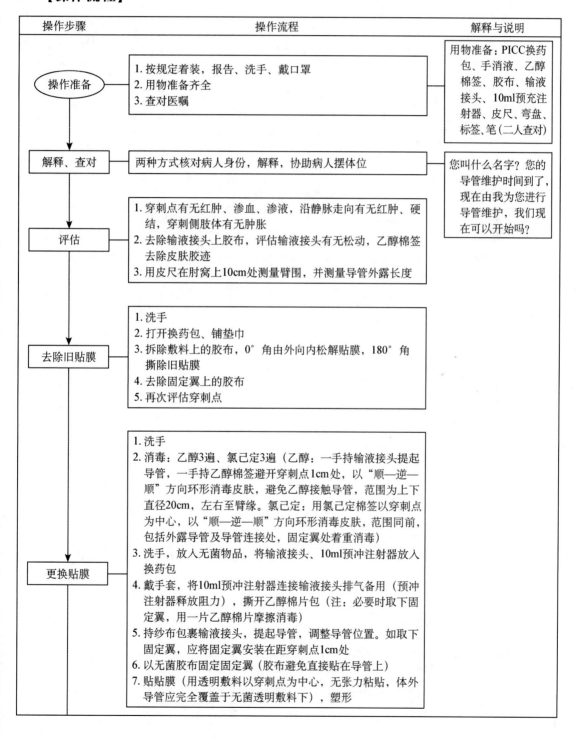

操作步骤	操作流程	解释与说明
操作准备	1. 按规定着装，报告、洗手、戴口罩 2. 用物准备齐全 3. 查对医嘱	用物准备：PICC换药包、手消液、乙醇棉签、胶布、输液接头、10ml预充注射器、皮尺、弯盘、标签、笔（二人查对）
解释、查对	两种方式核对病人身份，解释，协助病人摆体位	您叫什么名字？您的导管维护时间到了，现在由我为您进行导管维护，我们现在可以开始吗？
评估	1. 穿刺点有无红肿、渗血、渗液，沿静脉走向有无红肿、硬结，穿刺侧肢体有无肿胀 2. 去除输液接头上胶布，评估输液接头有无松动，乙醇棉签去除皮肤胶迹 3. 用皮尺在肘窝上10cm处测量臂围，并测量导管外露长度	
去除旧贴膜	1. 洗手 2. 打开换药包、铺垫巾 3. 拆除敷料上的胶布，0°角由外向内松解贴膜，180°角撕除旧贴膜 4. 去除固定翼上的胶布 5. 再次评估穿刺点	
更换贴膜	1. 洗手 2. 消毒：乙醇3遍、氯己定3遍（乙醇：一手持输液接头提起导管，一手持乙醇棉签避开穿刺点1cm处，以"顺—逆—顺"方向环形消毒皮肤，避免乙醇接触导管，范围为上下直径20cm，左右至臂缘。氯己定：用氯己定棉签以穿刺点为中心，以"顺—逆—顺"方向环形消毒皮肤，范围同前，包括外露导管及导管连接处，固定翼处着重消毒） 3. 洗手，放入无菌物品，将输液接头、10ml预冲注射器放入换药包 4. 戴手套，将10ml预冲注射器连接输液接头排气备用（预冲注射器释放阻力），撕开乙醇棉片包（注：必要时取下固定翼，用一片乙醇棉片摩擦消毒） 5. 持纱布包裹输液接头，提起导管，调整导管位置。如取下固定翼，应将固定翼安装在距穿刺点1cm处 6. 以无菌胶布固定固定翼（胶布避免直接贴在导管上） 7. 贴贴膜（用透明敷料以穿刺点为中心，无张力粘贴，体外导管应完全覆盖于无菌透明敷料下），塑形	

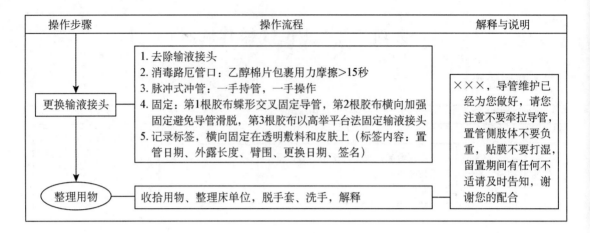

操作步骤	操作流程	解释与说明
更换输液接头	1. 去除输液接头 2. 消毒路厄管口：乙醇棉片包裹用力摩擦>15秒 3. 脉冲式冲管：一手持管，一手操作 4. 固定：第1根胶布蝶形交叉固定导管，第2根胶布横向加强固定避免导管滑脱，第3根胶布以高举平台法固定输液接头 5. 记录标签，横向固定在透明敷料和皮肤上（标签内容：置管日期、外露长度、臂围、更换日期、签名）	×××，导管维护已经为您做好，请您注意不要牵拉导管，置管侧肢体不要负重，贴膜不要打湿，留置期间有任何不适请及时告知，谢谢您的配合
整理用物	收拾用物、整理床单位，脱手套、洗手，解释	

【评分标准】

PICC 维护考核评分标准

项目分值	质量标准	扣分标准	扣分
准备 （10分）	1. 着装、仪表、举止符合要求（头发整齐，刘海不过眉。指甲整洁，胸卡佩戴符合要求，眼镜佩戴牢固，燕帽佩戴端正牢固，鞋袜符合要求）	不符合每项−1分 □头发 □刘海 □指甲 □胸卡 □眼镜 □燕帽 □鞋袜	
	2. 洗手、戴口罩符合要求	□时间<15秒−1分 □步骤缺少−1分 □方法错误−1分 □口罩未遮住口鼻−1分	
	3. 物品准备齐全，放置合理	□准备不全−2分 □放置不合理−2分	
查对 解释 （5分）	1. 查对 PICC 维护医嘱单，查对各项无菌物品	□未查对医嘱单−1分 □未检查无菌物品−2分（漏一项−0.5分）	
	2. 两种方式核对病人身份，解释	□未核对−1分 □未解释−1分	
评估 （5分）	1. 测量臂围及外露长度方法正确	□未测或方法不正确−1分	
	2. 评估方法正确无漏项	未评估每项−1分 □穿刺点 □穿刺侧肢体 □输液接头	
	3. 乙醇棉签去除胶迹	□未清除胶痕−1分	
去旧 贴膜 （10分）	1. 洗手	□时间<15秒−1分 □步骤缺少−1分 □方法错误−1分	
	2. 打开换药包、铺垫巾	□过程中污染−1分 □未铺垫巾−1分	
	3. 去除原透明敷料方法正确	□污染穿刺点−1分 □0°平拉去除敷料方法不正确−2分	
	4. 思乐扣：去除旧思乐扣方法正确	□未卸除思乐扣−2分 □方法不正确−1分	
	5. 再次评估导管，观察穿刺点有无异常	□未观察−1分	

（续　表）

项目分值	质量标准	扣分标准	扣分
更换贴膜（35分）	1. 洗手	□时间＜15秒－1分 □步骤缺少－1分 □方法错误－1分	
	2. 乙醇消毒	□乙醇消毒未避开穿刺点－1分 □未提起导管（或导管提拉过高）－1分 □消毒范围小于20cm－2分 □消毒顺序错误－1分	
	3. 氯己定消毒	□未以穿刺点为中心－2分 □未消毒导管－2分 □未翻转导管擦拭－2分 □未擦拭到固定翼－2分 □消毒范围小于20cm－2分	
	4. 洗手	□未洗手－1分 □时间＜15秒－1分 □步骤缺少－1分 □方法错误－1分	
	5. 打开无菌备用物品方法正确,无漏项（输液接头,10ml预冲注射器、思乐扣）	□过程中污染－2分 □漏项－2分	
	6. 戴无菌手套方法正确,无污染	□污染－2分	
	7. 操作前准备工作完善、过程无污染（取出预冲注射器,释放阻力;安装接头、排气备用;撕开乙醇棉片）（必要时取下固定翼摩擦消毒,或撕开皮肤保护剂备用）	□未释放阻力－1分 □未预冲接头（或污染接头）－2分 □未撕开乙醇棉－1分 □过程污染－2分	
	8. 调整导管位置正确,手套无污染	□导管位置不当－2分 □手套污染－2分	
	9. 无菌胶条固定固定翼,距离穿刺点1cm	□放置固定翼不正确－1分 □无菌纱布覆盖提拉接头安装固定翼时污染手套－2分	
	10. 思乐扣:安装思乐扣方法正确	□未涂皮肤保护剂－1分 □安装方法不正确－2分 □无菌纱布覆盖提拉接头安装固定翼时污染手套－2分	
	11. 贴贴膜	□敷料无张力放置不正确－2分 □未完全覆盖至固定翼（或思乐扣）－2分 □敷料位置、塑形、整片及边缘按压不正确各－1分	
更换输液接头（15分）	1. 卸下旧接头,消毒路厄管口符合要求	□未卸旧接头－2分 □手套污染－1分 □未消毒接头横截面－1分 □未消毒接头侧面－1分 □时间不足－2分	
	2. 脉冲导管正确	□脉冲方法不正确－2分	
	3. 外固定方法正确	□蝶形交叉固定方法不正确－1分 □输液接头未固定－1分	
	4. 标签记录完整	□未贴标签－1分 □置管日期、外露长度、臂围、更换日期、签名漏一项各－0.5分	

（续　表）

项目分值	质量标准	扣分标准	扣分
整理用物（10分）	1. 整理用物,脱手套,洗手	□未按垃圾分类原则－1 □脱手套方法错误－1分 □未洗手－1分	
	2. 交代注意事项	□未交代或交代不全－2分	
	3. 操作时间 15 分钟	□超时 1 分钟－1分	
综合评价（10分）	1. 操作中遵守无菌操作规程	□跨越无菌区 1 次－2分	
	2. 操作流程正确、熟练	□流程错误每项－2分	
	3. 操作过程流畅,物品摆放处置有序,不杂乱	□物品掉落每次－2分	
总分（100分）			

附录 A　社区医院设置标准要求

一、诊疗科目

社区医院至少设置全科医疗科、康复医学科、中医科,应当设置内科、外科、妇科、儿科、口腔科、眼科、耳鼻喉科、精神(心理)科、安宁疗护(临终关怀)科、血液净化室等专业科室中的 5 个科室。公共卫生科室方面,至少设置预防保健科、预防接种门诊、妇儿保健门诊、健康教育室、计划生育技术服务室。

二、床位

床位总数不少于 50 张(不含家庭病床),主要以老年、康复、护理、安宁疗护床位为主。

三、场所

(一)业务用房

业务用房建筑面积不少于 4500m²。每床位净使用面积不少于 7m²。

(二)预防保健科室

至少设置预防接种门诊、妇女保健室、儿童保健室、健康教育室、计划生育技术服务室。其中预防接种门诊的使用面积不少于 120m²,并设置候诊、咨询登记、接种、观察、处置、冷链等功能室(区),支持流水式接种作业;妇女保健室的使用面积不少于 18m²;儿童保健室不少于 2 间,每间使用面积不少于 12m²,服务流程合理、符合儿童特点;计划生育技术服务室的使用面积不少于 12m²。预防保健科室宜相对集中设置,各功能室(区)设置明显标牌,相对独立,布局合理,与医疗门(急)诊、医学影像、医学检验等区域适当分开。

(三)临床科室

1. 至少设置与诊疗科目相应的诊室。其中全科医疗科诊室业务用房不少于 5 间,每间使用面积不少于 12m²。

2. 至少设置发热诊室。发热诊室至少配备 1 间诊室、1 间隔离留观室和发热患者独立卫生间。诊室应当通风良好,有条件的设置在机构内相对独立区域,出入口设置明显标识,与普通门(急)诊设置实际物理隔离屏障,避免发热患者与其他就诊人员交叉。

3. 康复医学科总使用面积不少于 500m²,至少设置康复医学科门诊以及具备临床康复评定功能的物理治疗室、作业治疗室、言语治疗室、传统康复治疗室、康复工程室等。

4. 设置中医药综合服务区,其中中医诊室不少于 2 间,每间使用面积不少于 10m²。

5. 设口腔科的,每台口腔综合治疗台净使用面积不少于 9m²。

(四)医技及辅助科室

1. 至少设置检验室、B超室、心电图室、西(中)药房、治疗室、注射室、输液室、处置室、观察室(区)、换药室、候诊室(区)、抢救室、预检分诊室(台)、挂号收费室、培训教室、健康信息管理室、医疗废物暂存间、洁具清洗间。每室独立且符合卫生学布局,流程合理,洁污区域分开,标识清楚。

2. 开展手术的,应当设置手术室,每间手术室的使用面积不少于 20m²,手术区域应当设置医务人员通道、患者通道和污物通道。

(五)其他科室

至少设置综合办公室(党建办公室)、医务科(质管科)、护理科、院感科、公共卫生管理科、财务资产科。

四、人员

(一)每床至少配备 0.9 名医疗卫生人员,其中,康复医学科每床至少配备 0.25 名医师,0.5 名康复治疗师,0.3 名护士。

(二)至少有 2 名具有副高级以上专业技术资格的临床类别;执业医师至少有 1 名具有中级以上专业技术资格的中医类别执业医师;至少有 2 名公共卫生执业医师;至少有 2 名具有中级以上专业技术资格的注册护士。

(三)按照执业医师与注册护士不少于 1:1.5 的比例配备注册护士。

(四)至少有 8 名执业范围为全科医学专业的执业医师,其中不少于 2 名中医类别全科执业医师。每个临床科室至少配备 1 名具有中级以上专业技术资格的执业医师。

(五)预防接种门诊至少配备经过区级卫生健康行政部门组织的预防接种专业培训并考核合格的 1 名执业医师和 1 名注册护士。

(六)发热诊室至少配备 1 名具有 5 年以上临床经验的执业医师,并掌握相关传染病的发病特点、诊断标准、治疗原则、防护措施以及消毒隔离措施等。

(七)妇女保健室、儿童保健室至少分别配备 1 名相应专业的医疗卫生人员,取得相应执业资格,并接受相应专业技术培训且考核合格。

(八)药房至少配备 2 名相关专业的医疗卫生人员。

(九)其他人员按需配备。

1. 每增加 1 个诊疗科目,至少有 1 名相应执业范围的执业医师。设口腔科的,每增设 2 台口腔综合治疗台,至少增加 1 名口腔专业的执业医师。

2. 开展需要麻醉的检查或者手术的,应当设置麻醉科,至少配备 1 名执业注册或者备案在本机构的具有中级以上专业技术资格的麻醉专业执业医师。

五、设施和设备

(一)基本设施和设备

1. 诊桌、诊椅、诊断床、诊察凳、方盘、压舌板、处置台、听诊器、血压计、体温计、观片灯、体重身高计、成人视力检查设备、出诊箱、污物桶、治疗推车、供氧设备、电动吸引器、空气消毒机、紫外线消毒灯、简易手术设备、诊疗叫号系统。需保护个人隐私的科室,如诊室、治疗室、处置室、妇女保健室、B超室、心电图室等科室内设置保护病人隐私的设施。

2. 每床单元设备。床 1 张、床垫 1.2 张、被子 1.2 条、被套 2 套、床单 2 条、枕芯 2 个、枕套 4 个、床头柜 1 个、面盆 2 个、痰盂或者痰杯 1 个、病员服 2 套。

(二)急救设备

手推式抢救车、抢救床、氧气瓶(袋)、开口器、牙垫、口腔通气道、人工呼吸器、急救药品箱、全自动除颤仪、便携式监护仪、气管插管等设备。

(三)预防保健设备

1. 预防接种设备应当符合预防接种门诊建设标准设施设备要求,并配备后补式冷库、智能冷柜和备用电源等设备。

2. 妇女保健设备,妇女多功能检查床、妇女常规检查设备、产后访视包工具等设备。

3. 儿童保健设备,儿童体重秤、卧式量床、身高计、儿童诊查床、软尺、听诊器、手电筒、儿童血压计、黄疸检测仪、行为测听法检查工具、眼保健和视力筛查工具、产后访视包工具等设备。

4. 健康教育等设备,健康教育影像设备,以及健康档案、医疗保险信息管理与费用结算等有关设备。

(四)中医药服务及康复治疗设备

1. 基本设备,脉枕、针灸器具、火罐、按摩床、电针仪、红外治疗仪、频谱电治疗仪等设备。

2. 功能评定与实验检测设备,至少独立配备肌力和关节活动度评定设备、平衡功能评定设备、语言评定设备、作业评定设备等。

3. 康复治疗专业设备

(1)运动治疗设备,至少配备训练用垫、肋木、姿势矫正镜、平行杠、楔形板、轮椅、训练用棍、沙袋和哑铃、墙拉力器、肌力训练设备、前臂旋转训练器、滑轮吊环,治疗床、训练用球、踏步器、助行器等运动控制能力训练设备及儿童运动训练器材等。

(2)物理因子治疗设备,至少配备直流电治疗设备、光疗设备、超声波治疗设备、传导热治疗设备、牵引治疗设备等。

(3)作业治疗设备,至少配备日常生活活动作业设备、手功能作业训练设备等。

(4)言语、吞咽、认知治疗设备,至少配备言语治疗设备、吞咽治疗设备等。

(5)传统康复治疗设备,至少配备推拿、中药熏(洗)蒸等中医康复设备。

(6)康复工程设备,至少配备临床常用矫形器、辅助具制作设备。

(五)检验影像设备

放射设备(X线、CT等)、肺功能仪、血细胞分析仪、尿常规分析仪、血糖仪、心电图机、超声检查设备。

(六)药房设备

药柜、发药台、冰箱、空调、中药饮片调剂设备等。

(七)网络通信设备

计算机及打印设备,电话、网络等网络通信设备及其他设备。设置与开展的诊疗科目相应的其他设备,并符合相关要求。

六、其他要求

具有国家统一规定的各项规章制度和技术操作规范,制定社区医院人员岗位职责的相关制度规范。

附录 B 城市社区卫生服务中心设置指导标准

一、基本功能

（一）开展社区卫生状况调查，进行社区诊断，向社区管理部门提出改进社区公共卫生的建议及规划，对社区爱国卫生工作予以技术指导。

（二）有针对性地开展慢性非传染性疾病、地方病与寄生虫病的健康指导、行为干预和筛查，以及高危人群监测和规范管理工作。

（三）负责配合开展辖区内免疫接种和预防性病、艾滋病等传染病控制工作。开展无偿献血、禁毒及控烟等宣传、教育。

（四）运用适宜的中西医药及技术，开展一般常见病、多发病的诊疗。

（五）提供会诊、转诊、急救服务。

（六）提供家庭出诊、家庭护理、家庭病床、临终关怀等家庭卫生保健服务。

（七）提供精神卫生服务和心理卫生咨询服务。

（八）提供妇女、儿童、老年人、慢性病人、残疾人等重点人群的保健服务。

（九）开展健康教育与健康促进工作。

（十）开展计划生育咨询、生殖健康宣传并提供适宜技术服务。

（十一）提供康复服务、提供个人与家庭连续性的健康管理服务。

（十二）负责辖区内社区卫生服务信息资料的收集、整理、统计、分析与上报。

（十三）在社区建设中，协助社区管理部门不断拓展社区服务，繁荣社区文化，美化社区环境，共同营造健康向上、文明和谐的社区氛围。

（十四）根据社区卫生服务功能和社区居民需求，提供其他适宜的基层卫生服务。

二、基本设施

（一）业务用房使用面积不应少于 $400m^2$，布局合理，符合国家卫生学标准及体现无障碍设计要求。

（二）根据社区卫生服务功能、居民需求、社区资源等可设置适宜种类与数量的床位。

（三）具备开展社区预防、保健、健康教育、计划生育和医疗、康复等工作的基本设备以及必要的通讯、信息、交通设备，具体内容由省级卫生行政部门规定。

（四）常用中、西药品和急救药品的管理及配备，按照新《药品管理法》的有关规定执行。

三、科室设置

（一）预防保健科：计划免疫室、妇女保健室、儿童保健室、健康教育室、计划生育技术指导咨询室。

（二）全科医疗科：全科诊室、急诊室、治疗室、处置室、康复室等。

（三）药房、化验室、X线室、信息资料室等。

（四）其他科室可根据需要适当设置。

四、人员配备

（一）从事社区卫生服务的专业技术人员须具备法定执业资格。

（二）根据功能、任务及服务人口需求,配备适宜类别、层次和数量的卫生技术人员。辖区人口每万人至少配备2名全科医师。在全科医师资格认可制度尚未普遍实施的情况下,暂由经过全科医师岗位培训合格、具有中级以上专业技术职称的临床执业医师承担。医护人员在上岗前须接受全科医学及社区护理等知识培训。

（三）待国家有关部门颁布社区卫生服务机构人员编制标准后,按有关规定执行。

五、管理制度——建立健全各项规章制度

（一）各类人员职业道德规范与行为准则。

（二）各类人员岗位责任制。

（三）各类人员培训、管理、考核与奖惩制度。

（四）社区预防、保健、健康教育、计划生育和医疗、康复等各项技术服务工作规范。

（五）家庭卫生保健服务技术操作常规。

（六）服务差错及事故防范制度。

（七）会诊及双向转诊制度。

（八）医疗废弃物管理制度。

（九）财务、药品、设备管理制度。

（十）档案、信息资料管理制度。

（十一）社区卫生服务质量管理与考核评价制度。

（十二）社会民主监督制度。

（十三）其他有关制度。

六、设置原则

（一）以区域卫生规划为指导,以社区构成为依据,以社区居民需求为导向。

（二）充分利用现有卫生资源,避免重复建设,优化卫生资源配置。

（三）非营利性质,原则上以公立为主,鼓励其他经济成分力量举办社区卫生机构。

附录 C 社区突发公共事件的管理和护理

一、突发公共事件概念与分级

(一)突发公共卫生事件的概念

突发公共卫生事件是指突然发生,造成或可能造成社会公众健康严重损害的重大传染病疫情、群体性不明原因疾病,重大食物和职业中毒以及其他严重影响公众健康的事件。

(二)突发公共事件的特征

1. **突发性** 指事件发生的突然,发生方式和发生人数难以预测,导致日常工作计划被打乱,支持系统不能有效保障等。

2. **危害性** 危害性大小根据突发事件程度而定。突发公共卫生事件往往同时累及多人,甚至波及整个工作或生活群体,可对社会经济发展产生严重影响,医疗资源和公共资源面临巨大压力。

3. **决策时效性** 突发公共卫生事件,具有发生的突然性和事件演变过程的难以预测性,救治机会稍纵即逝,要求应对者必须果断决策,迅速干预。面对信息化传播高速、多样、全球化的特点,管理者应及时通过沟通发布事件的进展,提高事件进展的透明度,消除各种猜疑和负面影响。

4. **后果严重性** 由于事件突发,导致人员突然发病,病情发展迅速,一时难以采取有效措施,而且累及人数众多,损失巨大,因此造成的社会危害相当严重,对人们的心理及社会容易产生负面冲击。

5. **应急处理的综合性** 事件发生后的应急处理,需要在各级政府的统一领导和指挥下密切配合,采取有效措施共同应对。

(三)突发公共卫生事件的分级

根据突发公共卫生事件的性质、危害程度、涉及范围,划分为一般(Ⅰ级)、较大(Ⅱ级)、重大(Ⅲ级)和特别重大(Ⅳ级)四级。

1. 有下列情形之一的为特别重大突发公共卫生事件(Ⅳ级)

(1)肺鼠疫、肺炭疽在大、中城市发生并有扩散趋势,或肺鼠疫、肺炭疽疫情波及2个以上的省份,并有进一步扩散趋势。

(2)发生传染性非典型肺炎、新型冠状病毒肺炎、人感染高致病性禽流感病例,并有扩散趋势。

(3)涉及多个省份的群体性不明原因疾病,并有扩散趋势。

(4)发生新传染病或我国尚未发现的传染病发生或传入,并有扩散趋势,或发现我国已消灭的传染病重新流行。

(5)发生烈性病菌株、毒株、致病因子等丢失事件。

(6)周边以及与我国通航的国家和地区发生特大传染病疫情,并出现输入性病例,严重危及我国公共卫生安全的事件。

(7)国务院卫生行政部门认定的其他特别重大突发公共卫生事件。

2. 有下列情形之一的为重大突发公共卫生事件(Ⅲ级)

(1)在一个县(市)行政区域内,一个平均潜伏期内(6天)发生5例以上肺鼠疫、肺炭疽病例,或者相关联的疫情波及2个以上的县(市)。

(2)发生传染性非典型肺炎、人感染高致病性禽流感疑似病例。

(3)腺鼠疫发生流行,在一个市(地)行政区域内,一个平均潜伏期内多点连续发病20例以上,或流行范围波及2个以上市(地)。

(4)霍乱在一个市(地)行政区域内流行,1周内发病30例以上,或波及2个以上市(地),有扩散趋势。

(5)乙类、丙类传染病波及2个以上县(市)。1周内发病水平超过前5年同期平均发病水平2倍以上。

(6)我国尚未发现的传染病发生或传入,尚未造成扩散。

(7)发生群体性不明原因疾病,扩散到县(市)以外的地区。

(8)发生重大医源性感染事件。

(9)预防接种或群体预防性服药出现人员死亡。

(10)一次食物中毒人数超过100人并出现死亡病例,或出现10例以上死亡病例。

(11)一次发生急性职业中毒50人以上,或死亡5人以上。

(12)境内外隐匿运输、邮寄烈性生物病原体、生物毒素造成我境内人员感染或死亡的。

(13)省级以上人民政府卫生行政部门认定的其他重大突发公共卫生事件。

3. 有下列情形之一的为较大突发公共卫生事件(Ⅱ级)

(1)发生肺鼠疫、肺炭疽病例,一个平均潜伏期内病例数未超过5例,流行范围在一个县(市)行政区域以内。

(2)腺鼠疫发生流行,在一个县(市)行政区域内,一个平均潜伏期内连续发病10例以上,或波及2个以上县(市)。

(3)霍乱在一个县(市)行政区域内发生,1周内发病10~29例,或波及2个以上县(市),或市(地)级以上城市的市区首次发生。

(4)一周内在一个县(市)行政区域内,乙、丙类传染病发病水平超过前5年同期平均发病水平1倍以上。

(5)在一个县(市)行政区域内发现群体性不明原因疾病。

(6)一次食物中毒人数超过100人,或出现死亡病例。

(7)预防接种或群体预防性服药出现群体心因性反应或不良反应。

(8)一次发生急性职业中毒10~49人,或死亡4人以下。

(9)市(地)级以上人民政府卫生行政部门认定的其他较大突发公共卫生事件。

4. 有下列情形之一的为一般突发公共卫生事件(Ⅰ级)

(1)腺鼠疫在一个县(市)行政区域内发生,一个平均潜伏期内病例数未超过10例。

(2)霍乱在一个县(市)行政区域内发生,1周内发病9例以下。

(3)一次食物中毒人数30~99人,未出现死亡病例。

(4)一次发生急性职业中毒9人以下,未出现死亡病例。

(5)县级以上人民政府卫生行政部门认定的其他一般突发公共卫生事件。

二、社区突发公共卫生事件应急管理

(一)突发公共卫生事件的应急管理概念

突发公共卫生事件应急管理指突发公共卫生事件发生或发生后,采取相应的监测、预警、物质储备等应急准备,以及现场处置等措施,及时预防引起公共卫生事件的潜在因素、控制已发生的突发公共卫生事件,以减轻其对社会、政治、经济、人民健康与生命安全危害的各项活动。

(二)突发公共事件管理组织体系

1. 领导机构　国务院是突发公共事件应急管理工作最高行政领导机构。在国务院总理领导下,由国务院常务会议和国家相关突发公共事件应急指挥机构负责突发公共事件应急管理工作,必要时,派出国务院工作组指导有关工作。

2. 办事机构　国务院办公厅是突发公共事件应急管理的办事机构,内设国务院应急管理办公室,履行应急值守、信息汇总和综合协调职责,发挥运转枢纽作用。

3. 工作机构　国务院有关部门依据有关法律、行政法规和各自的职责,负责相关类别突发公共事件的应急管理工作,具体负责相关类别的突发公共事件专项和部门应急预案的起草与实施,贯彻落实国务院有关决定事项。地方机构:地方各级人民政府是本行政区域突发公共事件应急管理工作的行政领导机构,负责本行政区域各类突发公共事件的应对工作。

4. 专家组　国务院和各应急管理机构建立各类专业人才库,可以根据实际需要聘请有关专家组成专家组,为应急管理工作提供决策建议,必要时可直接参与突发公共事件的应急处置工作。

(三)突发公共事件预警与报告

1. 预警级别与响应

各级人民政府卫生行业部门根据医疗机构、疾病预防机构、卫生监督机构提供的监测信息,按照公共卫生事件的发生、发展规律和特点,及时分析做出预警。突发公共卫生事件预警响应等级分为4级,即Ⅰ级(一般事件、蓝色预警)、Ⅱ级(较大事件、黄色预警)、Ⅲ级(重大事件、橙色预警)、Ⅳ级(特别重大事件、红色预警)。

Ⅰ级预警由疾控中心成立事件处理小组,对突发公共卫生事件进行调查、采样、病例诊断等处理。必要时可以请求县卫生行政部门给予技术援助。同时取得同级人民政府的支持。

Ⅱ级预警由县卫生行政部门成立事件处理小组,指导县级医疗卫生机构并参与突发公共卫生事件的调查、采样、病例诊断等处理。根据事件性质,必要时可以请求市卫生行政部门给予技术援助。同时将事件报告县政府,取得政府的支持,进行多部门的协调。

Ⅲ级预警由县政府成立事件处理小组,全面指挥事件的处理。由县政府指挥各部门联合行动,处理突发公共卫生事件。

Ⅳ级预警由县政府报请市政府,对事件进行全面的指挥协调,处理事件。

2. 突发公共卫生事件报告

(1)报告:任何单位和个人都有权向国家卫生行政部门和地方政府各级人民政府及其有关部门报告,包括突发公共卫生事件及其隐患。

(2)报告内容:主要报告内容有事件名称、初步判定的事件类别和性质、发生地点、发生时间、波及范围、波及人数、死亡人数、可能传播途径,报告单位、人员姓名及电话号码等及当地卫生机构对疫情处理措施等。

(3)报告时限:当辖区内发现甲类传染病病人、病原携带者、疑似传染病病人及重大突发公共卫生事件时,按照国家有关规定于2小时内向相关部门进行报告。

①对甲类传染病和按甲类管理的乙类传染病病人、疑似病人和病原携带者,卫生部规定按甲类传染病管理的其他乙类传染病如突发原因不明的传染病,以及卫生部规定的不明原因肺炎病人,应在2小时内完成网络直报。

②对其他乙类传染病病人、疑似病人,伤寒、副伤寒、痢疾、梅毒、淋病、白喉、疟疾的病原携带者,卫生部列入乙类传染病管理的其他传染病病人、疑似病人,省级人民政府决定列入乙类传染病管理的其他地方性传染病病人、疑似病人,应在24小时内,通过网络进行信息的录入报告。

③对丙类传染病病人、疑似病人,应在24小时内,通过网络进行信息的录入报告。

④调查:当接到甲类传染病、传染性非典型肺炎和乙类传染病中艾滋病、肺炭疽、脊髓灰质炎的疑似病人、病原携带者及其密切接触者等的疫情报告后,应立即派专业人员赶赴现场进行调查。接到乙类、丙类传染病暴发、流行疫情报告后,应在12小时内派专业人员赶赴现场进行调查。

(四)突发公共事件应急预案

1. 概念 应急预案是指在科学预测和及时预警基础上的一种总体应对突发事件的全过程,应急预案是预警的延续和发展。其目的是从突发事件的始发期到恢复期,实现总体协调、有效运作,减少突发事件的影响,将危害降到最低。

2. 目的 编制应急预案是为了科学指导和规范各类突发公共事件的应急处理工作,有效预防、及时控制和消除突发公共卫生事件的危害。保障公众身体健康与生命安全,维护社会稳定。完善的应急预案制定应体现出组织的应急综合管理和救援能力。突发事件发生后,卫生行政主管部门应当组织专家对事件进行综合评估,初步判断突发事件的类型,提出是否启动突发事件应急预案的建议。

3. 应急预案的内容 应当包括对突发卫生事件的预防措施,对不同种类突发公共卫生事件发生后的现场控制措施。突发事件种类很多,其预防措施、现场控制也不尽相同。应急预案应对所需要的设施、设备、药品、器械以及技术等做好计划安排。针对不同的预防措施和现场控制方案,对应急救援组织、人员、条件、环境、行动步骤与控制事故发展的方法和程序,预先进行科学有计划的安排。应急预案主要包括以下内容。

(1)说明编制预案的目的、工作原则、编制依据、适用范围等。

(2)突发事件应急指挥部门的组成和相关部门的职责。

(3)突发事件的监测与预警。

(4)突发事件信息的收集、分析、报告、通报制度。

(5)突发事件的分级和应急处理方案。

(6)突发事件预防、现场控制、应急设施、设备、救治药品和医疗器械,以及其他物资和技术的储备和调度。

(7)突发事件应急处理专业队伍的建设和培训。